病態からみた
漢方薬物ガイドライン

― 処方構成・適正使用・科学的根拠の解説まで ―

〔第3版〕

福山大学名誉教授
岡村 信幸 著

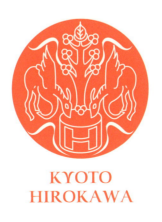

KYOTO
HIROKAWA

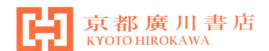
京都廣川書店
KYOTO HIROKAWA

第 3 版発行にあたって

　今日，9割以上の医師が漢方薬を処方しており，漢方薬を取り巻く状況は福山大学で漢方教育を始めた平成7年当時に比べ隔世の感がある．薬学部における漢方教育は，平成27年度から始まった新薬学教育モデル・コカカリキュラムでは，医療薬学（薬理・病態・薬物治療）として位置づけられ，6年制以降の薬剤師国家試験では，実務や薬理の領域から漢方薬の問題が出題されるようになった．第十六改正日本薬局方には現在28種の漢方エキスが収載されおり，さらに5品目が新規収載の予定である．漢方薬に関する基礎ならびに臨床研究も大建中湯，六君子湯，抑肝散などを中心に新しいエビデンスが次々と発表され，今後，漢方薬の出番が益々増えることが予想される．一方，平成17年以降急速に使用量が増えた抑肝散は使用頻度に比例して副作用報告が漸増し，甘草の配合量が少ないにも係わらず，偽アルドステロン症や横紋筋融解症などが起こっている．これらの要因として，長期連用，併用薬，腸内細菌叢変化などの高齢者特有の問題が考えられる．さらに平成25年には黄連解毒湯，加味逍遙散，辛夷清肺湯，茵蔯蒿湯に重要な副作用として腸間膜静脈硬化症が追記された．ただし，この副作用症例は5年以上の長期服用によるもので，知識と経験の不足による医療過誤（漢方では誤治と呼ぶ）と言える．薬剤師の仕事は，薬の交付と服薬指導だけではない時代に来ており，「薬の専門家」から薬物治療に最後まで責任を持つ「薬の責任者」に役割が代わろうとしている．そのためには漢方薬においても，漢方薬の配合生薬の特性を理解した上で薬学的管理を行う必要がある．

　そこで本書は，漢方薬の適正使用と普及を目的に，できるかぎり難解な用語を避け，わかりやすく漢方の概念と理論を概説し，配合生薬の薬能を基本に漢方薬の適応と治療指針を解説し，科学的根拠についても編纂した．

　今後とも本書が漢方薬の適正使用の一助になることを願っている．

平成 27 年 12 月

岡 村 信 幸

まえがき

今日，Evidence Based Medicine（EBM）という言葉が盛んに使われ，患者さんにとって最も利益のある医療を提供する方法論と考えられている．現代医学のめざましい進歩にもかかわらず，医療不信が増大している．医療の最大の目的は患者さんの「治癒」であることは言うまでないが，エビデンスが治すことばかりに強調され，癒すということを忘れてしまってはいないだろうか．個の医療である漢方は，一般性を追求するEBMと乖離しているが，EBMにも確率論が抱える個の対応への限界がある．そこでEBMを補完するものとしてNarrative Based Medicine（NBM，物語性に基づく医療）が提案され，個別性と物語性を尊重する点において漢方の考え方とよく類似する．

多くの医療は本来，経験的に確立された科学的なエビデンスに基づかないものであった．近代になって西洋医学は科学的な裏付けを探究するようになり，要素還元主義的な観念が浸透していった．そのため，漢方は数千年の年月をかけた臨床実績の基盤に確立されたにもかかわらず，非科学的なもののように誤解されるようになった．しかしながら，要素還元主義は物理や化学などの理解において有用であるが，生物のような複雑系においては，必ずしも部分の総和が単純に全体を反映しない．有効性を高め，副作用を回避するために，複数の生薬を組合せて創製された漢方薬は，要素還元主義的に解明することは困難であり，その点では「未科学」な医療といえる．

今後，漢方が医療としてさらなる発展を遂げるためには，漢方薬の有効性・安全性に関するエビデンスを探究すると同時に，漢方の根幹をなす証について広く理解してもらう必要がある．そこで本書は，できるかぎり難解な用語を避け，わかりやすく漢方の概念と理論を概説した．その上で，漢方生薬の特性をもとに漢方薬の治療指針を解説し，漢方薬の適正使用や科学的根拠についても編纂した．

本書は平成7年から福山大学漢方研究会で講演いただいている小林宏先生（本学非常勤講師）の内容や多くの先生方の高著を参考させていただき，浅学非才な著者が編纂したものである．諸先生方にあらためて深く感謝申し上げたい．特に小林宏先生には本書の第2章，第3章の図案やアイデアのご提供ならびにご校閲下さり衷心より御礼申し上げる．

本書の上梓にあたり，有益なご助言，ご指導を賜った恩師の九州大学薬学部名誉教授　西岡五夫先生に衷心より深甚なる謝意を表する．またこのような機会を与えていただいた京都廣川書店　廣川鉄男氏ならびに同社編集部の諸氏に感謝の意を表する次第である．終りに，これまでにさまざまな方々に導かれて現在に至っており，大切に育ててくれた両親やいつも優しく支えてくれている妻陽子を含め感謝の念にたえない．

本書が広く漢方薬物治療の理解や普及に役立てば本懐である．

平成21年2月

岡　村　信　幸

目　次

第1章　漢方医学の成立と展開　　1

1-1　民間薬・家伝薬・漢方薬 ……………………………………………………………… 1
- 1-1-1　薬用植物と生薬　　1
- 1-1-2　民間薬・家伝薬・漢方薬　　1
- 1-1-3　漢方製剤と生薬製剤　　2

1-2　医薬品の歴史 …………………………………………………………………………… 3
- 1-2-1　古代の医学　　3
- 1-2-2　ヒポクラテス医学　　3
- 1-2-3　近代医学の成立　　3

1-3　漢方医学の起源と変遷 ………………………………………………………………… 5
- 1-3-1　中国医学の三大古典　　5
- 1-3-2　日本における漢方医学の歴史　　6
- 1-3-3　日本漢方と中医学　　7

1-4　西洋医学と漢方医学 …………………………………………………………………… 8
- 1-4-1　漢方医学が求められる要因　　9

第2章　漢方医学の概念と理論　　11

2-1　漢方薬の特性 …………………………………………………………………………… 11
- 2-1-1　生体機能を整える作用　　11
- 2-1-2　多成分の複合作用を利用した医薬品　　12
- 2-1-3　生薬の相互作用を利用した処方設計　　13
- 2-1-4　病名診断に基づかない処方選択　　13

2-2　漢方薬と証 ……………………………………………………………………………… 14
- 2-2-1　証に基づいた治療　　14

2-3　証の診断方法（四診）………………………………………………………………… 15
- 2-3-1　望診　　15
- 2-3-2　聞診　　16
- 2-3-3　問診　　16
- 2-3-4　切診　　16

2-4　証の診断基準 …………………………………………………………………………… 18
- 2-4-1　漢方における病因　　18
- 2-4-2　陰陽論による病態の把握（八綱弁証）　　18
- 2-4-3　三陰三陽（六病位）による病態の把握（六経弁証）　　22
- 2-4-4　気血水による病態の把握（気血弁証）　　25

2-4-5　五臓による病態の把握（臓腑弁証）　28
2-5　漢方処方の基本概念 …………………………………………………………………31
2-5-1　漢方処方の組成の基本原則　31
2-5-2　薬性による分類　31
2-5-3　薬味による分類　32
2-6　漢方の治療法と治療法則 …………………………………………………………33
2-6-1　古典的治療法　33
2-6-2　治療法則　34
2-7　食養生と薬食同源 …………………………………………………………………35

第3章　漢方薬物治療　37

3-1　漢方処方名の分類 ……………………………………………………………………37
3-2　漢方処方群 ……………………………………………………………………………39
3-3　桂麻剤（桂枝麻黄剤） ………………………………………………………………40
3-4　柴胡剤 …………………………………………………………………………………64
3-5　大黄剤 …………………………………………………………………………………76
3-6　乾姜剤 …………………………………………………………………………………86
3-7　人参剤 …………………………………………………………………………………88
3-8　理気剤 …………………………………………………………………………………104
3-9　苓朮剤 …………………………………………………………………………………110
3-10　半夏剤 ………………………………………………………………………………120
3-11　滋陰剤 ………………………………………………………………………………128
3-12　補血剤（1） …………………………………………………………………………136
3-13　補血剤（2） …………………………………………………………………………146
3-14　駆瘀血剤 ……………………………………………………………………………156
3-15　芩連剤 ………………………………………………………………………………164
3-16　石膏剤 ………………………………………………………………………………176
3-17　竜骨牡蛎剤 …………………………………………………………………………190
3-18　附子剤 ………………………………………………………………………………192
3-19　地黄丸類 ……………………………………………………………………………200

第4章　漢方処方に配剤される生薬　205

4-1　学名ならびに生薬名 ………………………………………………………………205
4-1-1　植物の名前　205
4-1-2　生薬の名前　206
4-2　生薬各論 ……………………………………………………………………………207

第5章　漢方薬の適正使用　277

5-1　医療用漢方製剤と一般用漢方製剤 ……………………………………………277
5-1-1　医療用漢方製剤　277
5-1-2　一般用漢方製剤（210処方）　278
5-1-3　医療用と一般用漢方エキス製剤の違い　278

5-2　漢方薬の剤形 ……………………………………………………………………278
5-2-1　エキス製剤　279
5-2-2　煎剤（湯液）　279
5-2-3　散剤　279
5-2-4　丸剤　279
5-2-5　軟膏剤　280

5-3　煎剤の調製法 ……………………………………………………………………280
5-3-1　煎剤の品質に関わる因子　280
5-3-2　加熱による成分の化学的変化　281
5-3-3　煎出時間　282
5-3-4　特殊な調製法（古典に基づいた煎出法）　282
5-3-5　生薬・漢方薬の保管　283

5-4　漢方薬の用法・用量 ……………………………………………………………283
5-4-1　薬用量　283
5-4-2　服用回数・時間　284
5-4-3　服用方法　284
5-4-4　特殊な服用方法　284
5-4-5　アルカロイドと配糖体の体内動態　285
5-4-6　西洋薬との併用　286

5-5　処方設計における注意点 ………………………………………………………286
5-5-1　処方量と同名異方　286
5-5-2　漢方薬の併用　287
5-5-3　慎重投与を要する生薬　287
5-5-4　妊婦への投与　292

5-6　漢方薬の副作用 …………………………………………………………………293
5-6-1　誤治と瞑眩　293
5-6-2　漢方薬の一般的な副作用　294
5-6-3　漢方薬の原料生薬の問題点（アリストロキア酸による腎障害）　294
5-6-4　小柴胡湯と間質性肺炎　295
5-6-5　漢方薬による肝機能障害と黄疸　297
5-6-6　漢方薬による腸間膜静脈硬化症　297

第6章 漢方の科学的根拠　299

6-1 漢方と科学 … 299
　6-1-1　未科学的な医学　299
　6-1-2　漢方薬の科学的評価　299

6-2 漢方薬の科学的概念 … 301
　6-2-1　ホメオスタシス（生体の恒常性）の維持作用　301
　6-2-2　生体応答修飾剤（BRM）としての作用　301
　6-2-3　複合成分系薬物としての漢方薬　301

6-3 漢方薬の臨床研究 … 302
　6-3-1　漢方薬と医療経済　302
　6-3-2　高齢者医療における漢方薬の役割　305
　6-3-3　漢方薬物治療の科学的評価　306

6-4 漢方薬の基礎研究 … 308
　6-4-1　薬理学的研究　308
　6-4-2　薬物動態学的研究　311
　6-4-3　腸内細菌による配糖体成分の代謝　313
　6-4-4　製剤学的研究　317

●漢方処方一覧 … 321
●漢方エキス製剤略号一覧 … 331
●症候・疾患別適応漢方薬索引 … 333
●漢方薬索引 … 343
●索引 … 345

本書の構成

1. 本書は多くの医療人に漢方の良さを知ってもらい，漢方薬物治療を実践するための一助となることを目的としている．
2. 本書は理解し易いように難解な用語を避け，できるだけ平易に解説するように努めた．
3. 本書は日本漢方や中医学にとらわれることなく，合理的と思われる観点から解説した．
4. 第3章漢方薬物治療における「適応症状」は基本的に保険適用の病名を採用しているが，漢方医学的に適応可能な病態については適用外も記載しており，運用する際には注意が必要である．

本書は数多くの書籍から学んだことを基礎に編纂したが，知識不足や解釈が不十分な点が存在すると思われる．そこで本書に対するご意見を賜り，より良いものにしていきたいと願う次第である．

[E-mail：okamura@fupharm.fukuyama-u.ac.jp]

参考文献

安部千之，加賀万章：比較でわかる傷寒論と現代医学（薬事日報社，2000）
入江祥史：漢方・中医学講座―基礎理論編（医歯薬出版，2007）
入江祥史，牧野利明：漢方・中医学講座―臨床生薬編（医歯薬出版，2009）
大塚敬節：症例による漢方治療の実際　第5版（南山堂，2000）
大塚敬節：傷寒論解説（創元社，1966）
大塚敬節：金匱要略講話（創元社，1979）
奥田拓男　編：生薬学（廣川書店，2002）
奥田拓男　編：天然薬物事典（廣川書店，1986）
奥田拓道，木村正康，宮本昭正，和田博　編：代謝臨時増刊号　漢方薬（中山書店，1992）
折茂肇　監修：高齢者のための漢方薬ベストチョイス（医学書院，1999）
鹿野美弘：漢方医薬学（北海道薬科大学，1996）
川崎敏男，西岡五夫　編：天然薬物化学（廣川書店，1990）
河島進，重信弘毅，杉本功，野田浩司：薬剤師のための常用医薬品情報集（廣川書店，1999）
菊谷豊彦：医療用漢方製剤の用い方（南山堂，1999）
喜多敏明：やさしい漢方理論（医歯薬出版，2001）
北川勲，三川潮，庄司順三，滝戸道夫，友田正司，西岡五夫：生薬学（廣川書店，1997）
金成俊：服薬指導に役立つ基礎からの漢方薬（薬事日報社，2001）
木村正康　編：漢方薬理学（南山堂，1997）
久保千春，高山宏世，後藤哲也：漢方の考え方と使い方（光原社，1997）
久保道徳，谿忠人：漢方医薬学（廣川書店，1986）
桑木崇秀：健保適用エキス剤による漢方診療ハンドブック（創元社，1995）
桑木崇秀：東洋医学論稿集第一篇（緑書房，2001）
桑野重昭：医師・薬剤師のための漢方処方の基礎と臨床応用（廣川書店，1997）
小林宏：漢方入門以前（広島県病院薬剤師会，2001）
小山誠次：古典に基づくエキス漢方方剤学（メディカルユーコン，1998）
佐藤弘：漢方治療ハンドブック（南江堂，1999）
菅沼栄：漢方方剤ハンドブック（東洋学術出版，1996）
杉晴夫　編：人体機能生理学（南江堂 1999）
鈴木洋：漢方のくすりの事典（医歯薬出版，1996）

参考文献

曽野維喜：東西医学（南山堂，1993）
曽野維喜：続東西医学 臨床漢方処方学（南山堂，1996）
曽野維喜：東西医学よりみた傷寒論（南山堂，2002）
高木敬次郎，木村正康，原田正敏，大塚恭男 編：和漢薬物学（南山堂，1983）
田代眞一：手作り臨床薬学（薬業時報社，1996）
田中千賀子，加藤隆一：薬理学 改訂第3版（南江堂，1997）
田辺功：漢方薬は効くか（朝日文庫，2000）
谿忠人：現代医療と漢方薬（医薬ジャーナル，1991）
谿忠人：漢方薬の薬能と薬理（南山堂，1991）
寺澤捷年：症例から学ぶ和漢診療学 第2版（医学書院，1998）
寺澤捷年：絵でみる和漢診療学（医学書院，1996）
鳥居塚和生 編：モノグラフ 生薬の薬効・薬理（医歯薬出版，2003）
長濱善夫：東洋医学概説（創元社 1986）
中村謙介：漢方入門（丸善，2000）
難波恒雄：原色和漢図鑑（保育社，1980）
難波恒雄，津田喜典 編：生薬学概論 改訂第2版（南江堂，1993）
西岡五夫 編：薬用植物学（廣川書店，1989）
橋本久邦：器官別にみた病態生理と治療薬（じほう，1999）
長谷川弥人，大塚恭男，丁宗鐵 編：臨床医の漢方治療指針 改訂版（メジカルビュー社，1999）
花輪壽彦：漢方診療のレッスン（金原出版，1996）
埴岡博，滝野行亮：薬局製剤 漢方212方の使い方（じほう，1998）
原田正敏：210処方 漢方薬物治療学（廣川書店，1992）
久光正太郎，趙基恩，牧野健司：漢方エキス剤（医歯薬出版，1994）
藤平健，中村謙介：傷寒論演習（緑書房，1997）
藤本蓮風，平田耕一，山本哲齊：針灸舌診アトラス（緑書房，1983）
牧野健司：皮膚疾患の漢方療法（新樹社書林，1995）
牧野富太郎：新日本植物図鑑（北隆館，1978）
松田和也 編：舌診カラーガイド（ミクス，1996）
三潴忠道：はじめての漢方診療十五話（医学書院，2005）
森雄材：図説漢方処方の構成と適用（医歯薬出版，1991）
矢数道明：臨床応用 漢方處方解説（創元社，1981）
安井廣迪：医学生のための漢方医学 基礎編（東洋学術出版，2008）
山内浩 編：別冊 医学のあゆみ 各科疾患の漢方治療（医歯薬出版，1994）
山崎幹夫，花輪壽彦，赤瀬朋秀，金成俊，矢野眞吾：薬剤師のための漢方（日本フイルコン，2001）
山田光胤，代田文彦：図説東洋医学 基礎編（学研，1979）
劉渡舟：中国傷寒論解説（東洋学術出版，1983）

医学堂研究会 訳：処方理解のための漢方配合応用（薬業時報社，1984）
創医学学術部 編：漢方用語大辞典（燎原，2001）
日本東洋医学会学術教育委員会 編：入門漢方医学（南江堂，2002）
日本東洋医学会学術教育委員会 編：専門医のための漢方医学テキスト（南江堂，2009）
日本東洋医学会漢方保険診療指針編集委員会 編：漢方保険診療指針（日本東洋医学会，1993）
日本東洋医学会漢方保険治療ハンドブック編集委員会 編：漢方保険治療ハンドブック（日本東洋医学会，1993）
日本生薬学会 監修：現代医療における漢方薬（南江堂，2008）
厚生省健康政策局研究開発振興課医療技術情報推進室 監修：わかりやすいEBM講座（厚生科学研究所，2000）
厚生省薬務局 監修：一般漢方処方の手引き（薬業時報社，1976）
厚生省薬務局監視指導課 監修：漢方GMP解説（薬事日報社，1993）
神戸中医学研究会 編：中医臨床のための常用漢薬ハンドブック（医歯薬出版，1987）
神戸中医学研究会 編：中医学入門 第2版（医歯薬出版，1999）
神戸中医学研究会 編：中医臨床のための方剤学（医歯薬出版，1992）
神戸中医学研究会 編：中医臨床のための中薬学（医歯薬出版，1992）

神戸中医学研究会 編：中医臨床のための舌診と脈診（医歯薬出版，1989）
昭和漢方生薬ハーブ研究会 編：漢方 210 処方生薬解説（じほう，2001）
第十五改正日本薬局方解説書（廣川書店，2007）
中医学基本用語邦訳委員会 訳編：中国漢方医語辞典（中国漢方，1980）
ツムラ医療用医薬品添付文書集（ツムラ，2000）
日本漢方医学研究所 監修：漢方医学テキスト（医学書院，1995）
日本漢方生薬製剤協会 編：改訂一般漢方製剤の使用上の注意（じほう，2002）
日本薬局方外生薬規格 1989 増補版（薬事日報社，1989）
日本薬剤師会 編：漢方業務指針 改訂 4 版（薬業時報社，1997）

第1章
漢方医学の成立と展開

1-1 民間薬・家伝薬・漢方薬

1-1-1 薬用植物と生薬

　20世紀前半までの薬は，大部分が草根木皮から供給されていた．その中でも薬用価値の高い植物が薬用植物として今日まで伝承されている．**生薬**(しょうやく)は全草，種子，根などの薬用植物の有用な部分（薬用部位）に簡単な加工を施したもので，古くは**本草**(ほんぞう)と呼ばれていた．一般に生薬はカビの発生や腐敗を防ぎ保管を容易にする目的で乾燥処理され，成分の化学的な変化や酵素反応を防ぎ，医薬品としての品質・薬効を確保している．

1-1-2 民間薬・家伝薬・漢方薬

1. 民間薬

　ゲンノショウコ（地上部：止瀉薬），センブリ（当薬(とうやく)，開花期の全草：苦味健胃整腸薬），ジュ

代表的な民間薬

植物名	薬用部位（生薬名）	薬効
アロエ（キダチアロエ）	葉汁（アロエ）	健胃・緩下・火傷
エビスグサ	種子（ケツメイシ）	緩下・健胃・利尿
カキ	蔕（シテイ）	しゃっくり
クコ	果実（クコシ）根（ジコッピ）	強壮
クズ	根（カッコン）	カゼ・解熱・発汗
クチナシ	果実（サンシシ）	消炎・止血・鎮痛
ゲンノショウコ	地上部（ゲンノショウコ）	止瀉
コブシ	つぼみ（シンイ）	鼻炎・鼻閉
ドクダミ	地上部（ジュウヤク）	利尿・緩下
センブリ	全草（センブリ）	健胃・止瀉
ハトムギ	種子（ヨクイニン）	イボ・美肌
ベニバナ	花（コウカ）	婦人病・鎮痛
リンドウ	根・根茎（リュウタン）	健胃

ウヤク（十薬，開花期の地上部：利尿薬，緩下薬）は日本の代表的な民間薬として日本薬局方に収載されている．その他にハトムギ，クズなどが有名で，いずれも生活に根ざした経験的な伝承薬である．民間薬は通常，1種類（単味）の薬用植物や生薬を用いた自家製薬で，一般に薬草茶（ハブ茶，ハトムギ茶，アマチャヅル茶，クコ茶），薬酒（人参酒，クコ酒），薬湯（ヨモギ，ショウブ）などとして利用される．オウバク（黄柏：キハダの樹皮）のように，漢方薬に処方される生薬が古来より日本各地で民間薬として広く用いられており，民間薬，家伝薬，漢方薬は混同されやすい．

2. 家伝薬

中将湯，奇応丸，六心丸，万金丹，仁丹，救命散，養命酒などは，伝承に基づいて複数（多味）の生薬を配剤した家伝の配合薬で，特定の症状に適応するように製剤化されている．

3. 漢方薬

漢方薬は漢方医学理論に基づいて複数の生薬を配剤した処方薬で，患者個々の証に基づいて処方される点が民間薬や家伝薬と明らかに異なる．ただし，甘草湯，独参湯のように甘草あるいは人参単味から成る漢方薬もある．

民間薬・家伝薬・漢方薬の比較

民間薬	家伝薬	漢方薬
薬用植物・生薬		生薬
1種		複数
自家製		配合製剤
	特定の症状	病態診断
	生薬製剤	漢方製剤

1-1-3 漢方製剤と生薬製剤

わが国の**一般用医薬品**（**大衆薬**，**OTC薬**：over the counter）には，生薬や生薬エキスを配合した製剤が数多く見受けられる．これらには漢方薬と同じまたは類似の薬用植物や生薬を用いた製品が多く，これらも漢方薬とは区別する必要がある．

1. 漢方製剤

一般用漢方製剤と**医療用漢方製剤**があり，漢方医学の治療目的にかなうよう一定の法則のもとに体系的に複数の生薬を配剤して製した製剤である．漢方製剤の副作用を減じるためには証を理解し，証に従った処方をすることが大切で，漢方製剤の使用上の注意に「患者の証を考慮し投与すること」が記載されている．

2. 生薬製剤

漢方製剤のような根拠をもって配合した製剤ではなく，配合する単味の生薬個々の薬効を期待して製した製剤で，一般用のみが認められている．漢方製剤と異なり，使用する生薬の配合目的が西洋医学的見地に立って考えられている．

1-2 医薬品の歴史

1-2-1 古代の医学

　天然薬物は民族薬物としてそれぞれの文化と深く関わりをもって発展してきた．その知識は古代エジプト，ギリシア，ローマ，インドおよび中国において医療として高度に体系化され，今日の西洋医学における医薬品，東洋医学（中医学・漢方医学），インド医学（アユルベーダ），アラビア医学（ユナニー）などの伝統医学として受け継がれている．紀元前1552年のものとされる古代エジプトの医薬文献エーベルス・パピルスには，アヘン，アロエ，ゲンチアナ，センナ，ヒヨスヨウなどの重要な生薬が数多く記載されており，今日でも同じ用途で用いられている．

1-2-2 ヒポクラテス医学

　医学の父と呼ばれるギリシアの医聖ヒポクラテス（BC 459 ～ 375）は従来の宗教・呪術的医学を否定し，多くの生薬を用いて薬物療法を行った．ヒポクラテス医学は，19世紀の近代医学の発展まで欧米諸国の唯一の医学として伝承された．薬学の開祖的な人物といわれるギリシアの医師ディオスコリデス（40 ～ 90）は約600種の生薬をギリシア本草（De Materia Medica）に集大成した．この書は近代西洋医薬の出現までの間，ヨーロッパで最も重要な薬物書であった．ガレノス（129 ～ 199）は，生薬の製剤化と薬効の確立に努め，今日に伝えられているガレノス製剤（生薬浸出製剤）を創製し，薬学の祖と称されている．

1-2-3 近代医学の成立

　16世紀になってパラケルススは，「生薬の中にはそれぞれの精（活性本体）がある」と唱えた．その主張は19世紀に入ってドイツの薬剤師ゼルチュルナーが，**アヘン**（阿片）に含まれる鎮痛作用物質モルヒネ（1806）を単離することで初めて裏付けられた．モルヒネの発見が近代薬学の転機となり，アルカロイドを中心に20世紀の初期までにエメチン（1816），ストリキニーネ（1818），キニーネ（1820），カフェイン（1820），コルヒチン（1820），ニコチン（1828），アトロピン（1829），アコニチン（1833），コカイン（1860），フィゾスチグミン（エゼリン；1864）などが次々に単離され，これら生薬成分は今日の医薬品の中で重要な地位を占めている．

　日本では長井長義らによって**マオウ**から1887年に**エフェドリン**が単離された．この世界的な研究は漢方医学の廃止（1895）を決定した当時の日本において，マオウならびにエフェドリンの医薬品としての価値をみいだすまでに至らなかった．1901年に高峰譲吉によって副腎髄質から血圧上昇作用のある**アドレナリン**が発見され，チェンとシュミットはエフェドリンとの構造の類似性に着目し，1924年に気管支喘息や急性・

morphine

l-ephedrine

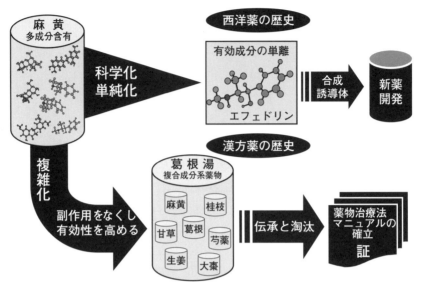

西洋薬と漢方薬の歴史

生薬を起源とする日本薬局方収載（第15改正）の医薬品

原料生薬	局方医薬品	原料生薬	局方医薬品
アヘン㊂	モルヒネ塩酸塩水和物	ラウオルフィア	アジマリン
	コデインリン酸塩水和物		レセルピン
	パパベリン塩酸塩	ロートコン㊂	アトロピン硫酸塩水和物
	ノスカピン（塩酸塩水和物）	ベラドンナコン㊂	スコポラミン臭化水素酸塩水和物
オウバク㊂	ベルベリン塩化物水和物	ダツラ	同上
キナ	キニーネ塩酸塩(硫酸塩)水和物	ヒヨスヨウ	同上
	キニジン硫酸塩水和物		同上
クラーレ	ツボクラリン塩化物塩酸塩水和物	ジギタリス	ジギトキシン
コカ	コカイン塩酸塩	ケジギタリス	ジゴキシン
コルヒクム	コルヒチン		ラナトシドC
茶	カフェイン	ゴバイシ	タンニン酸
	テオフィリン	シナカ	サントニン
バッカク	エルゴタミン酒石酸塩	クスノキ	d-カンフル
	エルゴメトリンマレイン酸塩	ハッカ㊂	l-メントール
マオウ㊂	エフェドリン塩酸塩	マクリ㊂	カイニン酸
	メチルエフェドリン塩酸塩	ニチニチソウ	ビンクリスチン硫酸塩
ヤボランジ	ピロカルピン塩酸塩	（植物名）	ビンブラスチン硫酸塩

慢性気管支炎などの治療薬としての今日のエフェドリンの評価を確立した．このように西洋医学は自然科学に立脚した物質レベルでの解析指向型の創薬を標榜するようになった．西洋医学の科学化とは対照的に，漢方医学は複数の生薬の組合せによる妙を生かし，有効で副作用のない優れた処方の創製とその治療指針の確立を追求した．

1-3 漢方医学の起源と変遷

1-3-1 中国医学の三大古典

周の時代（〜BC770）には，既に食医（食事療法医），疾医（内科医），瘍医（外科医），獣医の4つの医師が規定されおり，春秋の時代（〜BC453）には伝説的な名医である扁鵲は漢方薬や鍼灸を駆使していたと記されている．古代から続く数多くの経験的医療は漢の時代（BC202〜AC220）に，中国医学の三大古典といわれる「黄帝内経」，「神農本草経」，「傷寒雑病論」が撰述され，中国伝統医学の基盤が体系化された．

1．神農本草経

神農と黄帝は中国の最古の医神としてあがめられた．神農は百草をなめ，その薬効を民に伝え，その教えをまとめたものが**神農本草経**といわれ，中国の最も古い時代（後漢時代：25〜219）の揚子江文化圏（長江流域）の本草書である．温暖なこの地域は植物が豊富で，古くから薬草による治療が発達していた．365種の薬草が**上品**，**中品**，**下品**に分類され，予防薬的な上品を最も重視した考え方は中国医学の基本をなしている．

1) 上品（上薬）：「命を養う」ことを主とし長期連用しても害のないもの（120種）．
2) 中品（中薬）：「養生」を目的に用いられるもの（120種）．
3) 下品（下薬）：薬効が強く主に「病を治す」ことに用いられるが毒性が強いために連用を避けなければならないもの（125種）．

神農本草経による代表的な生薬の分類

上品（上薬）	阿膠　茵蒿　遠志　甘草　桂枝　柴胡　細辛　地黄　大棗　沢瀉　人参　麦門冬　茯苓　芒硝　牡蛎　麻子仁　薏苡仁　竜骨
中品（中薬）	黄耆　黄芩　黄柏　黄連　葛根　乾姜　枳実　荊芥　厚朴　五味子　呉茱萸　山梔子　芍薬　生姜　川芎　桑白皮　知母　猪苓　当帰　麻黄
下品（下薬）	夏枯草　烏頭　桔梗　杏仁　山椒　大黄　桃仁　巴豆　半夏　附子　防已　牡丹皮　連翹

2．黄帝内経

黄帝内経は前漢（BC202〜AD8）にまとめられた鍼灸療法を中心とした医学理論と治療技法が書かれた医学書で，気候の厳しい乾燥地域である黄河文化圏（黄河以北）で集成された．中国古代の自然哲学，陰陽，五行説を基盤とする中国最古のもので，「**素問**」と「**霊枢**」の2部からなり，素問には中国医学の理論，人体の生理，病理，衛生，針灸理論などが，霊枢には鍼灸療法の実技が書かれている．

3. 傷寒雑病論

傷寒雑病論は後漢末に**張仲景**によって著されたとされる漢方薬物治療の医学書である．これは江南文化圏（長江以南）で発展した医学体系で，揚子江文化圏と同様に薬草は豊富であるが，高温多湿のため急性伝染病や様々な疾病が発生しやすい地域で，単味の薬草では十分に対処できないことから今日の漢方薬が誕生したと考えられている．この医学書は湯液（煎剤）を用いた薬物治療で，「**傷寒論**」と「**金匱要略**」の2書として現在に伝えられている．傷寒論は急性熱性疾患（**傷寒**）を三陰三陽の六病位に分けて扱ったもので，中国医学の医学書の中で最も価値のあるものとされ，金匱要略は傷寒以外の慢性疾患（**雑病**）を取捨してまとめたものであると考えられている．

以上の3書は漢方医学の起源となる代表的な古典である．これら以外にも国定の処方集で日本薬局方の語源になったといわれる**和剤局方**（1107）や伝統的な本草と金元医学（陰陽五行説，臓腑経絡説などの黄帝内経理論を薬物治療に応用した医学）の説とを総括した**李時珍**による**本草綱目**（1578）などは後世に多大な影響を与えた．

1-3-2 日本における漢方医学の歴史

漢方という言葉は，17世紀に日本に伝わったオランダ医学（蘭方）と区別するために中国（漢）の医学（方）から名付けられた日本の造語である．

1. 日本における漢方医学の発展

日本における漢方医学の歴史は，室町・安土桃山時代に明に留学した**田代三喜**の帰国を契機に活発になった．田代三喜とその弟子**曲直瀬道三**は，**金元医学**の陰陽五行・臓腑経絡の考えを踏襲し自己の経験を加えて独自の医学を確立した．後にこの医学は**後世派**（後世方派）と呼ばれるようになり，江戸初期までの日本の医学の主流をなした．

金元医学や後世派の医学理論にはかなり観念的・思弁的な要素が含まれており，江戸中期になると実証性の医学を目指そうという運動が起こり，**名古屋玄医**や**後藤艮山**らによって理論よりも経験を重視した医学（**古方派**）が台頭してきた．**吉益東洞**は，万病一毒説という治療法や日本独自の腹診法を重んじ，陰陽五行説にもとづく**弁証論治**を真っ向から否定し，傷寒論を基調とした**口訣**（口述の秘訣）を主体とした日本独自の治療を確立した．**薬徴**や**類聚方**は吉益東洞の代表的な著書である．日本的な漢方の概念は古方派が主流になったこの時期に形成されといえる．その後，後世派と古方派を統合した**折衷派**の代表である**和田東郭**，蘭学との折衷を図った**華岡青洲**，明治時代には**浅田宗伯**など多くの著名な医家が漢方医学の発展に関わった．

2. 漢方医学の衰退と復興

明治の急速な近代化の波は医師制度にドイツ医学を採用し，新たな漢方医の誕生を拒んだ．このような状況下においても漢方医学は根強く存続した．その理由は一代限りの医業存続を認められた漢方医や薬局での漢方薬の需要が依然として続いたからで，当時の庶民には新しい医療を受

ける経済的な余裕がなかったからであろう．さらに西洋医学では治療し得ない疾患が多かったことも事実で，医学が発達した今日においても，西洋医学で見放された患者が同じように漢方医学に救いを求めている．

明治政府によって暗黒の時代を迎えた漢方医学は長い厳しい時代を経て，1967年に医療用漢方製剤4処方（葛根湯，五苓散，十味敗毒湯，当帰芍薬散）が保険適用を受け，医療の場に再び登場した．1976年に多数の漢方エキス製剤（42処方）が保険適用を受け，現在では8割以上の医師が漢方薬を処方するまでになっている．1991年に漢方製剤8処方が再評価指定を受け，1995年に**小柴胡湯**が「慢性肝炎にともなう肝機能障害の改善」，**大黄甘草湯**が「便秘症」，1996年に**小青竜湯**が「アレルギー性鼻炎・結膜炎・気管支喘息」への有効性が公表されている．一方，1996年に小柴胡湯に関する「慢性肝炎患者で副作用・間質性肺炎による死亡例」が緊急安全情報として警告された．さらに医薬品等安全性情報146号（1998）で漢方製剤の間質性肺炎について該当する医薬品として，小柴胡湯，柴朴湯，柴苓湯，柴胡桂枝乾姜湯，辛夷清肺湯，清肺湯，大柴胡湯，半夏瀉心湯をあげて注意を喚起している．

漢方製剤の推移

1957年（昭和32年）	小太郎漢方製薬が一般用医薬品として漢方エキス製剤を発売開始
1964年（昭和39年）	生薬が薬価基準に収載
1967年（昭和42年）	小太郎漢方製薬の漢方製剤5処方6品目が医療用漢方製剤として薬価基準収載
1975年（昭和50年）	『一般用漢方処方の手引き』（厚生省薬務局監修）発刊
1976年（昭和51年）	医療用漢方製剤38処方を追加収載（42処方60品目）
1978年（昭和53年）	医療用漢方製剤45処方を追加収載（87処方152品目）
1981年（昭和56年）	医療用漢方製剤58処方を追加収載（145処方627品目）
1983年（昭和58年）	『日本漢方生薬製剤協会（日漢協）』発足
1985年（昭和60年）	「医療用漢方エキス製剤の取り扱いについて（マル漢）」（薬審二第120号通知）
1986年（昭和61年）	マル漢品の薬価基準収載は146処方634品目
1987年（昭和62年）	薬価基準収載漢方製剤は148処方
1988年（昭和63年）	「医療用漢方エキス製剤GMP」実施
1991年（平成3年）	薬効分類改訂（「510：生薬」，「520：漢方製剤」）
1992年（平成4年）	医療用漢方エキス製剤の再評価指定（8処方：黄連解毒湯，桂枝加芍薬湯，小柴胡湯，芍薬甘草湯，大黄甘草湯，白虎加人参湯，六君子湯）
1995年（平成7年）	再評価結果公表　小柴胡湯：慢性肝炎における肝機能障害の改善　大黄甘草湯：便秘症
1996年（平成8年）	再評価結果公表　小青竜湯：アレルギー性鼻炎・結膜炎・気管支喘息
1997年（平成9年）	患者の証を考慮して投与（使用上の一般的注意）

1-3-3　日本漢方と中医学

中国から伝播した医学は，江戸時代中期になって台頭した古方派によって，患者の症候を傷寒論や金匱要略などに記載されている処方に選別し治療する**随証治療**（ずいしょうちりょう）が主流になった．随証治療は証と処方（方剤）は鍵と鍵穴の関係であるととらえ（**方証相対**（ほうしょうそうたい）），患者の症候をパターン分析する実践的な医術である．治療理論は簡略化され，難解な術語が比較的少なく，初学者でも入りやすいため，漢方エキス製剤を用いて治療する場合に適している．このような古方派の影響を強く受けた医学は中医学と区別するために**日本漢方**とも呼ばれる．ただし，莫大な口訣を基盤とするため，「○○○湯証」と正確に診断できるまでには長年の経験と豊かな感性を必要とし，医学と

して教育するための理論的な体系に乏しい．

　中国では中華人民共和国の成立（1949）を機に，政府の指導下で中国伝統医学が統合化され，現在の**中医学**と称す医学理論体系が確立した．日本漢方と源流を同じくするが，中医学では黄帝内経や金元医学に基づく基礎理論に従い，患者の症候を**八綱弁証**や**気血弁証**などによって病因や病機を推定（**弁証**）し，そのつど処方を創方して治療方針を決定（**論治**）する**弁証論治**が体系化されている．中医学は理論や術語が難解であるが，構成生薬に基づく処方解析をあまり重視していない日本漢方に比べ，漢方を論理的に学習するのに適している．なお，中国から伝承された生薬は一般に漢薬（**中薬**）と総称され，日本で使用する生薬規格と異なることがあるので注意が必要である．

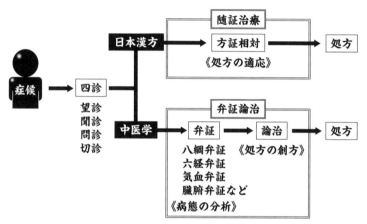

日本漢方と中医学の診断と治療の比較

1-4　西洋医学と漢方医学

　西洋医学はルネサンス以降の西欧における科学の発展にともない成立した近代的西洋医学を中心とした医学である．その体系は細胞病理学などに立脚した病理解剖により，体のどの部分に病因があるかを解析し，それを動物実験で確認するという病因分析的手法を基本としている．今日では，電子顕微鏡やDNAなどの遺伝子レベルでの分析が可能となり，人間の病理現象がかなり

西洋医学と漢方医学の比較

	西洋医学	漢方医学
病　　因	外因重視	内因重視
病態把握	分析的・数量的	総合的・経験的
心身相関	心と身体を分離	心身一如
臓器認識	部品的・解剖学的	相関的・機能的
理　　論	実証的・学問的	経験的・術的
診断治療	診断≠治療	診断＝治療
治療方針	攻撃的・排除的	調和的
薬　　物	単一成分	多成分
医学体系	一般性の医学	個別性の医学

解明されるようになってきた．西洋医学が病気を診断し，病因を除去することによって治療を行うのに対し，漢方医学は病気によって起こった体の異常を正常化するための治療であり，漢方医学と西洋医学の医学体系は根本的に異なっている．

1-4-1 漢方医学が求められる要因

西洋医学の発展は感染症（外因）の克服，外科手術などに多大な貢献をしてきた．このため寿命は著しく延び，個々の内因に由来する疾患が浮かび上がってきた．特に診断技術や病態解析の飛躍的な進歩に比べ，治療法はあきらかに不十分な現状にある．また，病名診断に基づいて治療を行う西洋医学は，病名のつかない患者の訴え（**不定愁訴**：身体表現性障害）に対して無力である．頭痛や肩こりで悩んでいる患者が高血圧症と診断され，降圧剤によって血圧がコントロールされても本来の症状が改善されない場合など不定愁訴としてかたづけられる．医学の発達にともなう検査データの偏重や専門領域の細分化は，「病気を治すが，患者を治さない」という問題をはらんでいる．

漢方薬の適応と不適応

適 応	不適応
1. 体質改善を必要とする疾患（未病）	1. 西洋薬が優先される疾患
2. ストレスなどをともなう疾患（心身一如）	2. 器質的変化の大きい疾患
3. 免疫異常やアレルギー疾患	3. 緊急処置を必要とする疾患
4. 愁訴をともなう機能的疾患	4. 手術の適応となる疾患
5. 婦人科疾患	
6. 高齢者医療（多臓器障害）	

漢方医学は患者の自覚症状を重視しなければ診断や治療ができない時代に確立された医学であり，「患者の愁訴を治す」という医療の原点を今日も貫いている．治療効果の判定においても医師が判定を行う西洋医学に対し，漢方ではその判定を患者に託している．すなわち，漢方医学は患者個々の愁訴に合ったテーラーメイドの薬物治療を行い，患者の **QOL**（Quality of Life：生活の質）に配慮することで満足いく医療を提供していると思われる．さらに今日のように漢方薬が医療現場で見直されてきた理由として，漢方エキス製剤の開発と漢方薬の健康保険への適用が最も大きな要因であろう．その結果，漢方薬物治療の症例報告や論文が増え，多くの医師が漢方について理解を深めるきっかけになり，患者にとっても経済的負担の軽減につながっている．その反面，漢方医学を十分に理解しないまま安易に漢方薬を使うことで，思わぬ副作用を生んでいる．

第2章
漢方医学の概念と理論

2-1 漢方薬の特性

東洋医学には**漢方薬**，**針灸・按摩**，**養生**，**気功・太極拳**などが含まれ，これらは人間が本来もっている自然治癒力を高め，生体機能のバランスを調えることに主眼をおいた予防医学を基本とする．その中でも特に漢方薬を用いた薬物療法を日本では**漢方医学**と呼んでいる．

2-1-1 生体機能を整える作用

生体は常に外的および内的な変動要因に応じ，機能や形態を一定の定常状態に維持しようとするフィードバック的な生理機能をもっている．この機能とこれにより維持される生体の定常状態を**ホメオスタシス**（Homeostasis：恒常性）と呼び，神経系・ホルモン系（内分泌系）・免疫系の**生体のネットワーク**によって調節されている．古来より漢方では，病気は生体機能のバランスの崩れによって発症するという想定の基に治療体系が構築されてきた．また，古代の人は栄養面や体力面で現代人より明らかに劣っており，その時代において病気の治療よりも病気にかからない，あるいは悪化しないための予防手段として薬を捉えていたと考えられる．このことはより攻撃的あるいは排除的な西洋薬とは異なり，命を養う**上品**（じょうほん）を基調とした処方や体のバランスを補う補剤が漢方薬の根幹をなしていることからも伺える．西洋薬は抗病力が強い実証に対して優れた薬剤であるが，抗病力が弱い虚証の治療には十分とはいえない面をもっている．漢方薬は虚証のような生体機能の低下した病態に対して，生体機能を補い全体的なバランスを保つように働く．

1. 補　剤

補剤（ほざい）は正気の不足を補う働きのある**補薬**（ほやく）（補性薬）を主体とした処方で，このような治療は**補法**（ほほう）と呼ばれ，虚証の治療に用いられる．補法には**補気**，**補血**，**滋陰**（**補陰**），**補陽**，**補腎**があり，病因に対し直接的に作用するのではなく，衰退した生体機能や不足している物質面を補い，抗病力や治癒能力の促進を図る治療法で，漢方が得意とする治療の一つである．

○補気薬：人参，黄耆，白朮，茯苓など　　○補気剤：四君子湯，六君子湯，補中益気湯など
○補血薬：当帰，地黄，芍薬など　　　　　○補血剤：四物湯，当帰飲子，当帰芍薬散など
○滋陰薬：地黄，麦門冬，天門冬など　　　○滋陰剤：麦門冬湯，滋陰降火湯，清肺湯など
○補陽薬：附子，乾姜，桂皮など　　　　　○補陽剤：真武湯，桂枝加朮附湯，人参湯など
○補腎薬：地黄，山茱萸など　　　　　　　○補腎剤：六味丸，八味丸，牛車腎気丸など

2. 温性剤

西洋薬には体を冷やす作用のある薬剤は多種多様にあるが，温める作用をもつものはほとんどない．一方，漢方では生体機能の低下状態である冷えに対し**温法**が適用される．この治療には**温性剤**（**温裏剤**）と呼ばれる処方群が用いられ，温性・熱性をもち裏寒を改善する働きのある**温性薬**（**散寒薬**）を主体する．

○温性薬：附子，乾姜，細辛，山椒，呉茱萸など
○温性剤：麻黄附子細辛湯，真武湯，人参湯，呉茱萸湯，大建中湯など

3. 理気剤

理気剤は気のめぐりをよくする働きのある**理気薬**を主体とした処方で，抑うつ傾向，頭重，頭冒感，イライラ，喉のつかえ感などの気の循環に停滞をきたした病態を緩解する．

○理気薬：香附子，蘇葉，薄荷，厚朴，陳皮，枳実，木香など
○理気剤：香蘇散，半夏厚朴湯，参蘇飲，平胃散など

4. 利水剤

利水剤は水分調節作用を有する**利水薬**を主体とした処方で，消化管内や組織中に偏在する余分な水分を血中に取り込み利尿するが，足りないときは抗利尿に働くところが利尿剤と異なる．

○利水薬：猪苓，沢瀉，白朮，蒼朮，茯苓，半夏など
○利水剤：五苓散，猪苓湯，苓桂朮甘湯，小半夏加茯苓湯など

2-1-2　多成分の複合作用を利用した医薬品

漢方薬の最大の特徴は，複数の生薬を組合せた**複合成分系薬物**にあるといえる．この特徴は単一物質からなる医薬品を用いる西洋医学の立場から理解しにくい点でもあるが，薬力学的，薬物動態学的あるいは製剤学的な複合作用により，薬効の増強や副作用の緩和さらには多彩な症状に対応できる利点がある．

2-1-3 生薬の相互作用を利用した処方設計

漢方薬はいくつかの生薬を組合せることで，薬効の増強や副作用の軽減を追求してきた医薬品であり，漢方薬の処方設計において生薬の相互作用は重要な意味をもつ．

1. 方向転換

麻黄には強い発汗作用があり，これに軽い発汗作用をもつ**桂皮**（桂枝）を組合せると，麻黄または桂皮単独よりも強い発汗作用を示す．麻黄と桂皮を含む**麻黄湯**は，カゼや熱性疾患の初期の汗の出にくい患者の発汗剤として用いる．これに対し，**麻杏甘石湯**は主に自然発汗のある気管支喘息の発作に使う．これは桂皮の代わりに**石膏**を麻黄と組合せることにより，麻黄の発汗作用が抑えられ，むしろ止汗的に作用するためと考えられている．これは方向転換と呼ばれ，1つの生薬の違いで全く逆の作用を示す漢方薬の不思議なところである．

2. 生薬の代表的な相互作用

生 薬	作 用	生 薬	作 用
麻黄＋桂枝	発汗	柴胡＋当帰	肝血虚の改善
麻黄＋杏仁	鎮咳・去痰	柴胡＋黄芩	清熱
麻黄＋石膏	止汗・利水消腫	黄連＋黄芩	消炎・鎮静
大黄＋芒硝	瀉下	芍薬＋甘草	鎮痛・鎮痙
大黄＋桃仁	駆瘀血	石膏＋知母	清熱・止渇
枳実＋厚朴	理気	半夏＋生姜	半夏の副作用軽減
人参＋黄耆	補気		

2-1-4 病名診断に基づかない処方選択

1. 同病異治

西洋医学的に同じ疾患でも証が異なれば違う漢方薬を用いることを**同病異治**という．葛根湯のような**桂麻剤**は発病3～4日くらいの急性期に用いられ，それが過ぎた亜急性期になると桂麻剤を使わないのが一般的である．鼻水，鼻閉，くしゃみなどの上気道に炎症が残っている病態は原則として初期の急性期と考える．亜急性期になると症

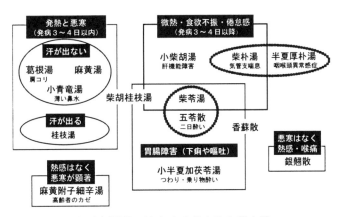

カゼ症候群に適応する代表的な漢方薬

状は下気道に移り，咳，痰などの特徴的な下気道の症状を呈する．口が苦い，体がだるい，胃腸障害があるなどの症状があらわれると**柴胡剤**の適応となる．カゼがこじれた慢性期に入ると**補剤**を使って体力をつける処置が行われる．漢方医学では病期によって処方を変えるが，西洋医学で

は基本的に初めから終わりまで薬は変えない.

2. 異病同治

漢方医学では**異病同治**といって，西洋医学的に明らかに異なる疾患でも患者の証によっては同じ漢方薬で治療を行う.

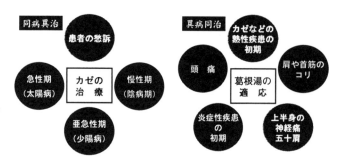

同病異治と異病同治

2-2 漢方薬と証

漢方薬の処方が確立されるまでには多くの試行錯誤が繰り返され，その貴重な臨床経験の蓄積によって漢方医学の治療理論が構築されている．天然由来の西洋薬の多くは有毒植物を起源とするものが多いのに対し，漢方薬を構成する生薬は**附子**のようなごく一部を除き，有毒植物の範疇に入るものはない．したがって，単独では強い作用を示さない生薬あるいは生薬成分から構成される漢方薬は，漢方医学の治療理論に基づいて使われている限り，重篤な副作用を起こす危険性はほとんどない．

2-2-1 証に基づいた治療

1. 効く人と効かない人の区別

テーラーメイド医療において医薬品に対する**レスポンダー**（効果が発現する人）と**ノンレスポンダー**（効果が発現しない人）の区別が重要である．単独で強い作用を示す医薬品はレスポンダーに有用な作用を示す一方，ノンレスポンダーに用いるとその作用は副作用としてあらわれる．漢方薬には単独で強い作用をもつ成分が少なく，多成分による複合的な作用のため，ノンレスポンダーに対しては副作用が起きにくいという特性がある．すなわち**証**とは漢方薬の副作用をなくし有効性を高めるために，レスポンダーとノンレスポンダーを区別する治療指針といえる．

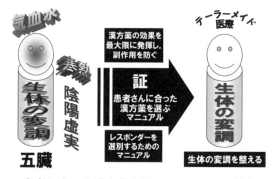

患者に合った漢方薬を選ぶマニュアル（証）

2. 証と漢方薬の作用ベクトル

患者個々の証を正確に見極めることで，患者個々のテーラーメイド（鍵と鍵穴）の薬物治療が完結する．患者の証の診断こそが漢方医学の究極の命題であり，証に従って漢方薬物治療を行うことを**随証治療**という．証とは「患者が現時点であらわしている症状を気血水，陰陽，虚実，寒

熱，表裏，五臓，六病位などの基本概念をとおして認識し，さらに病態の特性を示す症候を捉え，これを総合して得られる診断であり，治療の指示である」（寺澤捷年）と定義されている．いいかえると，証とは病因と生体の絡み合いによって時々刻々と変化する生体の正常状態からの偏位（歪み）と，これを正常な状態に修正する指針を意味している．すなわち証の診断とは，生体の正常状態からの偏位を生体の正常値に向けて修正するために必要な作用ベクトルをもつ漢方薬の選択でもある．漢方薬は証に対して逆方向の作用ベクトルを示すものを使用しないかぎり重大な副作用を起こさない．そのため，漢方薬物治療はそれぞれの漢方薬の作用ベクトルを理解した上で行う必要がある．

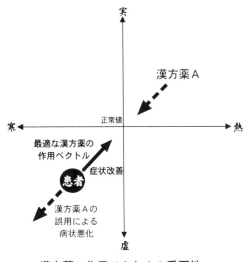

漢方薬の作用ベクトルの重要性

2-3 証の診断方法（四診）

漢方医学の診断は望診，聞診，問診，切診の4つの方法によって行われ，これを**四診**（ししん）という．これらは診断や検査機器のない時代の五官に頼った方法であるため，西洋医学的な検査法も取り入れ総合的な診断を下す必要もあるが，心身一如（しんしんいちにょ）の医療を基本とする漢方医学において四診は不可欠である．

2-3-1 望診

現代医学でも視診が最も重要であると同様に，視診に相当する**望診**（ぼうしん）での印象は大切な情報である．望診では顔色，眼光，動作，舌，唇・歯ぐき，頭髪，皮膚，爪などを観察する．

1. 顔・皮膚・動作

1）顔色： 紅潮 → 熱や気逆　　　　　　　赤黒い → 瘀血
　　　　　青白い → 気虚，血虚　　　　　黒みを帯びる → 腎虚
2）頭髪： 抜けやすい → 血虚　　　　　　円形脱毛症 → 気虚，気鬱
3）口唇： 赤黒い唇や歯ぐき → 瘀血　　　淡白色 → 血虚
　　　　　唇の乾き → 血虚や体液不足
4）皮膚： 乾燥，ささくれ，爪の割れ → 血虚　　色素沈着や皮下出血 → 瘀血
5）動作： 緩慢 → 気虚，血虚

2. 舌診

漢方では**舌診**といって，舌質（色，萎縮，腫大，歯痕，亀裂など）や舌苔（色，乾燥・湿潤，厚さなど）について調べる．舌先をやや下に向け，自然に伸ばし十分に出させ観察する．食品によっては舌苔の色調に影響を及ぼすものがあるので，食後は時間をあける．舌の運動は舌下神経支配であることから，舌の運動が不自由な場合は脳神経障害が考えられる．

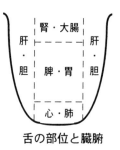

舌の部位と臓腑

1) 舌質の色調：舌の内部の毛細血管によってあらわされ，主に血液循環機能の指標になる．正常な舌は薄赤色で，苔はないか，ごく薄い白苔がある．

　　赤みが乏しい淡白舌　→　気虚，血虚　　　　　暗い赤みや紫色　→　瘀血
　　赤味が強い舌（特に舌尖が赤い）→　心の亢進

2) 舌全体の形態：全身の栄養状態や水分代謝などに影響を受ける．

　　舌質の腫大　→　気虚，水滞　　　　　　　　舌の辺縁に歯痕　→　水滞，脾虚
　　舌質の亀裂（後天性）→　脾胃虚　　　　　　鏡面舌→　気血両虚
　　舌質が薄い（後天性）→　気血両虚

3) 舌苔：舌の脱落細胞，老廃物，粘液あるいは食物の残渣，細菌などが堆積したもので，病状によって変化する．

　　黄色調の舌苔　→　熱証　　　　　　　　　　白苔　→　寒証・気虚
　　地図状舌　→　気虚

2-3-2 聞診

聞診には，話し方や声の質（気虚・気鬱・気逆），呼吸音（肺の虚実），体臭や便臭（熱証・実証，寒証・虚証），尿の量や色（寒証）などの聴覚や臭覚による**聴診**と**臭診**がある．

2-3-3 問診

漢方治療は患者の愁訴となる自覚症状の改善によるQOLの向上を目標としている．西洋医学では診察録の対象にならないような愁訴でも，漢方薬を処方する際には重要な決め手となることが少なくなく，問診を通して丹念に情報を得ることが必要である．漢方医学の**問診**では既往歴はむろんのこと，症状によっては家族構成などを知ることも重要で，通常，汗の出方，口渇の有無，寒けや冷え，めまい，大便の頻度や便秘・下痢，小便の回数や量などを聞く．

2-3-4 切診

切診は通常，**腹診**と**脈診**が行われる．

1. 腹 診

　西洋医学の腹診は内臓諸器官の腫大や圧痛，あるいは腫瘤の有無など解剖学的な観点からなされるのに対し，日本で確立した漢方医学の腹診は，腹壁のトーヌス，筋性防御，圧痛点をみつけだすことに主眼をおいている．検者は仰向けに寝て膝を伸ばした患者の右側に立ち，十分に温めた手で患者に緊張感をもたせないように優しく行う．

1) **腹壁の厚薄**：腹壁が厚く，筋肉が発達し，弾力がある場合は**実証**で，腹壁が柔らかく弾力のない場合は**虚証**とみなす．
2) **心下痞鞭（硬）**：心下痞は心下部（みぞおち）のつかえや重苦しく感じることで，他覚的に抵抗があるものを**心下痞硬**という．→　人参剤や瀉心湯類
3) **胸脇苦満**：肋骨弓の下内側のつまり感や重圧感とともに，他覚的にもこの部分に抵抗や圧痛が認められ，右側に強くあらわれることが多く，少陽病期の病態である．→　柴胡剤
4) **胃部振水音（胃内停水）**：心下部を手首でたたくとポチャポチャという水を打つ音がする．心下部に水滞のあることを示す症候である．
　　→　利水薬を主薬とする処方
5) **腹直筋の攣急（腹皮拘急）**：腹直筋が過度に緊張した状態である．→　芍薬甘草湯，小建中湯，桂枝加芍薬湯，四逆散など
6) **臍上悸**：臍の上部を軽く触れるだけで腹部大動脈の拍動を感じる．→　柴胡加竜骨牡蛎湯，桂枝加竜骨牡蛎湯，柴胡桂枝乾姜湯など
7) **臍傍部圧痛**：臍の下部に圧痛がある．瘀血があることを示す症候である．→　駆瘀血剤
8) **小腹急結**：左下腹部に圧痛がある．瘀血があることを示す症候である．→　駆瘀血剤
9) **小腹不仁**：臍から下の下腹部（小腹）の知覚低下や緊張が弱い．→　地黄丸類

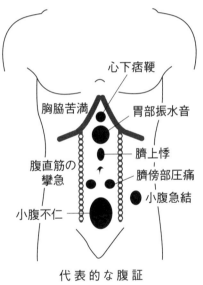

代表的な腹証

2. 脈 診

　脈は気血や臓腑と密接な関係があり，これらの病変や病位（表，裏など）の情報を得ることができる．そのため西洋医学的な脈の診断とは異なり，漢方医学における脈診は重要な治療指針となる．脈をとる場合には，図のように橈骨動脈に3本の指を軽く当てて診断する．

1) **浮脈**：軽く当てるとすぐに触れ，浮かんだように感じられる脈　→　表証

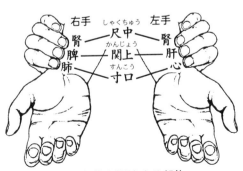

脈の部位と関連する部位

2) **沈脈**：軽く当てただけでは触れず，強く圧迫すると感じられる脈　→　裏証
3) **弦脈**：浮と沈の中間で弓のつるをはじくような脈　→　半表半裏証
4) **数脈**：頻脈のことで，1呼吸に6拍以上の脈　→　熱証
5) **遅脈**：1呼吸に4拍以下の徐脈　→　寒証
6) **滑脈**：玉を転がすような滑らかな脈　→　熱証，実証
7) **渋脈**：3本指の下をドロドロと流れる脈　→　虚証
8) **緊脈**：緊張を感じる強い脈　→　実証，寒証
9) **緩脈**：ゆったりとした脈
10) **洪脈**：大ともいい，幅の広い脈　→　熱証
11) **細脈**：小ともいい，幅の狭い脈　→　虚証
12) **弱脈**：軟ともいい，指を少し押し込んだだけで拍動がわからなくなる脈　→　虚証

2-4　証の診断基準

証の診断過程を**弁証**といい，主に**陰陽論**，**六病位**，**気血水論**，**五臓論**の理論に基づいて行われ，陰陽論による**八綱弁証**が最も基本となる．弁証に従う治療原則により処方が選択される過程を**論治**という．このように証によって診断と治療が決められる治療法を**弁証論治**と呼ぶ．一方，既成の処方に対応する適応証に患者をあてはめる治療法は**方証相対**（方証一致）といわれる．

2-4-1　漢方における病因

生体は常に外的及び内的な病因にさらされている．これらの侵襲に対し，生体は機能的，形態的な状態を定常状態に維持しようとする自然治癒力が働く．病気はこの生体のバランスが崩れることで発症する．病的な因子には**外因**，**内因**，**不内外因**の3つの**邪気**（病邪）がある．

1) **外因**（六淫）：風，寒，湿，暑，燥，火
2) **内因**（七情）：怒，喜，思，憂，恐，悲，驚
3) **不内外因**：不摂生，心身の過労，不規則な生活，外傷など

2-4-2　陰陽論による病態の把握（八綱弁証）

古代中国の素朴な自然哲学の概念である陰陽論は，天に対して地，太陽に月，昼に夜などと原始的な二元論をあらゆる万物に当てはめて相対的に認識したもので，それぞれは相反しながらも不可欠な存在として捉えている．活動的で熱性あるいは積極的なものを**陽**，一方，非活動的で寒性あるいは消極的なものを**陰**として分類している．この陰陽論を漢方医学に取り入れ，邪気によって生体のバランスが崩れ，生体の反応が熱性・活動的・

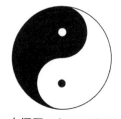

太極図における陰陽

陰陽の対比

陽	陰
天	地
太陽	月
昼	夜
明	暗
春・夏	秋・冬
男性	女性
形のないもの	形のあるもの
精神	肉体
気	血（水）
表	裏
熱	寒
実	虚
外	内
背部	腹部
機能亢進	機能低下
乾	湿
喜・怒	悲・泣

陰陽の臨床上の主な鑑別点

	陽	陰
温度への感受性	暑がり	寒がり・冷え症
顔色	赤い	青白い
患部の色調	赤味が強い	赤味が乏しい
熱感	強い	乏しい
口渇	あり	なし
尿量	少ない	多い
尿の色調	濃い	薄い
分泌物	膿性	水様性
便通	便秘	下痢
性格	明るい・陽気	暗い・陰気
活動性	高い	低い
病状	発揚的	沈潜的
脈	浮・数	沈・遅

（佐藤弘：漢方治療ハンドブック　一部改変）

亢進的な病態を**陽証**，寒性・非活動的・衰退的な病態を**陰証**と二元論的に把握し，この陰陽のバランスを回復させることが漢方薬物療法の基本原則となる．

陰陽論による病態把握は，**表・裏，寒・熱，虚・実，陰・陽**の4種8項目による**八綱弁証**を用いる．陰陽は寒熱，虚実，表裏の三要素を総括した疾病観で，表裏によって疾病の位置・部位（**病位**），寒熱によって疾病の性質（**病性**），虚実によって体の抗病力（**病勢**）を認識する．

1. 表裏の区別

表裏は疾病の病位が体内か体表か，病状が深いか浅いかを判別する．体表付近は**表**，消化管は**裏**といい，その中間は**半表半裏**と呼ぶ．また，体を四つ足動物にみたて，日の当たる背中や頭・顔の部分を**陽（表）**，日の当たらない胸や腹の部分を**陰（裏）**と想定している．

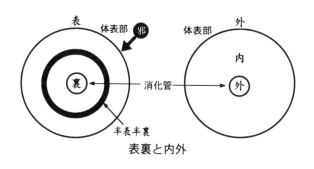

表裏と内外

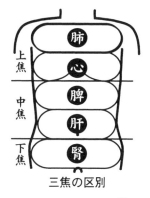

三焦の区別

1) **内外の区別**：表裏の区別とは別に，内・外で区分する見方がある．外気が接する部分を**外**といい，体表部と口腔をはじめ，消化管や気道の内部を意味する．それ以外の体の中の部分を**内**と呼ぶ．

2) **三焦の区別**：病位は表・裏・半表半裏に分けるが，表の病位以外を上焦・中焦・下焦の**三焦**

表証・裏証・半表半裏証の比較

	表（表証）	裏（裏証）	半表半裏（半表半裏証）
病態	細菌やウイルスなどの邪気が，皮膚，口，鼻などの体表部から侵入	表証の悪化が内部へ波及 邪気が直接消化管へ侵入 不摂生，過労などの不内外因による機能失調	表証の進行によって病位が表と裏の中間（口から横隔膜までの胸部内の臓器に相当）にある
症状	発熱，悪寒，悪風，頭痛，疼痛，鼻閉など	高熱，意識混濁，口渇，腹痛，便秘・下痢，全身倦怠など	往来寒熱，胸脇苦満，口が苦い，食欲不振，悪心，嘔吐，白苔など

（六腑の三焦とは異なる）に区分することがある．**上焦**は頭から横隔膜（半表半裏に類似），**中焦**は横隔膜から臍部，**下焦**は臍部から足先まで（肝の一部を含む分類もある）をいう．これは解剖学的な区分ではなく，複数の臓器の機能的あるいは症候的な区分として治療指針に用いられる．上焦は呼吸器系・循環器系の症状，中焦は消化器系の症状，下焦は泌尿器系・生殖器系・内分泌系の症状とその他全身性の重篤症状をさす．漢方医学では疾病は表から上焦→中焦→下焦と進行すると想定している．

2．寒熱の区別

寒熱は体温のような絶対的なものではなく，患者が寒けや冷えを感じれば**寒証**，熱っぽく感じれば**熱証**といい，疾病の性質（病性）を示す．

寒熱の病態と一般的な症状

	寒 証	熱 証
病態	機能が低下し，病因に対して抵抗していない状態で，陽気（気）の不足（陽虚証）あるいは陰液（血・水）の過剰（陰実証）が生じた病態	機能が亢進し，病因に抵抗している状態で，陽気（気）の過剰（陽実証）あるいは陰液（血・水）の不足（陰虚証）が生じた病態
症状	口渇がない 温かいものを欲しがる 顔面蒼白 悪寒・寒がり・冷え性 暖房を好む 薄い鼻水 軟便 薄い多尿 淡紅の舌質で湿潤した白苔 脈：遅	口渇がある 冷たいものを欲しがる 顔面紅潮 熱感・暑がり・のぼせ 冷房を好む 濃い鼻水 便秘 赤色乏尿 赤い舌質で乾燥した黄苔 脈：数

3．虚実の区別

虚実は疾病を誘起した邪気に対する正気の強弱を反映するものである．**正気**とは陽気（気）と陰液（血・水）を総合した概念で，病的因子である邪気に対する**生体の抗病力**を意味する．一部に邪気の因子と無関係（健康時）に虚実を論じることがあるが，虚実はあくまでも病的状態の認識に限定すべきである．

実証に使う漢方薬は症状が改善したら服用を中止することを原則とする．例えば，葛根湯や麻黄湯は発汗し熱が下がった時点で，大黄甘草湯や調胃承気湯は排便した時点で服用を中止する．

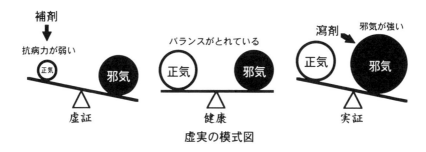

虚実の模式図

虚実の臨床上の主な鑑別点

	実　証	虚　証
体格	がっしり	きゃしゃ
栄養状態	良好	不良
皮膚の状態	光沢あり，緊張良好	乾燥傾向，緊張不良
腹部所見		
腹力・弾力	腹壁が厚く弾力がある	腹壁が薄く弾力がない
胸脇苦満	強い	弱い
胃部振水音	なし	あり
腹部動悸	なし	あり
消化機能	良好	虚弱
食事量	多い	少ない
空腹状態	空腹でも平気	空腹にたえられない
食後の眠気・倦怠	なし	あり
便秘時の反応	すぐ不快になる	便秘しても平気
便通	太くて硬い便	兎糞様便，軟便傾向
冷飲食	平気	すぐ胃腸をこわす
活動性	積極的，疲れにくい	消極的，疲れやすい
声	力強い	か細い
寝汗	なし	よくかく
発熱時の自然発汗	なし	あり
脈	力強い	弱い

(佐藤弘：漢方治療ハンドブック，南江堂，一部改変)

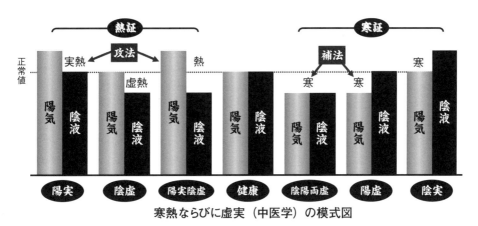

寒熱ならびに虚実（中医学）の模式図

　虚実の概念は日本漢方と中医学では異なる．中医学の陰陽は機能面（陽気：気）と物質面（陰液：血・水）を意味する言葉で，陽気と陰液の過不足によって虚実が論じられている．日本漢方の陰陽は病期（陽病期，陰病期）と病性（陽証≒熱証，陰証≒寒証）を示す用語で，体力の強弱

によって虚実が定義されている．例えば「陰虚証」は，中医学では図のように陰液の不足による相対的な陽気の過剰（機能の仮亢進：熱やほてり）の病態を意味するが，日本漢方では虚証患者の陰証（≒寒証）の病態をあらわし，同じ用語でも日本漢方と中医学では概念が一致しないので注意が必要である．

2-4-3 三陰三陽（六病位）による病態の把握（六経弁証）

傷寒論では急性熱性伝染病（チフスとする説が有力）の進行を**三陰三陽**（**六病位**，**六経**）の6つのステージ（病期）に分類している．これは疾病状態が生体の気血水の量と邪気の相対的な変化にともない転変すると想定し，邪気に対する抵抗力がある**陽病期の三陽病**（**太陽病・陽明病・少陽病**）と，邪気に対する抗病力が衰えた**陰病期の三陰病**（**太陰病・少陰病・厥陰病**）に大別される．

これらのステージは連続的に順次移行するとはかぎらない．三陰三陽のステージの順序に関しては若干の説があり，本書では傷寒論の記載順序に従って陽明病と少陽病の順に位置づける方が正しいとする意見を採用する．実際の臨床の場において，患者個々の多彩で複雑な症状を6つのステージに類別できない場合が多い．三陰三陽の理念は病態の流動性から疾病を捉えようとして

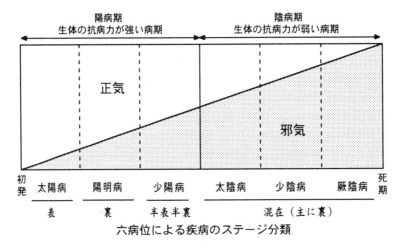

六病位による疾病のステージ分類

いる点が，陰陽論，気血水，五臓論による病態の把握と根本的に異なっている．

1．太陽病

太陽病は急性熱性疾患の場合，カゼや熱性疾患の初期症状のような病態である．

[症状]　○悪風（風に当たるとゾクゾクする），悪寒をともなう発熱
　　　　○頭痛，項背部のこり
　　　　○四肢の関節痛・筋肉痛
　　　　○鼻閉・咽痛などの上気道炎症状
　　　　○慢性疾患では，発熱はなく頭痛，項背部のこり
　　　　○舌の異常はない（消化器系の症状がない）

　　　　○脈：浮・数
　　　　○病位：表
[治療] 表を発して治す方法（発汗剤・発表剤・解表剤）がとられる．基本的には自然発汗（自汗）の有無によって処方が大別され，桂枝湯や葛根湯などの**桂麻剤**の適応となる．

2. 陽明病

　陽明病は体の深部（裏）に熱がある病態で，体全体が熱に満ちた典型的な陽証の病態である．

[症状] ○悪寒をともなわない高熱で，多汗
　　　　○口渇，便秘
　　　　○発熱によるうわごとなどの精神症状
　　　　○舌は紅く，舌苔は乾燥した黄色苔（熱証）
　　　　○脈：沈・緊
　　　　○病位：裏

[治療] 一般に便秘と口渇をともない，悪寒のない発汗をともなう熱症状を示すことが多い．邪気が消化管に侵入した便秘の場合は，**大黄剤**（調胃承気湯，桃核承気湯など）による瀉下により邪気を体外に排出する．瀉下の適応でない場合は，津液を生じ口渇を止め，熱証の人の興奮や炎症を鎮める効果をもつ**石膏剤**（白虎湯，白虎加人参湯など）を用いて清熱する．

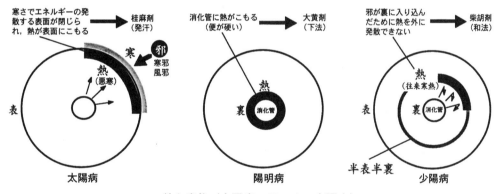

熱と病位（太陽病，陽明病・少陽病）

3. 少陽病

　少陽病は太陽病の疾病が治癒せず表の部分からさらに体の深部（胸部や上部消化管付近）に病位が移行し，熱がこもった病態で，陽明病から移行する場合もある．

[症状] ○食欲低下やみぞおちのつかえや圧痛（**心下痞硬**）などの消化器系症状
　　　　○咳，口が苦い
　　　　○**往来寒熱**（悪寒と発熱が時間をおいて交互に起きる症候で，一般に夕方から微熱が出ることが多い）
　　　　○**胸脇苦満**（典型的な少陽病の病態）

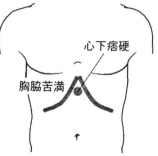

○舌：白苔
○脈：弦
○病位：半表半裏

[治療] 少陽病期には胸脇苦満や心下痞硬のような典型的な病態を示すことが多く，胸脇苦満がある場合は**柴胡剤**を中心とした処方，みぞおち付近の不快感（心下痞硬）が主な場合は半夏瀉心湯のような**瀉心湯類**や**芩連剤**の適応となる．

4. 太陰病

太陰病は邪気に対する体の抵抗力が弱った陰証の病態で，主に消化器系症状を訴えることが多く，熱はあまり出ない．

[症状] ○全身的な冷え
○全身倦怠（気虚や血虚）
○食欲不振，腹部膨満感，心下痞硬，悪心，嘔吐，下痢，便秘
○軽症のカゼ性下痢
○脈：沈・遅

[治療] 原則として裏の寒を温め，脾胃（消化器）の働きを高め，気血を増して気血水の滞りを解消する．**人参剤**や**建中湯類**などの適応が多い．

5. 少陰病

少陰病は臓腑の機能がさらに低下し，気血の不足が一段と進行した病期で，虚弱体質の人や高齢者などは発病の初期から少陰病を呈することがある．症状としては別にこれといって苦しむところはないが，頭痛や関節痛をともなうことがある．

[症状] ○体力・気力が衰え，顔色が悪くただ横になりたがる
○背部の悪寒や四肢の冷え
○不消化の下痢

[治療] 臓腑の機能の回復に主眼をおく．**附子剤**の適応が多い．

6. 厥陰病

厥陰病は臓腑の衰えが極めて重篤でプレショックまたはショック状態に相当する種々の疾患の末期状態である．意識レベルが低下し，ときには脳症もあらわれる．体温調節機能の失調があるので**上熱下寒**（上半身が熱し，下半身が冷える症状）や気逆を呈することがある．

[症状] ○全身倦怠
○下痢が止まらない，食べたくても食べられない
○呼吸困難

[治療] 原則として臓腑の機能を温めて回復し，裏寒の改善を行う．

2-4-4 気血水による病態の把握（気血弁証）

日本で確立された気血水の理論は，邪気によって起こる病態を生体の3つの要素で把握するためのものである．気血弁証は気・血・水の三要素のアンバランスによって疾病が起こるという理論に基づき，変調をきたしている要素をみつけることで最適な漢方薬を選択する．

気（陽気）は生体の総ての機能や物質に関わる目にみえない根源的な生命エネルギーである．漢方医学は心身一如を基本に治療することから，この領域では明らかに西洋医学よりも優れている．血・水（陰液）は機能を含めた物質的なものをさす．後天の気が肺で赤色化した血は，血液とその機能を含む．後天の気が肺で無色のまま液化した水は，血液以外の体液とその機能をあらわす．気血水は五臓によって産生され，五臓の活動維持に不可欠な要素で，五臓と密接な関係にある．さらに気と血は互いに依存的な関係にあり，気のエネルギーにより血は循環され，気のエネルギーは血の栄養によりもたらされる．体全体や各臓器において気血水が過不足なく，滞りなく全身をめぐりバランスを保っている．このバランスが崩れると，気の異常として**気虚**，**陽虚**，**気鬱**，**気逆**，血の異常として**血虚**，**陰虚**，**瘀血**，水の異常としては**水滞**と呼ばれる病態が起きる．

気血水の虚実と適応処方群

実	気血水	虚
[気鬱] 理気剤	気	[気虚] 補気剤 （人参剤）
[瘀血] 駆瘀血剤	血	[血虚] 補血剤
[水滞] 半夏剤 苓朮剤	水	[陰虚] 滋陰剤 （補陰剤）

（小林宏　改変）

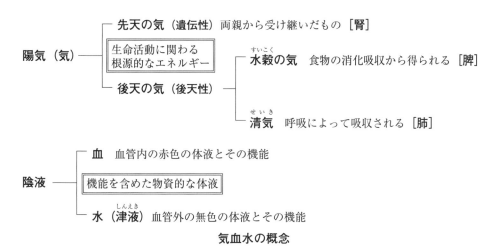

気血水の概念

1. **気虚**（虚証：陽気の虚）

気虚は腎の先天的な虚弱や機能低下，肺や脾の機能低下による気の生成の低下あるいは過労，不摂生，ストレス過剰，慢性疾患，重病による気の過剰な消費によって起こる．

[症状]　〇気力がない，全身倦怠感，疲れやすい
　　　　〇食欲不振，内臓のアトニー
　　　　〇食事をすると直ぐにだるくなって眠くなる

[治療]　〇補気薬：人参，黄耆，白朮，茯苓など

○補気剤：四君子湯，六君子湯，補中益気湯など

2. 陽虚（虚証：陽気の虚）

陽虚は気虚がさらに進んだ状態で，エネルギー代謝，末梢循環，脳の興奮性などの生体機能の衰退により，気虚の症状のほかに冷感や悪寒を感じる寒証の症状を訴える．陽虚の場合，気滞，瘀血，水滞をともなうことが多い．

[症状] ○四肢の冷え，寒がる，冷たいものを嫌う，温かいものを好む
○冷えによる頻尿，腹痛，泥状または水様性の下痢，チアノーゼ，全身倦怠，麻痺
○淡泊で腫大した舌質，薄い滑苔や湿潤のある舌

[治療] ○補陽薬：附子，乾姜，桂皮，丁子など
○補陽剤：真武湯，桂枝加朮附湯，人参湯など

3. 気鬱（気滞）（実証：陽気の実）

気鬱（気滞）は過度の緊張や興奮，ストレスや過労による気の流入過多あるいは熱や水による気の停滞，さらには肝の働きの低下により気の循環に停滞をきたした病態である．原則的に抑うつ傾向があり，停滞した部位によって種々の症状を示す．訴えが執拗で，午前中に症状が強くあらわれるなどの特徴がある．

[症状] ○喉のつかえ感，喉に物がへばりついた感じ（ヒステリー球・球症状：梅核気・咽中炙臠）
○頭重・頭冒感
○胸のつまり感，噯気（ゲップ），腹部膨満感

[治療] ○理気薬：香附子，蘇葉，薄荷，厚朴，陳皮，枳実，木香など
○理気剤：香蘇散，半夏厚朴湯，平胃散など

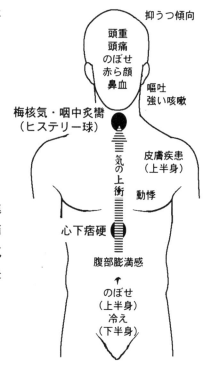

4. 気逆（実証：陽気の実）

気逆は気鬱の一種で，特に上半身に熱があり，気鬱が進展してのぼせが強く出る．本来ならば体の中心部から末梢へ，あるいは上半身から下半身へめぐるべき気が逆流（気の上衝）したために起こった病態で，自律神経や心身の失調によって生じることが多い．

[症状] ○冷えのぼせ，顔面紅潮，動悸，頭痛，鼻血
○顔面や頭部の炎症性の皮膚疾患
○嘔吐，吐きそうな咳嗽，不安や焦燥感
○臍上悸

[治療] ○適応処方：加味逍遙散，黄連解毒湯，三黄瀉心湯，桃核承気湯，麦門冬湯など

5. 血虚 （虚証：陰液の虚）

血虚は血の生成の低下や血の過剰消耗によって起きる血の不足をきたした病態である．血は気に栄養を補給し気の働きや生成を助けており，血虚になると気の活動も衰える．また，気は常に血に存在するため，血虚が進むと気虚を合併し気血両虚の病態に進展する．高齢化にともなう皮膚のカサカサやしわは典型的な血虚である．産後の疲労や諸症状も血虚の症候である．

[症状]　○顔色が青白い，めまい感，皮膚の乾燥や荒れ，あかぎれ，爪の異常
　　　　○冷え症，月経不順，月経後の症状悪化
　　　　○不眠，多夢，動悸，不安感，集中力の低下
　　　　○眼精疲労，目の乾燥感，こむらがえり，脱毛

[治療]　○補血薬：当帰，芍薬，地黄，阿膠，枸杞子など
　　　　○補血剤：四物湯，当帰芍薬散，当帰飲子，十全大補湯など

6. 陰虚 （虚証：陰液の虚）

陰虚は血虚がさらに進んだ状態で，血虚の症状のほかに，陰液全般の不足によって相対的な気の過剰となり，熱感，ほてり，のぼせなどの熱証と燥証があらわれる．このような熱症状は，絶対的な気の過剰によって生じる**実熱**に対し，**虚熱**という．

[症状]　○口渇，喉の乾燥感，多飲，舌の乾燥，乾咳，喉のイガイガ感，しゃがれ声
　　　　○手足のほてり，顔面紅潮，熱感，寝汗，目の乾燥感，視力減退
　　　　○不眠，多夢，目が覚めやすい，イライラ，煩悶感
　　　　○月経異常，無月経，性欲の仮亢進

[治療]　○滋陰薬（補陰薬）：地黄，麦門冬，天門冬など
　　　　○滋陰剤（補陰剤）：麦門冬湯，滋陰降火湯，清肺湯など

7. 瘀血 （実証：陰液の実）

瘀血は外因（寒，熱，湿），打撲，手術，遺伝的素因，精神的ストレス，偏食，過食，不摂生，便秘，薬剤（ステロイド剤や気管支拡張剤）などによって起こる血の流れに停滞をきたした病態である．西洋医学では瘀血は微小循環障害や血液粘稠度の亢進などさまざまな病態が含まれると解釈されている．血虚と同様に瘀血の症状は心身両面にわたってあらわれる．一般に女性の性機能障害などで起こると考えられ，左下腹部に抵抗や圧痛が認められれば瘀血と考えてよい．俗に「ふる血」や「血の道」といわれているもので，漢方医学では重要視される．

[症状]　○眼輪部の色素沈着，舌の暗赤紫化，歯肉の暗赤化
　　　　○手掌紅斑，細静脈拡張（青筋），ふくらはぎや股の裏側に血管が浮き出る，内出血
　　　　○月経困難症，月経不順，冷えのぼせ，冷え症，臍傍部圧痛抵抗，痔疾
　　　　○不眠，イライラ，怒りっぽい，精神不隠などの精神症状，発作性の顔面紅潮
　　　　○肩こり，筋肉痛，腰痛，体の左右どちらか一方（左側が多い）のしびれや痛み

[治療]　○駆瘀血薬：桃仁，牡丹皮，川芎，大黄，紅花など
　　　　○駆瘀血剤：桂枝茯苓丸，桃核承気湯，大黄牡丹皮湯，通導散など

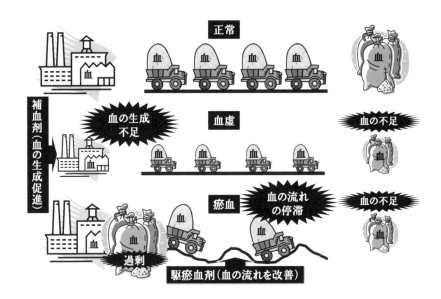

8. 水滞（水毒）（実証：陰液の実）

水滞（水毒）は生体内の水が外因（風，寒，湿）あるいは気血の異常（気虚，瘀血），五臓の異常（脾，肺，腎）によって，一定の部位に水が停滞し偏在した病態である．自律神経失調症や不定愁訴などの疾患は水滞によって引き起こされていることが多い．

[症状] ○浮腫傾向，胃部振水音，胸水，腹水，グル音の亢進
　　　 ○水様性の鼻汁，喀痰，唾液分泌過多
　　　 ○尿量減少・多尿，水様性下痢
　　　 ○動悸，めまい，立ちくらみ，車酔い
　　　 ○耳鳴，頭痛，口渇，悪心，嘔吐
　　　 ○朝の関節のこわばり，関節水腫

[治療] ○利水薬：猪苓，沢瀉，白朮，蒼朮，茯苓，半夏など
　　　 ○利水剤：五苓散，猪苓湯，小半夏加茯苓湯，苓桂朮甘湯など

2-4-5　五臓による病態の把握（臓腑弁証）

古代の中国において天地万物を5つの基本的属性で捉え，総ての相互的な現象を説明しようとしたものが**五行説**である．陰陽論とは起源的には別であったが，陰陽家の間では一体のもの（陰陽五行説）として取り入れられた．

五行の**木・火・土・金・水**は「木は燃料として火を生む」，「火は燃え尽きると灰土を生む」，「土の中から金属が生まれる」，「金属のあるところに水がある」，「水は木を育てる」という**相生**（他を生み助ける）の関係と，「木は土の養分を奪う」

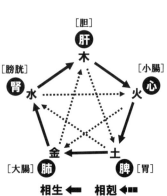

五行説の相生と相剋

「土は水をせきとめ，吸収する」，「水は火を消す」，「火は金属を溶かす」，「金属の器具で木が切られる」という相剋（うち勝つ）の関係にあると説明されている．

この循環論法に人体の五臓六腑，組織，器官，情緒的機能などをあてはめ，人間の生命活動が五臓を中心とした生理解剖およびその機能系の相生・相剋関係によって営まれていると考えた．五行説は多分に観念的・思弁的な面があり，実証性を重視する立場からは敬遠されがちであるが，生体の変調の原因が五臓にある場合は，促進（相生）と抑制（相剋）の関係を方便に病態を把握しやすい面があり，実際の臨床に活用されている．例えば，肝がよくなれば心がよくなり，さらに脾，肺，腎と順々によくなる（相生）．逆に肝が障害を受けると脾が害を受け，さらに腎，心，肺と順次悪化する（相剋）．すなわち，肝の亢進は心を活発にするが，脾を抑制する関係にあり，怒り（肝から出る感情）は精神や意識の水準（心の機能）を活発にするが，消化器系（脾の機能）を抑制し食欲を低下させると理解できる．

五行説の五臓には肝・心・脾・肺・腎があるが，これらは西洋医学の解剖用語である臓器の名称と同じことからよく混乱を招く．これは前野良沢，杉田玄白らによる「解体新書」の翻訳の際に，五臓の名称を便宜的にあてはめた結果である．西洋医学の解剖的な臓器分類に対し，五臓はいくつかの内臓器官の生理機能を統括した機能系の分類と考えられる．

五行色体表

五行	木	火	土	金	水
五臓	肝	心	脾	肺	腎
五腑	胆	小腸	胃	大腸	膀胱
五窮	眼	舌	口	鼻	耳
五支	爪	毛	乳	息	髪
五体	筋膜	血脈	肌肉	皮毛	骨髄
五味	酸	苦	甘	辛	鹹
五方	東	南	中央	西	北
五季	春	夏	土用	秋	冬
五志	怒	喜	思	憂	恐
五悪	風	熱	湿	寒	燥
五色	青	赤	黄	白	黒
五液	涙	汗	涎	涕	唾
五役	色	臭	味	声	液

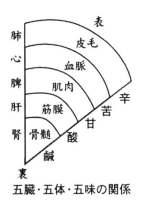

五臓・五体・五味の関係

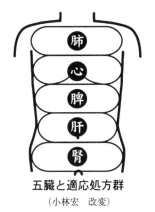

五臓と適応処方群
（小林宏　改変）

五臓の虚実と適応処方群

実	五臓	虚
柴胡剤	肝	補血剤（当帰・柴胡）
芩連剤	心	
大黄剤	脾	人参剤
桂麻剤 石膏剤	肺	桂枝湯類
竜骨牡蛎剤	腎	附子剤 地黄丸類

（小林宏　改変）

1. 肝の機能と失調

【機能】 肝は肝臓，胆嚢，中枢神経系，自律神経系を包括し，思考活動と決断，血液量のコントロールを司り，胆（六腑）と表裏関係にある．

　　　○精神活動（情動）の安定化
　　　○血の貯蔵と栄養素の代謝
　　　○骨格筋のトーヌスを維持

○目や爪に反映

【失調】　○怒りっぽい，イライラ，落ち着きがない，神経過敏，精神不穏

○筋の痙攣やしびれ感，頭痛，耳鳴り，めまい

○月経異常，貧血，黄疸，蕁麻疹

○慢性的なかすみ目，眼精疲労，目の乾燥，とり目

○爪の異常（変形，薄くもろくなり，つやがなくなる）

2. 心の機能と失調

【機能】心は総ての生命活動を統率するための高次の神経系の機能や心臓と深く関係し，精神活動と循環器の働きを司り，小腸（六腑）と表裏関係にある．

○意識水準（理性）を維持

○覚醒・睡眠のリズムを調節

○血を循環（心臓）

○顔や舌に反映

【失調】　○動悸，息切れ，胸苦しさ

○不安感，焦燥感，精神状態の乱れ（過剰に喜ぶ，よく悲しむ，笑いが止まらない）

○不眠，多夢，うわごと，眠りが浅い

○顔が青白い，発作性の顔面紅潮

○舌が赤い（特に先端），舌がもつれて言語不能

3. 脾の機能と失調

【機能】脾は消化器系の機能と基本的に同じで，消化吸収と排泄に加え，血流のコントロールを司り，胃（六腑）と表裏関係にある．

○食物を消化吸収し，気を生成

○血のめぐりを円滑にし，出血を防ぐ

○筋肉や口唇に反映

【失調】　○食欲不振，消化不良，腹部膨満，悪心，嘔吐，胃もたれ，腹鳴，下痢，味覚異常

○血尿，血便，月経過多，子宮出血，皮下出血

○無気力，抑うつ

○四肢の力が弱い，筋萎縮，体が痩せる，手足の倦怠感

○口唇が青白く，つやがない．口角炎

4. 肺の機能と失調

【機能】肺は呼吸器系の機能，血液循環の調節，水分の排泄・調節，免疫機能，体温調節などに関係し，呼吸作用と防衛作用を司り，大腸（六腑）と表裏関係にある．

○呼吸により気を取り込み，全身の気のめぐりを統括

○食物から得られる気から血と水を生む

○皮膚や肺の機能制御とその防御能力の維持

　　　　　○鼻や皮毛に反映
【失調】○咳嗽，呼吸困難，喘鳴，喀痰，咽喉炎
　　　　　○自汗，盗汗，悪寒，発熱
　　　　　○鼻閉，鼻汁，臭覚異常，小鼻のぴくぴく
　　　　　○感染症にかかりやすい

5. 腎の機能と失調
【機能】腎は泌尿生殖，内分泌，血液，中枢神経系の機能を包括し，体の成長・発育，生殖活動，水分代謝を司り，膀胱（六腑）と表裏関係にある．
　　　　　○成長，発育，生殖能の制御
　　　　　○水分代謝の調節
　　　　　○骨，歯牙の機能の維持
　　　　　○思考，判断力，集中力の維持
　　　　　○耳や二陰（前陰：外生殖器・尿道，後陰：肛門）に反映
【失調】○腰痛，四肢のしびれやほてり
　　　　　○頻尿，夜間頻尿，排尿障害，尿失禁
　　　　　○健忘，視力低下，難聴，耳鳴，白内障
　　　　　○性機能の低下（性欲減退，遺精，精液不足，早漏，不妊症）

2-5　漢方処方の基本概念

2-5-1　漢方処方の組成の基本原則

　漢方処方は君・臣・佐・使の原則に基づいて生薬が配剤されている．**君薬**（くんやく）は治療の主薬をなす必須の生薬，**臣薬**（しんやく）は君薬の作用を補助し強める生薬，**佐薬**（さやく）は君・臣の効能を調節あるいは副作用を防ぐ生薬，**使薬**（しやく）は処方中の生薬の調和や服用しやすくする役目のある生薬を意味する．

処方における君・臣・佐・使の分類

	桂枝湯	麻黄湯	小柴胡湯	四物湯
君薬	桂枝	麻黄	柴胡	当帰
臣薬	芍薬	桂枝	黄芩	地黄
佐薬	甘草	杏仁	半夏　人参　甘草	芍薬
使薬	生姜　大棗	甘草	生姜　大棗	川芎

2-5-2　薬性による分類

1. 五気による薬性
　人体を温めるまたは冷ます作用を基準に生薬を分類した代表的な薬性で，**寒・熱・温・涼**（かん・ねつ・おん・りょう）の4つの性質に加え，おだやかな**平**（へい）を加えて5つの性質（**五気**（ごき））で大別する．さらに性質が強いもの

には**大寒**,**大熱**,弱いものには**微寒**,**微温**と分類することもある.これらは一般に**温性薬**や**寒性薬**と呼ばれる.病態と反対の薬性をもつ生薬を用いるのが一般的な治療法で,寒証には熱性薬,熱証には寒性薬で治療するのが原則である.

五気による分類

五気	適応	生薬
熱	強い寒証	大熱: 附子 乾姜 呉茱萸 山椒 熱: 良姜 生姜 丁子
温	弱い寒証	麻黄 桂枝 人参 当帰 川芎
寒	強い熱証	大寒: 石膏 天門冬 寒: 黄連 黄芩 大黄 芒硝
涼	弱い熱証	芍薬 牡丹皮 薄荷 連翹
平	寒証・熱証	山薬 猪苓 桃仁 茯苓

2. その他の薬性

1) **温性薬**:寒証の人の体を温め,新陳代謝を盛んにする.
   [生薬] 附子,乾姜,山椒,呉茱萸,細辛,麻黄,桂枝など
2) **寒性薬**(涼性薬):熱証の人の興奮や炎症を鎮める働きがある.
   [生薬] 石膏,知母,大黄,芒硝,黄芩,黄連,黄柏,柴胡,天門冬など
3) **補性薬**(補薬):虚証の正気不足を補う働きがあり,消化器系の機能や免疫能を賦活する.
   [生薬] 人参,黄耆,白朮,茯苓,山薬,地黄,当帰,大棗など
4) **瀉性薬**:実証の人の体の中に蓄積している病的産物を除く働きがある.
   [生薬] 大黄,芒硝など
5) **燥性薬**:浮腫,胃内停水などの湿証の人の水分を除く.利水薬は総て燥性薬に分類される.
   [生薬] 沢瀉,猪苓,茯苓,白朮,蒼朮,半夏,防已,木通など
6) **潤性薬**:口渇,乾咳,皮膚枯燥などの燥証の人の体内の水分を貯留し,体を潤す働きがある.
   [生薬] 地黄,麦門冬,人参,知母,括楼根など
7) **升性薬**:無汗,多尿,下痢,脱力感などの降証の人に対し,上向きの作用を示す.
   [生薬] 升麻,柴胡,人参,附子,麻黄,桂枝など
8) **降性薬**:興奮,のぼせ,咳,嘔吐,便秘などの升証の人に対し,下向きの作用を示す.
   [生薬] 牡蛎,竜骨,半夏,厚朴,酸棗仁,大黄,芒硝,沢瀉,猪苓,茯苓など

2-5-3 薬味による分類

薬味は生薬の味のことで,**酸**(酸味),**苦**(苦味),**甘**(甘味),**辛**(辛味),**鹹**(塩辛い)の5つに分類(**五味**)する.さらに味の薄いものを**淡**,渋みのあるものを**渋**という.これらの味はその生薬の薬効と密接に関係し,酸味は気を収斂させ,苦味は気を引き締め,甘味は気を緩和し,辛味は気をめぐらせ,鹹味は気を潤す働きがある.

五味による分類

五味	作用	生薬
酸	収斂 止血 止瀉	五味子 山茱萸 酸棗仁
苦	清熱 瀉下 鎮静	黄連 黄芩 山梔子 大黄 竜胆
甘	緩和 強壮 補気	甘草 膠飴 大棗 粳米 人参
辛	発汗 解表 理気	桂枝 細辛 生姜 蘇葉 麻黄
鹹	軟堅 瀉下	芒硝 牡蛎

2-6 漢方の治療法と治療法則

2-6-1 古典的治療法（治法）

漢方薬物治療には**八法**といわれる8つの基本的な治療法（治法）がある．八法は単独で行うだけでなく，2つの方法を併用して治療にあたることもある．

1. **発汗法（汗法）**
発汗法は太陽病のように病位がまだ浅く，初期の熱性疾患の発熱や悪寒に適応する治療法で，病邪が体表にある場合，体表のバリアを開き，汗とともに邪気を排除（発表・解表・発散）する．ただし，発汗させ過ぎると水を過度に消耗するので，しっとりと汗をかいた時点で服薬を中止し，過度の発汗は避ける．発汗法に用いられる**発汗剤（発表剤，解表剤）**は**辛温解表剤**と**辛涼解表剤**に大別される．

1) **辛温解表剤**：悪寒をともなう病態を温めながら発散解熱するもので，風寒の邪による**表寒証**（風寒表証）である**傷寒**のカゼ（無汗，悪寒，悪風，頭痛，発熱，関節痛などの症候で口渇がない）に用いる．一般に寒い時期のカゼ症状に適応する．
2) **辛涼解表剤**：熱（炎症）を冷やしながら発散解熱するもので，風熱の邪による**表熱証**（風熱表証）である**温病**のカゼ（悪寒がなく，発熱または咽痛を主体とし，口渇や頭痛をともなう症候）に用いる．一般に暖かい時期のカゼに適応する．

2. **吐法（催吐法）**
吐法は催吐作用のある薬物で嘔吐させることにより，病邪や誤食した毒物を排除する治療法であるが，応急処置であることから，日本ではほとんど用いられない．

3. **下法（瀉下法）**
下法は陽明病の時期のように病位が裏にあり体全体が熱を帯びるような病態に，瀉性の処方を用いて病的産物を体外に排泄する治療法である．邪気が胃腸にあり，宿便があるような場合に用いるが，高齢者の枯燥による便秘，虚弱者，妊産婦には適さない．

4. **和法（和解法）**
病位が表から半表半裏に進行した少陽病の時期は発汗法，下法，吐法のいずれも使えず，**和法**と呼ばれる治療法が行われる．和法は邪気や病毒を体外に積極的に排除するのではなく，邪気や病毒を中和し，生体機能のバランスを調節することによって種々の愁訴の解消をはかる治療法である．

5. 温法

温法は温性または熱性の処方で新陳代謝や血液循環を促進し，寒邪を除き陽気を回復させる裏寒証に対する治療法である．

6. 清熱法（清法）

清熱法は表証が消失し，まだ邪気が胃腸に及んでいない裏熱に対し，黄連解毒湯などの芩連剤や白虎加人参湯などの石膏剤のような寒性の処方を用いて治療する方法である．

7. 消法

消法は気，血，痰，食などによってあらわれた体内の滞りや塊を徐々に消散させる治療法で，下法のような即効性は望めない．水滞や瘀血が利水や駆瘀血などの方法により治療される．

8. 補法

補法は気血不足を起こした虚証に対し，補剤を用いて欠損を補う治療法で，補剤には補気剤，補血剤，滋陰剤（補陰剤），補陽剤がある．

2-6-2 治療法則（治則）

1. 本治と標治

漢方の治療において**本治**と**標治**という概念があり，本治とは病人の健康回復や体質改善を目的とした根本的な治療で，標治とは症候や疾病に対応した対症療法を意味し，従来から本治を重視してきた．

2. 補瀉の原則

虚証には**補剤**で補い，実証には**瀉剤**で除去するのが漢方の治療原則（**補虚瀉実**）である．虚実の判定が明確でない患者に対しては，まず補剤で対応する．実証の患者に補剤を与えても重大な副作用は起きないが，虚証の患者に瀉剤を用いると重篤な症状に急転することがある．

3. その他

1) **先新旧後**：慢性疾患などの治療中に新たな疾患を発症した場合，新しい疾患の治療を優先し，従来の疾患の治療は新しい疾患の治療後に再開する．
2) **先補後瀉**（先虚後実）：虚実の症状が混在する場合には，まず虚の症状を補剤で補い，その後，実の症状を瀉剤で除去する．
3) **先表後裏**：表裏の症状が混在している場合には，悪寒，頭痛などの表証の治療を優先し，その後，消化器系などの裏証の治療を行う．
4) **先陰後陽**：陰陽の症状が混在している場合には，まず陰の症状を改善し，その後，陽の症状の治療を行う．
5) **先急後緩**：緩和な症状よりも急迫した症状を優先的に治療する．

2-7 食養生と薬食同源

　栄養面や体力面で明らかに現代人より劣っていた時代において、病気にかからないことが最も重要であった．そのため漢方では病気の予防や進行を未然に防ぐための「名医は未病を治す」という予防医学の思想がある．**未病**(みびょう)とはまだ病気として発症していないが、発病する危険性がある半健康状態のことで、西洋医学では異常を確認できないために病気として認識されない．

　癌，慢性心疾患，脳血管障害，高血圧，高脂血症，糖尿病，痛風，アルコール性肝障害などは**生活習慣病**と呼ばれ、食生活や運動などの生活習慣の影響を極めて強く受ける．特に毎日の食事は生活習慣病と非常に関係があり、日本人の食生活の欧米化により肥満が関係する高血圧，高脂血症やそれらが誘因となる循環器系疾患や糖尿病が急増している．また，アトピー性皮膚炎や気管支喘息などのアレルギー性疾患も現代の食生活が遠因であると指摘されている．日本人の疾患の変動傾向は食生活や食習慣と一致するといわれ、生活習慣病の予防のために食生活などの生活習慣を改善する必要がある．

　漢方理論や生薬を食事に積極的に取り入れることで、「日常の食事によって病気にかからない体力と精神力を養う」という**薬食同源**（医食同源）の概念がある．これは漢方薬に用いられる生薬と食物はその源が同じであるという考え方で、中国独特の料理である**薬膳**(やくぜん)がよく知られている．漢方では，古来から健康の維持，病気の予防・治療において**養生**(ようじょう)は大切とされ、なかでも**食養生**(しょくようじょう)は重要と考えられ、食事指導を行う**食医**(しょくい)は内科医（**疾医**(しつい)），外科医（**瘍医**(しょうい)），**獣医**(じゅうい)よりも重んじられていた．「気候や風土によって食物や生活が異なることから，伝統的な食文化には意味がある」，「季節のものを食べる」，「腹八分目は医者いらず」などの考え方は食養生の基本的な考え方で、生活習慣病において指摘されている問題とよく一致する．

　古来より中国では食物は体を温める性質のもの（**陽性**）と冷やす性質のもの（**陰性**）とに分類（**食性**）している．一般に夏に収穫されるナス，トマト，キュウリ，スイカなどは体を冷やす陰性の食物と考えられている．陽性の根菜類を使った食事が冬や北の寒い地方の名物料理に多いのは，この食物の陰性と陽性の原則に従っているといえる．また，バナナやパイナップルなどの果物やコーヒー，カカオなどの熱帯地方で採れる地上の作物は，一般的に陰性が強いとされている．

第3章
漢方薬物治療

3-1 漢方処方名の分類

1. **主となる生薬名を付けたもの**
    茵蔯蒿湯，黄芩湯，黄連湯，葛根湯，甘草湯，桂枝湯，呉茱萸湯，酸棗仁，釣藤散，猪苓湯，当帰湯，人参湯，麦門冬湯，麻黄湯，麻子仁丸，薏苡仁湯
    ○大小を付記：小柴胡湯，大柴胡湯，小半夏湯，小建中湯，大建中湯，小承気湯，大承気湯，小青竜湯，大青竜湯

2. **中心となる複数の生薬名を付けたもの**
    ○生薬名型：荊芥連翹湯，桂枝人参湯，桂枝茯苓丸，防已黄耆湯，大黄牡丹皮湯，半夏厚朴湯，柴胡桂枝乾姜湯，当帰芍薬散
    ○1文字型：香蘇散，参蘇飲
    ○混合型　：芎帰膠艾湯，桂芍知母湯

3. **構成生薬の総てを羅列したもの**
    ○生薬名を列記：甘麦大棗湯，芍薬甘草湯，芍薬甘草附子湯，大黄甘草湯，麻黄附子細辛湯
    ○1文字のみ　：麻杏甘石湯，麻杏薏甘湯，苓甘姜味辛夏仁湯，苓桂朮甘湯，苓姜朮甘湯

4. **数字が入ったもの**
    ○生薬の数　　：五虎湯，五苓散，四物湯，十全大補湯，十味敗毒湯，八味地黄丸，六味丸，四君子湯，六君子湯
    ○作用などの数：五積散，五淋散，四逆散

5. **四神を含むもの**
    四神：**青龍**（東の神）：麻黄（青）　　**白虎**（西の神）：石膏（白）
    　　　朱雀（南の神）：大棗（赤）　　**玄武**（北の神）：附子（黒）

小青竜湯, 白虎湯, 十棗湯, 真武湯

6. 名が作用をあらわすもの
  安中散, 温経湯, 温清飲, 加味帰脾湯, 帰脾湯, 滋陰降火湯, 潤腸湯, 消風散, 清肺湯, 疎経活血湯, 治打撲一方, 治頭瘡一方, 通導散, 排膿散, 平胃散, 補中益気湯, 抑肝散

7. 名が作用をあらわすもの（処方名に中心となる生薬名を含む）
  黄連解毒湯, 柴胡清肝湯, 辛夷清肺湯, 清上防風湯, 人参養栄湯, 竜胆瀉肝湯, 芎帰調血飲, 清心蓮子飲

8. その処方に適した状態をあらわすもの
  加味逍遙散, 逍遙散

9. 既成の処方に生薬名を付けたもの
  茵蔯五苓散, 黄耆建中湯, 当帰建中湯, 牛車腎気丸

10. 2つの処方の合方をあらわすもの
  胃苓湯　　：　平胃散　　＋　五苓散
  柴苓湯　　：　小柴胡湯　＋　五苓散
  柴朴湯　　：　小柴胡湯　＋　半夏厚朴湯
  柴胡桂枝湯：　小柴胡湯　＋　桂枝湯
  柴陥湯　　：　小柴胡湯　＋　小陥胸湯

11. 2つの処方の合方をあらわすもの（配合割合を示す）
  桂麻各半湯, 桂枝二越婢一湯

12. 基本となる処方にいくつかの生薬が加わったもの
  葛根加朮附湯, 桂枝加黄耆湯, 桂枝加葛根湯, 桂枝加芍薬湯, 桂枝加竜骨牡蛎湯, 白虎加人参湯, 柴胡加竜骨牡蛎湯, 越婢加朮湯

13. 既成の処方の加方が定着したもの
  葛根湯加川芎辛夷, 抑肝散加陳皮半夏

3-2 漢方処方群

頁		処方群	主要構成生薬
40	3-3	桂麻剤	桂枝　麻黄
64	3-4	柴胡剤	柴胡　黄芩
76	3-5	大黄剤	大黄
86	3-6	乾姜剤	乾姜
88	3-7	人参剤	人参
104	3-8	理気剤	蘇葉　陳皮　厚朴　香附子
110	3-9	苓朮剤	茯苓　白朮　沢瀉　猪苓
120	3-10	半夏剤	半夏
128	3-11	滋陰剤	地黄　麦門冬　天門冬
136	3-12	補血剤（1）	当帰　川芎　芍薬　地黄
146	3-13	補血剤（2）	当帰　川芎　芍薬
156	3-14	駆瘀血剤	桃仁　牡丹皮
164	3-15	芩連剤	黄連　黄芩
176	3-16	石膏剤	石膏
190	3-17	竜骨牡蛎剤	竜骨　牡蛎
192	3-18	附子剤	附子
200	3-19	地黄丸類	六味丸の生薬

3-3 桂麻剤（桂枝麻黄剤）

桂麻剤（桂枝麻黄剤）は桂枝湯を基本に麻黄を配剤した処方群のことで，なかでも麻黄を配剤する処方群を麻黄剤と呼ぶ．これらはカゼ症候群や急性熱性疾患の初期の症状（太陽病の病態）である悪寒，悪風，発熱，頭痛，鼻閉などの表証に用いられる．太陽病には桂枝湯の適応となる良性で軽度な急性熱性疾患で風邪によって発病する中風（太陽中風）と，麻黄剤の適応となる悪性で重度な急性熱性疾患で寒邪によって発病する傷寒（太陽傷寒）の2つの病理がある．中風は自汗（表虚）で悪風，傷寒は無汗（表実）で悪寒をともなう．いずれも寒邪，風邪により体表面が閉じられ熱がこもった病態で，桂麻剤により表を温めて発汗（発表・発散・解表）させることで，病邪や病毒を体外に追い出し効果を発現する．

桂枝湯の加減方（桂枝加芍薬湯，桂枝加芍薬大黄湯，小建中湯，黄耆建中湯，当帰建中湯など）は桂枝湯類とも呼ばれ，太陰病の胃腸虚弱に用いられる．

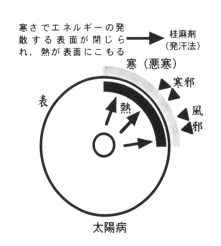

五臓の虚実と適応処方群		
実	五臓	虚
柴胡剤	肝	補血剤 (当帰・柴胡)
苓連剤	心	
大黄剤	脾	人参剤
桂麻剤 石膏剤	肺	桂枝湯類
竜骨牡蛎剤	腎	附子剤 地黄丸類

（小林宏　改変）

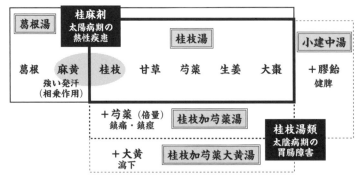

3-3 桂麻剤

頁	処方	構成生薬										
42	桂枝湯	桂枝		芍薬	甘草	大棗	生姜					
43	桂枝加芍薬湯	桂枝		芍薬*	甘草	大棗	生姜			*芍薬倍量		
44	桂枝加芍薬大黄湯	桂枝		芍薬*	甘草	大棗	生姜		大黄			
45	小建中湯	桂枝		芍薬*	甘草	大棗	生姜	膠飴				
47	当帰建中湯	桂枝		芍薬*	甘草	大棗	生姜	膠飴	当帰			
46	黄耆建中湯	桂枝		芍薬*	甘草	大棗	生姜	膠飴	黄耆			
	桂枝加黄耆湯	桂枝		芍薬	甘草	大棗	生姜		黄耆			
191	桂枝加竜骨牡蛎湯	桂枝		芍薬	甘草	大棗	生姜		竜骨	牡蛎		
	桂枝加葛根湯	桂枝		芍薬	甘草	大棗	生姜	葛根				
48	葛根湯	桂枝	麻黄	芍薬	甘草	大棗	生姜	葛根				
	葛根加朮附湯	桂枝	麻黄	芍薬	甘草	大棗	生姜	葛根	附子	蒼朮		
50	葛根湯加川芎辛夷	桂枝	麻黄	芍薬	甘草	大棗	生姜	葛根	辛夷		川芎	
58	小青竜湯	桂枝	麻黄	芍薬	甘草			乾姜	半夏		細辛	五味子
59	大青竜湯	桂枝	麻黄		甘草	大棗	生姜	杏仁	石膏			
51	麻黄湯	桂枝	麻黄		甘草			杏仁				
53	麻杏甘石湯		麻黄		甘草			杏仁	石膏			
54	五虎湯		麻黄		甘草			杏仁	石膏		桑白皮	
178	越婢加朮湯		麻黄		甘草	大棗	生姜		石膏	蒼朮		
55	麻杏薏甘湯		麻黄		甘草			杏仁		薏苡仁		
56	薏苡仁湯	桂枝	麻黄	芍薬	甘草			当帰	蒼朮	薏苡仁		
52	桂麻各半湯	桂枝	麻黄	芍薬	甘草	大棗	生姜	杏仁				
57	五積散	桂枝	麻黄	芍薬	甘草	大棗	生姜	半夏	当帰	蒼朮	川芎	桔梗
						乾姜	枳実	厚朴	陳皮	茯苓	白芷	
197	桂芍知母湯	桂枝	麻黄	芍薬	甘草		生姜	附子	蒼朮	防風	知母	
198	麻黄附子細辛湯		麻黄					附子	細辛			
	【参考処方】											
60	銀翹散	連翹	荊芥	薄荷	甘草	金銀花	牛蒡子	竹葉	淡豆豉	芦根	桔梗	
61	芍薬甘草湯			芍薬	甘草							

(小林宏　改変)

桂枝湯（けいしとう）［傷寒論］

適応症状
自然発汗があるカゼなどの初期の急性熱性症状（悪寒，悪風，発熱，頭痛など）

処方解説
　　桂枝　芍薬　甘草　生姜　大棗

　この処方は『傷寒論』の最初に記載されている最も基本的な処方で，加減方も数多い．
　風邪により体表を保護する機能が失調し，毛穴が開いて水が汗となって外ににじみ出て，悪風をともなう発熱が生じる．このような病態が太陽中風または表虚と呼ばれ，桂枝湯を用いて治す．主薬である桂枝は体表を温め散寒して軽く発汗（辛温解表）し，生姜は桂枝の辛温解表を助ける．芍薬は発汗過多を調節し，生姜，大棗は胃腸を温め，脾胃を調える．甘草は処方全体の作用を調和し，副作用を除く目的で配合されている．桂枝，生姜，大棗はいずれも温性であり，発汗が緩和であることから，寒虚証者向きの処方である．

選択のポイント
①自然発汗（自汗）がある初期のカゼによる悪寒，悪風，発熱，頭痛などに用い，軽く発汗させることで悪寒や頭痛を緩解する．
　※急性熱性疾患（太陽病）の場合，自汗は虚証（表虚証），無汗は実証と判断する．
②比較的体力が低下した人の発熱，悪寒，頭痛などに適応する．
③発熱のある場合は必ず悪寒をともなう．
④軽い咳や鼻づまりであれば，急性熱性症状の改善にともない間接的に解消する．
［関連処方］
○**葛根湯**（48）：自然発汗がない．

注意
桂枝に対して過敏症（発疹など）を示す体質の人がまれにいる．

備考
　カゼをひくと，体は体温レベルを高く設定して体温を上げようとする．この時は体表の血管は収縮して，体温の発散を抑える．このため，体表の温度は下がり悪風，悪寒が起こる．この時期に桂枝湯などの桂麻剤を与えると，体温はスムーズに上昇し新しく設定された体温レベルを超える．目標とした体温レベルを超えると，今度は放熱に移り，体表の血管を開いて熱感があらわれる．〔中村謙介編者・藤平健講師「傷寒論演習」（緑書房）より改変〕

60　桂枝加芍薬湯（けいしかしゃくやくとう）［傷寒論］

適応症状

胃腸が虚弱でやや冷えをともなう腹部膨満感のある次の諸症：
　①腹痛，しぶり腹，便秘
　②体質虚弱者の急性腸炎，慢性腸炎，過敏性腸症候群

処方解説

　　桂枝　芍薬　甘草　生姜　大棗
　　　　　　桂枝湯

この処方は桂枝湯に芍薬を倍量した建中湯類の基本処方で，芍薬が増えることで太陽病の辛温解表剤（桂枝湯）から，脾胃の働きが低下した太陰病の適応に変化している．

芍薬の内臓平滑筋の緊張緩和や鎮痛作用は甘草によって相乗的に増強され（芍薬甘草湯），腹痛や腹直筋の緊張（腹直筋の攣急）に効果がある．芍薬は涼性であるが，基本的には桂枝湯と同じ生薬で構成されていることから処方としては寒虚証向きである．腹直筋は緊張していることが多いが，一般に腹壁の弾力は乏しく，皮が薄いという感じがある．

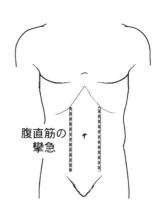

腹直筋の攣急

選択のポイント

①顔色のあまりよくない体質虚弱者の腹痛に用いる．
②腹力が弱く，それでいて腹直筋が緊張していることが多い．腹直筋の緊張がなくても，腹部膨満感があって腹痛を訴える場合に使ってよい．
③IBS（過敏性腸症候群）のファーストチョイス．特に体力が衰えて腹痛をともなうものに適応する．
④下痢の回数は多いが一回の排便が少なく，下腹部の膨満感，しぶり腹，腹痛があり，たえず便意をもよおす人に適応する．

［関連処方］

○**桂枝加芍薬大黄湯**（44）：特に便秘がある．
○**小建中湯**（45）：より虚弱な体質の人．

［参考処方］

○**芍薬甘草湯**（61）：急激に起こる腹痛，疝痛．
○**人参湯**（88）：強い腹痛や腹直筋の緊張がない．
○**五苓散**（112）：口渇や尿量減少をともなう下痢で，しぶり腹はない．
○**半夏瀉心湯**（171）：しぶり腹はなく，腹痛も弱い下痢で，のぼせ，悪心，嘔吐，腹鳴をともなうことがあり，白苔やみぞおちのつかえがあるもの．

134 桂枝加芍薬大黄湯（けいしかしゃくやくだいおうとう）[傷寒論]

適応症状

比較的体力が低下した人で，腹力が弱く，腹部膨満や腹痛をともなうものの次の諸症：
　①痙攣性便秘，宿便
　②しぶり腹
　③急性腸炎，大腸カタル

処方解説

　<u>桂枝　芍薬　甘草　生姜　大棗</u>　大黄
　　　　　　桂枝加芍薬湯

桂枝加芍薬湯に強い瀉下の効能をもつ大黄を加えた処方である．

寒性薬である大黄を主薬とする大黄剤と異なり，基本的には温性の桂枝湯にもとづく処方であることから，顔色のあまりよくない体質虚弱者で，腹部膨満感や腹痛のある便秘に用いることができる．特に芍薬，甘草によって止痙，止痛作用が相乗的に強化されており，痙攣性便秘に用いることができる．

大黄は腸内の老廃物を排出する瀉下作用に加え，消化管の炎症や腸内細菌の異常繁殖を抑える消炎作用をもっており，これらの作用により消化管の機能を正常化する．

選択のポイント

桂枝加芍薬湯の適応で，便秘が強い人に用いる．

［参考処方］

○**桂枝加芍薬湯**（43）：下痢と便秘を繰り返す人．
○**大黄甘草湯**（78）：体力と食欲があり，硬い便が出る便秘．
○**潤腸湯**（81）：高齢者や皮膚に潤いのない人の便秘（コロコロ便）．
○**麻子仁丸**（82）：高齢者や虚弱者の便秘．

99 小建中湯 (しょうけんちゅうとう) [傷寒論・金匱要略]

[適応症状]

体質虚弱で疲労しやすく，血色がすぐれず，腹痛，動悸，手足のほてり，冷え，頻尿および多尿などのいずれかをともなう次の諸症：

①小児の夜尿症，夜泣き，虚弱体質の改善，尿失禁

②慢性胃腸炎，下痢，便秘，脱肛などの胃腸症状

③疲労倦怠感，病後の体力低下

④アレルギー性疾患の体質改善

[処方解説]

桂枝　芍薬　甘草　生姜　大棗　膠飴

　　　　桂枝加芍薬湯

建中湯類の代表的な処方で，「建中」とは中焦すなわち脾胃（消化管機能）を建て直すという意味がある．

桂枝加芍薬湯に膠飴を配剤することで，顔色のよくない虚弱体質者の腹痛を治す桂枝加芍薬湯より，さらに虚証が強い人に適応する．膠飴は脾胃を補い，気の補給や消化管の緊張を和らげ，冷えなどによる腹痛や虚脱状態の急迫症状の緩解を目的に加味される．栄養補給を目的とした膠飴の配合意義は，現代人の栄養状態から考えるとやや薄れているが，甘味があり小児の服用に適している．ただし，膠飴によって腹部膨満感を生じることがあるので，膨満感や嘔吐があるときは用いない．

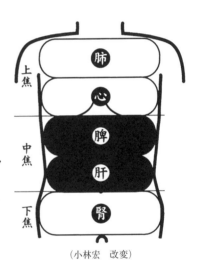

（小林宏　改変）

[選択のポイント]

①夜尿症のファーストチョイス．

②腹痛や腹直筋の緊張のあるものに適応する．

③小児の便秘に奏効する．

④振水音の激しい胃アトニー（胃の緊張や運動機能の低下した状態）の人には用いない．

[関連処方]

○桂枝加芍薬湯（60）：建中湯類の基本処方で，比較的症状が軽い．

○黄耆建中湯（46）：盗汗や皮膚症状をともなう．

○当帰建中湯（47）：貧血や下腹痛をともなう．

[参考処方]

○人参湯（88）：強い腹痛や腹直筋の緊張がない．

○十全大補湯（142）：気血両虚の症状がある．

98　黄耆建中湯（おうぎけんちゅうとう）［金匱要略］

適応症状

体力が低下し疲労しやすいものの次の諸症：
　　①小児の虚弱体質，夜尿症，寝汗
　　②腹痛，食欲不振，腹直筋の緊張
　　③発疹，皮膚のびらん，アトピー性皮膚炎
　　④慢性中耳炎，慢性副鼻腔炎，アレルギー性鼻炎

処方解説

桂枝　芍薬　甘草　生姜　大棗　膠飴　黄耆
小建中湯

　小建中湯に補気や止汗に働く黄耆を加えた処方で，小建中湯の証より体力が衰え，盗汗や自汗があり，腹痛の激しいものや発疹，びらんなどの皮膚症状が顕著なものに適応する．

　黄耆は体表の血行を高めて栄養を補うことで皮膚の機能を高め，自汗を止め，排膿や皮膚の再生を促す働きがあることから，小建中湯の適応で，盗汗や皮膚症状がある虚弱児に最適な処方である．

選択のポイント

　小建中湯より虚弱な体質の人で，盗汗や皮膚症状がある．

［関連処方］

○**小建中湯**（45）：盗汗や皮膚症状が弱い．
○**当帰建中湯**（47）：貧血や下腹痛をともなう．
○**桂枝加黄耆湯**（けいしかおうぎとう）（金匱要略）：桂枝湯に黄耆を加えた処方で，盗汗，多汗に用い，虚弱児のアセモやその他の皮膚疾患に適応．

［参考処方］

○**十全大補湯**（142）：気血両虚の症状がある．

123 当帰建中湯 (とうきけんちゅうとう) [千金方]

適応症状

疲労しやすく,血色の悪いものの次の諸症:
　　①下腹部痛,月経痛,子宮出血,産後の衰弱
　　②腰痛,神経痛,坐骨神経痛
　　③痔,脱肛の痛み
　　④アレルギー性疾患の体質改善

処方解説

　　<u>桂枝　芍薬　甘草　生姜　大棗　(膠飴)</u>　当帰
　　　　　　　　　小建中湯

小建中湯の膠飴の代わりに当帰を加えた処方で,血虚の傾向にあるものに適する.

当帰は代表的な温性の補血薬で,血を補い血行をよくして体を温める働きがあることから,小建中湯の適応で,貧血や下腹部痛のあるものに効果的な処方である.

選択のポイント

小建中湯の適応で,貧血や下腹部痛のある人に用いる.

[関連処方]

○**小建中湯**(45):血虚や瘀血の症状がない.
○**黄耆建中湯**(46):盗汗や皮膚症状をともなう.
○**当帰四逆加呉茱萸生姜湯**(152):胃腸症状がなく,冷えやしもやけなどをともなう.

葛根湯（かっこんとう）[傷寒論・金匱要略]　　[局方]

適応症状

①自然発汗がないカゼなどの初期の急性熱性症状（悪寒，悪風，発熱，頭痛など）
②項背部のこりをともなうカゼ
③頭痛，肩や首筋のこり，上半身の神経痛，五十肩
④炎症性疾患（結膜炎，角膜炎，中耳炎，扁桃腺炎，リンパ腺炎，乳腺炎）
⑤蕁麻疹

処方解説

　　　葛根　麻黄　<u>桂枝　芍薬　甘草　生姜　大棗</u>
　　　　　　　　　　　　　　桂枝湯

　桂枝湯に麻黄と葛根を加えた有名な処方で，桂枝（弱い発汗作用）に強い発汗作用のある麻黄が加わることで，表を温める効果と発汗作用が強まり，相乗効果によって強い発汗効果をもたらす代表的な辛温解表剤である．したがって，汗の出やすい表虚証のタイプには用いてはいけない．中風と傷寒は表虚と表実の違いがあり，表虚は毛穴が開いて水が汗となって外ににじみ出るのに対し，表実は毛穴が閉じることで水が溜まる．そのため，有汗か無汗かが重要な鑑別となる．葛根湯の適応する病態は寒邪によって傷められ（傷寒），毛穴が閉じることで溜まった水が肩に行き肩こりを起こすと考えられている．

　桂枝湯から葛根湯がつくられる過程で桂枝加葛根湯（金匱要略：自然発汗がある肩や首筋のこり）という処方が創製されているが，葛根を加味することで肩や首筋のこりの緩解に適応する．

> 太陽中風，陽浮而陰弱，陽浮者，熱自発，陰弱者，汗自出，嗇嗇悪寒，淅淅悪風，翕翕発熱，鼻鳴乾嘔者，桂枝湯主之
> 太陽の中風，陽浮にして陰弱，陽浮の者は，熱自ら発し，陰弱の者は，汗自ら出ず，嗇嗇として悪寒し，淅淅として悪風し，翕翕として発熱し，鼻鳴し乾嘔する者は，桂枝湯之を主る．
> 太陽病，頭痛，発熱，汗出，悪風，桂枝湯主之
> 太陽病，頭痛，発熱し，汗出て，悪風する者は，桂枝湯之を主る．
> 太陽病，項背強，几几，反汗出，悪風者，桂枝加
> 太陽病，項背強ばること，几几，反って汗出で，悪風する者は，桂枝加葛根湯之を主る．
> 太陽病，項背強，几几，無汗，悪風，葛根湯主之
> 太陽病，項背強ばること，几几，汗無く，悪風するは，葛根湯之を主る．

選択のポイント

①カゼや熱性疾患の初期に発汗剤として用い，自然発汗のある人には用いない．
②発熱のある場合は必ず悪寒をともなう．

③項背部（首すじから背中）のこりや後頭部の頭痛をともなう症状に有効である．

④消化器系症状（腹痛，下痢など）がある場合は原則として用いないが，明らかな葛根湯の証で下痢をともなう病態には有効である．

⑤臍痛点（さいつうてん）（臍輪の直上にみられるしこりと圧痛：腹診）をともなうことが多い．

[関連処方]

○桂枝湯（42）：自然発汗がある．

○葛根湯加川芎辛夷（50）：葛根湯の証で鼻づまりが強い．

○麻黄湯（51）：関節痛や筋肉痛が顕著で，熱症状や咳がより強い．

○麻黄附子細辛湯（198）：熱感がなく，悪寒や冷えの強い喉がチクチクするするようなカゼ．

[参考処方]

○銀翹散（60）：熱感はあるが悪寒がほとんどなく，口渇や喉が赤く腫れて痛むカゼ．

○二朮湯（126）：胃腸虚弱な水滞による肩こり．

○白虎加人参湯（181）：多汗（尿量正常），高熱が続き，桂麻剤では熱症状が改善できない場合．

> 注意

①熱性のカゼ症候群の治療に際しては，十分な発汗が認められるまで短い間隔で連続服用してもよいが，発汗によって熱が下がった時点で服薬を中止し，過度の発汗は絶対に避ける．さらに発汗させる必要があれば桂枝湯を用いる．

②葛根湯などの桂麻剤で発汗し下がった熱が再び上がった場合は，虚熱（きょねつ）（陰液の消耗にともなう発熱）の可能性があり，桂麻剤の再投与は脱汗（だっかん）（発汗が止まらない）を招く危険性がある．

③誤診して葛根湯などの桂麻剤によって発汗が止まらず（脱汗），悪風を感じ，尿量が減少したり，筋肉の痙攣やひきつり，四肢の屈伸が困難な症状が起きたときは，桂枝加附子湯（けいしかぶしとう）（桂枝湯＋附子）で処置する（真武湯，四逆湯，桂枝加朮附湯で代用）．

> 備考

《頭痛や肩こりによる判別》

　　○後頭部の頭痛，項背部のこり：桂麻剤
　　○側頭部の頭痛，両肩のこり　：柴胡剤
　　○前頭部の頭痛　　　　　　　：呉茱萸湯，人参湯など

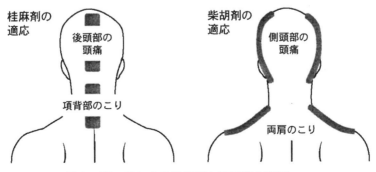

頭痛，肩こりによる桂麻剤と柴胡剤の判別

2 葛根湯加川芎辛夷 (かっこんとうかせんきゅうしんい)［本朝経験］［局方］

適応症状
①自然発汗がないカゼなどの初期の急性熱性症状（悪寒，悪風，発熱，頭痛など）
②項背部のこりをともなうカゼ
③慢性副鼻腔炎，慢性鼻炎，肥厚性鼻炎，鼻づまり

処方解説
<u>麻黄　葛根　桂枝　芍薬　甘草　生姜　大棗</u>　川芎　辛夷
　　　　　　　　　葛根湯

葛根湯に川芎，辛夷を加えたもので，鼻づまりに適応するためにつくられた処方である．辛夷は鼻を開く作用（通竅(つうきょう)）があり，民間療法でも直接鼻に詰めたりして利用する．川芎は気のめぐりをよくして痛みを鎮める．

選択のポイント
①葛根湯の適応証に用いる．
②つまり気味の鼻の状態に適応する．

［関連処方］
○**小青竜湯**（58）：薄い鼻水がたくさん出る．

［参考処方］
○**荊芥連翹湯**（169）・**柴胡清肝湯**（170）：皮膚に色つやのない人の鼻閉で濃い鼻汁がある化膿性の鼻疾患や皮膚病．
○**辛夷清肺湯**（184）：鼻閉が著しく，濃い鼻汁で，後鼻漏や口渇がある．

27 麻黄湯（まおうとう）［傷寒論・金匱要略］　［局方］

適応症状
①自然発汗がないカゼなどの初期の急性熱性症状（悪寒，悪風，発熱，頭痛など）
②関節痛，筋肉痛，腰痛をともなうカゼ，インフルエンザ（初期）
③咳嗽，喘鳴
④乳児の鼻閉，哺乳困難

処方解説
　　麻黄　杏仁　甘草　桂枝

　辛温発表剤の代表的な処方で，麻黄の止咳作用と杏仁の止咳去痰効果が合わさり，咳嗽や喘鳴（ゼイゼイという呼吸にともなう雑音）のあるものに奏効し，呼吸困難を改善（平喘）する．
　麻黄は強い発汗薬で桂枝との相乗効果によって強い発汗効果をもたらすことから，汗の出やすい虚弱体質のタイプには用いてはいけない．麻黄，杏仁，桂枝はすべて温性であることから，体を温めて発汗させることで表の症状を改善する．葛根湯より構成生薬が少なく効き目がシャープであることから，表の寒邪がより深部に侵入し症状が強くあらわれているものに適応する．

選択のポイント
①カゼや熱性疾患の初期に用いるが，自然発汗のある人には用いない．
②葛根湯よりも熱症状や咳などの症状が強く，筋肉痛・関節痛をともなう場合に適応．
［関連処方］
○**桂枝湯**（42）：自然発汗がある．
○**葛根湯**（48）：筋肉や関節の疼痛をともなうことは少なく，項背部のこりがある．
○**小青竜湯**（58）：薄い鼻水，くしゃみなどの冷えや水滞がある．
○**大青竜湯**（59）：麻黄湯でも発汗しないもの．

注意
①熱性のカゼ症候群の治療に際しては，十分な発汗が認められるまで比較的短い間隔で連続服用してもよいが，発汗によって熱が下がった時点で様子をみて服薬を中止する．
②治癒する過程で鼻血がでることがあるが，これは麻黄湯の疾病機転（瞑眩）である．

備考
①麻黄湯はインフルエンザ症状（頭痛，発熱，関節痛，筋肉痛）に適応するが，証を十分に考慮して用いる必要がある．
②麻黄湯にはC型肝炎のインターフェロン治療時の治療効果の増強と副作用の抑制効果が認められている．

桂麻各半湯（けいまかくはんとう）桂枝麻黄各半湯 ［傷寒論］

適応症状

①カゼなどの初期の急性熱性症状（悪寒，悪風，発熱，頭痛など）
②咳嗽，喘息
③蕁麻疹，皮膚瘙痒症，湿疹

処方解説

<u>麻黄　杏仁　甘草</u>　<u>桂枝　芍薬　大棗　生姜</u>
　　　麻黄湯　　　　　　桂枝湯

　この処方は麻黄湯と桂枝湯を1/3量ずつ合方した桂枝麻黄各半湯（けいしまおうかくはんとう）（原典での処方名）のことである．麻黄，桂枝の相乗作用による強い発汗が考えられるが，麻黄湯などに比べて麻黄の処方量が少なく，比較的体力がなく自汗の傾向がある症状にも適応でき，桂枝湯と麻黄湯の中間に位置する．病邪が表に留まり，なかなか去らない病態では，陽気がうっ滞することで皮膚が痒くなる．このような場合，麻黄湯では発散が強すぎ，桂枝湯では効果が不十分なため，この処方を用いる．

選択のポイント

①咽頭痛で始まるカゼの初期（喉チクのカゼ）に有効である．
②熱感があり，汗が出ないで痒いものに適応する．

［関連処方］

○**麻黄附子細辛湯**（198）：熱感がなくて悪寒が著しい喉がチクチクするカゼや熱性疾患の初期．

55 麻杏甘石湯 (まきょうかんせきとう)［傷寒論］

［適応症状］
① 熱感や口渇をともなう気管支喘息や気管支炎
② 小児喘息，乳幼児のカゼ，肺炎，百日咳

［処方解説］

　　麻黄　杏仁　甘草　石膏
　　　　麻黄湯と共通

　この処方は麻黄湯の桂枝の代りに石膏が入ったもので，麻黄の発汗作用は桂枝と組合わさることで強く発現するが，麻黄は石膏のような強い寒性薬との組合せによって，麻黄の発汗作用が抑制され止汗的に作用し，麻黄の肺熱を冷ます働きが主体になる．この肺熱に対する作用は石膏の清熱によって増強され，肺の炎症による咳嗽や呼吸困難を緩解する辛涼解表剤として働く．さらに麻黄湯と同じく麻黄に杏仁が組合わさることで，咳嗽や喘鳴に奏効する．

　石膏は強い寒性薬であり，他の生薬が温性であっても全体として寒性の処方となり，原則的に冷えのある人に使ってはいけない．麻黄湯が表寒証の適応であるのに対し，この処方は肺熱に適応することから，比較的体力のある人で咳嗽が強く，口渇や自然発汗があり，熱感，喘鳴，呼吸困難などがある熱証に用いる．

［選択のポイント］
① 喉が痛く，咳がある人に適応する．
② 暑がりで汗をかく熱証タイプの急性の喘息に有効で，子供の喘鳴や呼吸困難にも使える．
③ 口渇や自然発汗をともなう咳に適応する．
④ 痰が切れにくく，喘鳴をともなう頑固な咳に用いる．
⑤ 慢性の場合，咳が激しく，口渇があり，汗が出る気管支炎や喘息に適応する．
⑥ 冷えのある人に使ってはいけない．

［関連処方］
○ **五虎湯**（54）：気管支喘息の発作に連用する場合．

［参考処方］
○ **柴朴湯**（70）：心因性の咳嗽発作で，喉に異物感がある．
○ **半夏厚朴湯**（123）：熱感がない湿性の咳．
○ **麦門冬湯**（130）・**滋陰降火湯**（131）・**清肺湯**（133）：口渇，発汗などの熱症状がない乾性の咳．

［注意］
　乾燥体質の人や高齢者の咳は，滋陰剤を必要とする場合が多いので注意を要する．

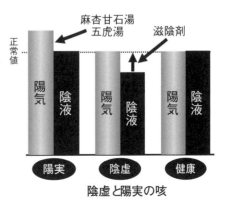

陰虚と陽実の咳

95 五虎湯（ごとう）［万病回春］

適応症状

咳嗽，気管支喘息，気管支炎

処方解説

麻黄　杏仁　甘草　石膏　桑白皮
　　　麻杏甘石湯

　この処方は麻杏甘石湯に桑白皮を加えたものである．桑白皮は利水と肺の炎症を鎮める作用により気管支粘膜の浮腫を除き，気道の通過をよくする働きがあり，麻杏甘石湯より気管支喘息に対する作用が強化された辛涼解表剤である．ただし，発作に対しては構成生薬の少ない麻杏甘石湯の方が強い．

　喘鳴や真っ赤にして息苦しくなるような激しい咳嗽があり，口渇や自然発汗が認められる場合に適応する．小児にはしばしば用いられるが，寒証のものや著しい虚証の人には用いない．

選択のポイント

①麻杏甘石湯の適応で，咳や熱証が強いときに有用で，気管支喘息の発作に連用しやすい．
②喘鳴や真っ赤にして息苦しくなるような激しい咳があり，口渇や自然発汗が認められる場合に適応する．
③寒証のものや著しい虚証の人には用いない．

［関連処方］
○**麻杏甘石湯**（53）：咳に頓服として用いる．

［参考処方］
○**麦門冬湯**（130）・**滋陰降火湯**（131）：口渇，発汗などの熱症状がない乾性の咳．

注意

乾燥体質の人や高齢者の咳は，滋陰剤を必要とする場合が多いので注意を要する．

78 麻杏薏甘湯（まきょうよくかんとう）[金匱要略]

適応症状
①関節リウマチ，関節痛，神経痛，筋肉痛
②汗疱状白癬，顔面白癬，手掌角化症，イボ

処方解説

　　麻黄　杏仁　甘草　薏苡仁
　　　麻黄湯と共通

　麻黄湯の桂枝の代わりに薏苡仁が入った処方で，薏苡仁はエキス剤がイボ（疣贅）の治療に用いられる有名な生薬である．

　薏苡仁，麻黄は関節や筋肉の風湿（湿邪・風邪）を除く作用（祛風湿）があり，風湿が経絡に阻滞して起きる関節や筋肉の疼痛や麻痺を緩解する．これに杏仁が加わることで浮腫を除く働きが強化され，湿邪が原因で起こる痛みに奏効する．この処方の場合，麻黄は発汗薬というよりも利水薬として祛風湿に働く．薏苡仁は患部に熱感を呈するものに清熱に働く．

選択のポイント
①比較的体力がある人で，浮腫をともなう初期のしびれ痛に適応する．
②イボや肌荒れなどの皮膚疾患にも用いるが，連用する場合は薏苡仁のみの使用がよい．

[関連処方]
○**薏苡仁湯**（56）：やや慢性期の関節炎で，血虚の症状がある．
○**越婢加朮湯**（178）：発汗傾向で口渇や尿量減少などがある関節の腫脹，疼痛．

[参考処方]
○**防已黄耆湯**（119）：色白でポッチャリした水ぶとり体質の関節炎．
○**疎経活血湯**（144）・**大防風湯**（145）：痛みに対し長期連用でき，血虚や瘀血の症状をともなう．
○**桂枝加朮附湯**（196）・**桂芍知母湯**（197）：比較的体力が低下した冷えのある疼痛，麻痺．

52　薏苡仁湯（よくいにんとう）[明医指掌]

適応症状

関節痛，筋肉痛，関節リウマチ，変形性関節症，脚気．

処方解説

<u>麻黄　桂枝　甘草</u>　薏苡仁　当帰　芍薬　蒼朮
　　麻黄湯と共通

麻黄湯に蒼朮を加えた麻黄加朮湯（まおうかじゅつとう）（体が痛み，尿が少なく，浮腫のある人を目標：金匱要略）から杏仁を除き，当帰，芍薬，薏苡仁を加えた処方である．辛温発表剤である麻黄湯から杏仁を除き，祛風湿に働く蒼朮と薏苡仁を加えることで，麻黄と協力して強い利水作用を示す．麻黄，桂枝，当帰は血行を促進し鬱血（うっけつ）を軽減する．さらに芍薬，甘草，当帰は止痛に，薏苡仁は患部に熱感を呈するものに清熱に働く．

したがって，関節や筋肉に熱感と水腫（水滞）があり，軽度の血虚をともなう疼痛のあるやや慢性化した症状に適応する．

選択のポイント

①比較的体力がある人で，患部に熱感のある関節，筋肉のやや慢性化した疼痛や腫脹に適応する．

②天気の悪い時に痛みがある症状に適応する．

[関連処方]

○**麻杏薏甘湯**（55）：初期の軽症の関節痛，筋肉痛．

○**越婢加朮湯**（178）：発汗傾向で口渇や尿量減少などがある関節の腫脹，疼痛．

[参考処方]

○**防已黄耆湯**（119）：色白でポッチャリした水ぶとり体質の関節炎．

○**疎経活血湯**（144）・**大防風湯**（145）：痛みに対し長期連用でき，血虚や瘀血の症状をともなう．

○**桂枝加朮附湯**（196）・**桂芍知母湯**（197）：比較的体力が低下した冷えのある疼痛や麻痺．

63 五積散（ごしゃくさん）[和剤局方]

適応症状

寒冷や湿気の影響で起きる次の諸症：
　①腰痛，神経痛，関節痛，筋肉痛
　②下腹部痛，胃腸炎
　③月経困難症，月経不順，更年期障害，冷え症，冷えのぼせ
　④頭痛，悪寒，悪心，嘔吐
　⑤冷房病やクーラーによるカゼ

処方解説

麻黄	桂枝	乾姜	蒼朮	大棗	厚朴	陳皮	甘草	生姜	半夏	茯苓	当帰	川芎	芍薬
枳実	桔梗	白芷		平胃散			二陳湯					四物湯と共通	

　五積とは5つの病毒（気・血・痰・寒・食）の鬱積を意味し，それらを治すための処方である．蒼朮，大棗，厚朴，陳皮，甘草，生姜，半夏，茯苓は平胃散ならびに二陳湯（和剤局方）の構成生薬で，水滞や気鬱による胃内停水や腹部膨満感をともなう食欲不振，悪心，嘔吐，胸やけ，げっぷに奏効する．四物湯から潤性の地黄を除いた当帰，川芎，芍薬は，湿証向きの補血の効果により，月経不順，月経困難症，冷え症，腰痛，関節痛などを緩解する．さらに構成生薬は多彩で，平胃散，二陳湯，四物湯のほかに，麻黄湯，桂枝湯，半夏厚朴湯，苓桂朮甘湯，苓姜朮甘湯などの要素を含んでいる．処方としては温性，燥性，補性で，寒，湿による気血水をめぐらすことで，五積の鬱積によって生じる諸症状を改善する．

選択のポイント

　①冷え症で腰痛や手足のしびれ，下肢のむくみなどの不定愁訴をともなうものに適応する．
　②腹部と下肢の冷えのある人に適応する．

［参考処方］
○**苓姜朮甘湯**（87）：尿量異常や浮腫をともなう下半身の冷えや腰重感．
○**疎経活血湯**（144）・**大防風湯**（145）：痛みに対し長期連用でき，血虚や瘀血の症状をともなう．

19　小青竜湯（しょうせいりゅうとう）［傷寒論・金匱要略］［局方］

[適応症状]
①薄い鼻汁・くしゃみの多い無汗のカゼの初期
②鼻炎，アレルギー性鼻炎，アレルギー性結膜炎，花粉症，流涙，鼻閉
③気管支炎，気管支喘息，分泌物の多いタイプの喘息，喘鳴，咳嗽

[処方解説]
　　麻黄　桂枝　甘草　半夏　乾姜　細辛　五味子　芍薬
　　　麻黄湯と共通　　　苓甘姜味辛夏仁湯と共通

　四神の一つである「青竜」（東の神）の青い色と麻黄の色を関連づけて小青竜湯と称される．麻黄，細辛は体を温め，悪寒，咳嗽，水様性鼻汁，くしゃみ，鼻水などを緩解し，五味子，細辛は水滞に寒邪が加わって起きる咳嗽を鎮め，半夏は上半身の水をさばく効果があることから，水滞をともなう咳嗽に効果的である．半夏の刺激を緩和するために生姜と組合せるが，この処方では温性を強めるために乾姜が加えてある．五味子が止汗に働くことから，葛根湯や麻黄湯に比べて発汗効果は弱く，甘草，芍薬以外はいずれも温性で，水滞の多い表寒証向きにつくりかえた処方である．特に細辛と乾姜によって胃を温めることで，心下の水気（みぞおちの水滞）による裏証の病態を緩解する．

[選択のポイント]
①一般にアレルギー性鼻炎のファーストチョイスといわれるが，あくまでも桂麻剤なので，その適応を確認することが大切である．
②薄い鼻汁だけの症状に即効性がある．

［関連処方］
○葛根湯加川芎辛夷（50）：葛根湯の適応で鼻閉が強い．
○苓甘姜味辛夏仁湯（125）：発熱や悪寒などの表証をともなわず，桂麻剤で胃腸障害を起こす人のアレルギー性鼻炎のファーストチョイスで，長期連用できる．
○麻黄附子細辛湯（198）：熱感をともなわず，悪寒が著しい頭痛や水様性鼻汁．

［参考処方］
○銀翹散（60）：悪寒がなく熱感を主とする咽痛や口渇のあるカゼで，粘性の鼻汁や痰がある．
○荊芥連翹湯（169）：皮膚に色つやのない人の鼻閉で，濃い鼻汁のある化膿性の鼻疾患．
○辛夷清肺湯（184）：鼻閉が著しく，濃い鼻水で，後鼻漏，口渇，ほてりがある．

[注意]
禁忌：アルドステロン症の患者，ミオパチーの患者，低カリウム血症の患者．

[備考]
二重盲検臨床比較試験でアレルギー性鼻炎，結膜炎，気管支喘息への有効性が証明されている．

大青竜湯（だいせいりゅうとう）［傷寒論・金匱要略］

適応症状

自然発汗がない高熱をともなうカゼやインフルエンザ

処方解説

<u>麻黄　桂枝　杏仁　甘草</u>　石膏　生姜　大棗
　　　　　麻黄湯

　麻黄湯に麻黄を増量し，石膏，生姜，大棗を加えたものであり，麻黄，桂枝，生姜の辛温解表薬に，口渇を止め，興奮，ほてり，炎症などを鎮める石膏の寒性薬が組み合わさった処方である．すなわち，悪寒，発熱，頭痛などの表寒証を辛温解表で緩解し，うっ滞した内熱によって手足をばたつかせる（煩躁）を清熱によって鎮めることから，表寒内熱（表寒裏熱）の病態に適応する．麻黄の増量によって発汗作用が強く，それによる消耗を甘草と大棗が補う．したがって，麻黄湯よりも病勢が強いものに用い，体力がない自然発汗がある表虚証には使用してはならない．

選択のポイント

①体力があり，無汗で筋骨疼痛があり，身悶える（煩躁）ものに用いる．
②麻黄湯で発汗しないものに適応．

［関連処方］

○麻黄湯（51）：煩躁がない．

備考

医療用エキス剤の場合，麻黄湯＋越婢加朮湯または麻黄湯＋麻杏甘石湯で代用する．

銀翹散（ぎんぎょうさん）［温病条弁］ 《参考処方》

適応症状
① カゼ症候群（悪寒がほとんどない熱性症状）
② 扁桃炎，咽頭炎，咽部腫痛，嚥下痛

処方解説

　　金銀花　連翹　荊芥　薄荷　牛蒡子　桔梗　甘草　竹葉　淡豆豉　芦根

　冷まして治す辛涼解表剤の代表的な処方で，悪寒がほとんどなく熱感を主とする咽喉痛や口渇をともなう風熱表証である温病のカゼに用いられ，辛温解表剤（冷えからくる悪寒をともなった風寒表証である傷寒のカゼ）と適応を異にする．この処方は日本が鎖国の時代に確立された温病学という医学体系に基づいており，日本漢方には取り入れられてない．

　金銀花，連翹，薄荷，牛蒡子，淡豆豉（豆豉：ダイズの種子を発酵させたもの）は辛涼解表に働き，荊芥が軽い温性をもち解表（表証を解除する）の効果を増強する．薄荷は咽喉の炎症を抑える作用（利咽）に加え，金銀花，連翹，牛蒡子，甘草，竹葉（ハチクの葉），芦根（アシの根茎）の清熱解毒により，咽喉部の炎症や痛みを緩解する．

選択のポイント
① 熱感はあるが悪寒がなく，喉が赤く腫れて痛むカゼ（口渇をともなうことが多い）に用いる．
② 粘性の鼻汁・痰や尿の色が濃いなどの熱証のカゼに適応する．
③ 暖かい時期の悪寒をともなわないカゼに適応する．

[参考処方]
○葛根湯（48）：悪寒がある無汗の初期のカゼ症状．
○小青竜湯（58）：薄い鼻汁で悪寒をともなうカゼ症状．
○駆風解毒湯（186）：熱がなく，咽喉が腫れて激しく痛むこじれたもの．
○桔梗湯（188）：熱がなく，咽喉が腫れて痛む急性のもの．

備考
　銀翹散の芦根の代わりに羚羊角（サイガカモシカの角）を加えた処方が天津感冒片（片とは錠剤の意味）や銀翹解毒丸（散）で，一般用医薬品として喉の赤く腫れた熱っぽいカゼによく用いられる．

68 芍薬甘草湯（しゃくやくかんぞうとう）[傷寒論][局方]《参考処方》

適応症状
① 胃痙攣, 胆石発作, 尿路結石発作, その他急激に起こる腹痛, 疝痛
② 過労性筋肉痛, 急性腰痛, 筋肉の痙攣性疼痛, 坐骨神経痛, こむら返り (腓腹筋痙攣)
③ 月経困難症の鎮痛, 鎮痙
④ しゃっくり

処方解説

芍薬　甘草

　この処方は芍薬，甘草の二味から構成され，芍薬の筋弛緩作用に甘草が協力して強い止痛・止痙作用を発揮する．一般に漢方薬は構成される生薬が少ないほど，その作用がシャープであるといわれており，まさにこの処方はその典型である．即効性があり頓服として使い，連用することは少ない．

　芍薬，甘草はいずれも補性，潤性であり，虚証で燥証向きであるが，証に関係なく広く止痛，止痙の目的で用いることができる．

選択のポイント
① 頓服として用いられることが多く，急激に起こる痛みなどに即効性がある．
② 日頃運動不足の人の筋肉痛やこむらがえりの予防に用いる．

[関連処方]
○ **桂枝加芍薬湯**（43）：比較的体力がない人で腹部膨満感や腹直筋が緊張し腹痛がある．また，長期連用する場合に好ましい．
○ **四逆散**（74）：精神的な症状がある疼痛の緩和．

注意
① 禁忌：アルドステロン症の患者，ミオパチーの患者，低カリウム血症の患者．
② 連用や過量服用による偽アルドステロン症（低カリウム血症，血圧上昇，浮腫など）を起こす可能性がある．これは甘草を含む総ての製剤が対象となるが，芍薬甘草湯は甘草の処方量（6 g）が多く，注意を要する．異常が認められたら投薬を中止し，カリウム剤の投与などの適切な処置を行う．
③ 数日間の服用で症状の改善がみられない場合は，他の処方を考える．

備考
① 骨格筋弛緩作用だけでなく，消化管平滑筋弛緩作用があることが報告されている．
② 肝硬変患者の筋痙攣予防，糖尿病性神経障害や透析にともなうこむら返りの減少などの効果が報告されている．
③ 上部・下部消化管内視鏡検査時の前処置に用いられる．

カゼ症候群

■ 傷寒と温病

日本では急性期のカゼ症候群の治療指針はほとんど傷寒論による処方が用いられているが，中国では風寒表証による**傷寒**と風熱表証による**温病**に分けて治療を行っている．傷寒のカゼは悪寒をともなう発熱，頭痛，水様鼻汁，咳嗽などの症状で，桂枝湯，葛根湯などを用いる．一方，温病のカゼは，悪寒がほとんどない熱感のみで，咽痛や口渇をともなうのが特徴で，銀翹散，麻杏甘石湯などを用いる．

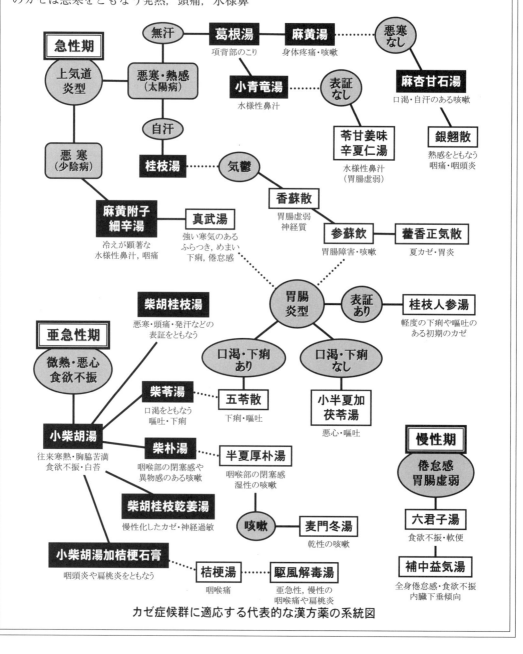

カゼ症候群に適応する代表的な漢方薬の系統図

3-4 柴胡剤

柴胡剤は柴胡と黄芩を主構成生薬とする処方群で，邪が表から深部に移行し半表半裏に熱がこもり，外に発散できない熱によって発熱と悪寒が交互に起き（往来寒熱），そのためいつまでも微熱が続く病態で，胸脇苦満，食欲不振，悪心，嘔吐，口が苦い，舌の白苔，弦脈などの特徴的な症候がみられる．柴胡は疏肝（疏肝理気・疏肝解鬱：肝気鬱結を発散）の働きにより肝の機能を調え，肝気の鬱結による抑うつ感，悪心，嘔吐，食欲不振などを改善する．さらに柴胡に黄芩が加わることで強い清熱作用を示し，半表半裏の熱邪を除き往来寒熱や肝胆の熱証を緩解する．これらの働きにより柴胡剤は病毒や病邪を中和，解毒し（免疫機能，解毒機能），生体機能のバランスを調和する．この治療法は和法と呼ばれ，発汗法，下法，吐法のような攻法あるいは補法とは異なり，病位が半表半裏にある少陽病に用いられる．

少陽病に用いられる代表的な処方群には柴胡剤と**瀉心湯類**を中心とした**芩連剤**（半夏瀉心湯，三黄瀉心湯など）がある．黄連と黄芩を主薬とする芩連剤は，心の熱による心下部（みぞおち）のつかえや圧痛（心下痞鞕）などの病態を目標にするが，柴胡剤は肝の熱によるストレス症状や胸脇苦満などの病態に適応する．

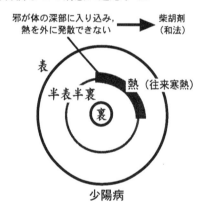

実	五臓	虚
柴胡剤	肝	補血剤 (当帰・柴胡)
芩連剤	心	
大黄剤	脾	人参剤
桂麻剤 石膏剤	肺	桂枝湯類
竜骨牡蛎剤	腎	附子剤 地黄丸類

五臓の虚実と適応処方群
（小林宏　改変）

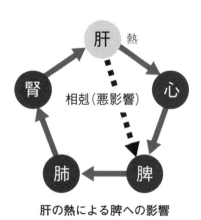

肝の熱による脾への影響

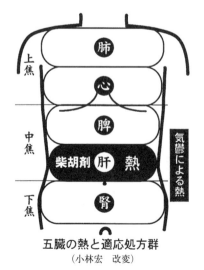

五臓の熱と適応処方群
（小林宏　改変）

3-4 柴胡剤

頁	処方	構成生薬								
66	小柴胡湯 しょうさいことう	柴胡 黄芩	半夏	人参 (竹参)		甘草	大棗	生姜		桂枝湯
71	柴胡桂枝湯 さいこけいしとう	柴胡 黄芩	半夏	人参 (竹参)		甘草	大棗	生姜	芍薬	桂枝
68	大柴胡湯 だいさいことう	柴胡 黄芩	半夏				大棗	生姜	芍薬	
				枳実	大黄					
84	乙字湯 おつじとう	柴胡 黄芩				甘草			升麻	当帰
					大黄					
74	四逆散 しぎゃくさん	柴胡				甘草			芍薬	
				枳実						
72	柴胡加竜骨牡蛎湯 さいこかりゅうこつぼれいとう	柴胡 黄芩	半夏	人参 (竹参)			大棗	生姜		桂枝
				(大黄)			茯苓		竜骨	牡蛎
73	柴胡桂枝乾姜湯 さいこけいしかんきょうとう	柴胡 黄芩				甘草		乾姜		桂枝
							栝楼根			牡蛎
	【小柴胡湯との合方】									
70	柴朴湯 さいぼくとう	柴胡 黄芩		人参 (竹参)		甘草	大棗			半夏厚朴湯
			半夏 蘇葉				茯苓	生姜	厚朴	
69	柴苓湯 さいれいとう	柴胡 黄芩	半夏	人参 (竹参)		甘草	大棗	生姜		小柴胡湯
				沢瀉	猪苓	白朮	茯苓			桂枝
	柴陥湯 さいかんとう	柴胡 黄芩		人参 (竹参)		甘草	大棗	生姜		五苓散
			半夏				括楼仁		黄連	小陥胸湯
	【関連処方】									
171	半夏瀉心湯 はんげしゃしんとう	黄芩	半夏	人参 (竹参)		甘草	大棗	乾姜	黄連	
172	黄連湯 おうれんとう		半夏	人参 (竹参)		甘草	大棗	乾姜	黄連	桂枝
75	十味敗毒湯 じゅうみはいどくとう	柴胡				甘草	茯苓	生姜		川芎
				桔梗		荊芥	防風	独活	樸樕(又は桜皮)	
94	補中益気湯 ほちゅうえっきとう	柴胡	白朮	人参		甘草	大棗	生姜	当帰	
			陳皮			黄耆	升麻			
154	抑肝散 よくかんさん	柴胡	白朮	釣藤鈎		甘草	茯苓		当帰	川芎
153	加味逍遙散 かみしょうようさん	柴胡	白朮			甘草	茯苓	生姜	当帰	山梔子
							薄荷	芍薬	牡丹皮	

(竹参) 人参の代りに竹節人参を用いる場合がある

(小林宏　改変)

9 小柴胡湯（しょうさいことう）［傷寒論・金匱要略］　［局方］

適応症状

体力が中等度で上腹部がはって苦しく，白苔を生じ，口中不快，食欲不振のあるものの次の諸症：
　①肺炎，気管支炎，カゼなどの急性熱性疾患が遷延した症状（微熱，食欲不振，吐き気など）
　②慢性胃腸障害，吐き気
　③慢性肝炎，肝機能障害
　④胸膜炎・肺結核などの結核性諸疾患の補助療法，リンパ腺炎
　⑤産後の回復不全

処方解説

　柴胡　黄芩　半夏　生姜　人参（竹節人参）　大棗　甘草

　柴胡，黄芩からなる柴胡剤の基本処方である．柴胡は疏肝（肝気鬱結を発散）の働きにより肝の機能を調え，肝気鬱結による抑うつ感，悪心，嘔吐，食欲不振などを改善し，柴胡・黄芩の相乗的な清熱作用により半表半裏の熱邪を除き，往来寒熱や胸脇苦満などを緩解する．半夏は胃における水滞を去り，生姜，大棗が胃を温め，脾胃を整えることで悪心や嘔吐を止め，食欲不振を改善する．また，半夏は肝の熱を冷ますための水の過多を除去する役割を担っている．半夏が入る処方には必ず生姜（乾姜）が半夏の刺激性を緩和する目的で配剤され，半夏の止嘔作用を助けている．人参は甘草，大棗とともに脾胃を補い気を生成し（補気健脾），消化機能（胃気）を保つことで食欲不振や疲労の解消に働く．吉益東洞（よしますとうどう）は補気健脾よりも心下部のつかえを治すことに目標をおき，人参よりも竹節人参の方がより適切と考え，竹節人参を配剤した小柴胡湯を用いた．

　この処方の適応する少陽病は，表の邪がすでに解消され悪寒が消失し，邪が半表半裏に進み，外に発表できない熱によって発熱と悪寒が交互に起きる（往来寒熱）．そのためいつまでも微熱が続き，下気道症状による咳，痰，口が苦く，さらには食欲不振，倦怠感，舌には白苔を生じる．

　日本では小柴胡湯は肝気鬱結の症候に適用することが多いが，燥性の柴胡，黄芩，半夏，生姜が主体であるため，血虚，陰虚などの病態には用いない．

選択のポイント

①次のような症状に適応する：
　○カゼなどをこじらせ，発熱と悪寒が交互に起きる微熱，胃腸障害，倦怠感が続く．
　○食欲不振，悪心，口中のねばりや苦い感じがして，舌に白苔がある．
　○胸苦しく，胸脇苦満があり，しばしば吐き気を催す．
　○側頭部の頭痛や両肩部の肩こり（葛根湯の項参照）．
　○目の奥が痛い（眼目痛）．
　○女性がカゼにかかり，月経が閉止し，症状が悪化した場合．
　○体力の比較的ある人が酒や油分の多い食事の摂取し下痢を起こす（肝鬱による下痢）．
②著しく体力の衰えている人には用いない．

[関連処方]
- **大柴胡湯**（68）：体力があり，胸脇苦満などの症状がより強く，便秘傾向．
- **柴胡桂枝湯**（71）：小柴胡湯の適応で，頭痛，悪寒，発汗などの表証がある．
- **柴苓湯**（69）：口渇，尿量異常，水様性下痢，浮腫などの水滞の症状がある．
- **柴朴湯**（70）：咽喉や食道部に異物感がある．
- **補中益気湯**（94）：より衰弱が進んだ状態で，気虚の症状が顕著．

小柴胡湯主之

傷寒，五六日，中風，往来寒熱，胸脇苦満，黙黙不欲飲食，心煩喜嘔，或胸中煩而不嘔，或渇，或腹中痛，或脇下痞硬，或心下悸，小便不利，或不渇，身有微熱，或咳者，小柴胡湯主之．

傷寒，五六日，中風，往来寒熱，胸脇苦満し，黙黙として飲食欲せず，心煩喜嘔し，或いは胸中煩して嘔せず，或いは渇し，或いは腹中痛み，或いは脇下痞硬し，或いは心下悸し，小便利せず，或いは渇せず，身に微熱有り，或いは咳する者は，小柴胡湯之を主る．

婦人中風，七八日，続得寒熱，発作有時，経水適断者，此為熱入血室，其血必結，故使如瘧状，発作有時，小柴胡湯主之．

婦人の中風，七八日，続いて寒熱を得，発作する時有り，経水たまたま断つ者は，此れ熱入血室に入ると為し，其の血必ず結し，故に瘧状の如く，発作するに時あらしむ，小柴胡湯之を主る．

婦人傷寒，発熱，経水適来，昼日明了，暮則譫語，如見鬼状者，此為熱入血室，無犯胃気及上二焦，必自癒．

婦人の傷寒，発熱，経水たまたま来たり，昼日は明了なるも，暮れば則ち譫語し，鬼を見る状の如き者は，此れ熱血室に入ると為す，胃気及上二焦を犯すこと無ければ，必ず自ら癒ゆ．

注意

① 警告：間質性肺炎が起こる可能性があるため，発熱，咳嗽，呼吸困難（三大初発症状）等があらわれた場合には，本剤の服用を中止し，ただちに連絡するよう患者に対し注意を行う．

② 禁忌：○インターフェロン製剤を投与中の患者　○肝硬変，肝がんの患者
　　　　　○慢性肝炎における肝機能障害で血小板数が 10 万 /mm^3 以下の患者

③ 柴胡は免疫賦活作用があり，柴胡を含む柴胡剤を急性リウマチ（発症 2 年以内）の患者に投与すると，痛みが激しくなるなどのリウマチ症状を悪化させることがある．

備考

① 二重盲検臨床比較試験で慢性肝炎にともなう肝機能障害の改善が証明されている．

② 柴胡剤の証の人はストレス，過労，酒，油分の多い食事に注意する．

8 大柴胡湯（だいさいことう）[傷寒論・金匱要略] [局方]

適応症状

体力が充実していて胸脇苦満があり，便秘傾向（硬い便）のものの次の諸症：

①高血圧症，脳溢血，高血圧にともなう肩コリ，耳鳴り，慢性頭痛，頭重
②胃酸過多，悪心，嘔吐，食欲不振，便秘，痔疾
③肝機能障害，胆石症，胆嚢症，黄疸，糖尿病
④不眠症，ノイローゼ
⑤痔疾，蕁麻疹

処方解説

<u>柴胡　黄芩　半夏　生姜　大棗</u>　芍薬　枳実　大黄
　　　　小柴胡湯と共通

　この処方は小柴胡湯の人参と甘草の代わりに，枳実，芍薬，大黄を入れたもので，柴胡剤に大黄剤の要素が加味されており，体力が充実し症状の激しくあらわれる人に適応する．症状は胸脇苦満を自他覚的に認め苦痛を訴え，熱があり，悪心，嘔吐が激しく，舌は白苔または黄苔で，便秘傾向にある．

　大黄は消炎，解熱，鎮静に働き（清熱瀉火），さらに腸管の蠕動運動を亢進して瀉下をもたらし裏熱を改善する．枳実，芍薬は筋肉の緊張を緩め胸脇苦満や膨満感を緩解する．特に理気薬である枳実は大黄との組合せで，気鬱によって食物が消化せず停滞して起きる腹部膨満感をともなう便秘に奏効する．これらの作用は柴胡・黄芩による胸脇苦満の緩解を助け，処方全体として胸脇部の緊張，炎症を緩解する．

選択のポイント

①小柴胡湯に類似するが，さらに実証で，便秘傾向のあるものに用いる．
②自他覚的に胸脇苦満を認め，症状が激しく，舌が白苔または黄苔である．
③癇癪を起こしやすい人に適応する．

[関連処方]
○**小柴胡湯**（66）：体力や胸脇苦満などの症状がやや弱い．
○**大柴胡湯去大黄**（だいさいことうきょだいおう）（傷寒論）：便秘がない人．

114 柴苓湯（さいれいとう）[世医得効方]　[局方]

適応症状
吐き気，食欲不振，のどの渇き，尿量が少ないなどをともなう次の諸症：
　①水様性下痢，下痢をともなう急性胃腸炎
　②嘔吐をともなう胃炎，潰瘍性大腸炎，暑気あたり
　③腎炎，ネフローゼ症候群

処方解説

柴胡	黄芩	半夏	生姜	人参	大棗	甘草	沢瀉	茯苓	猪苓	白朮	桂枝
小柴胡湯							五苓散				

　この処方は小柴胡湯と五苓散の合方で，小柴胡湯の適応で口渇，尿量減少，浮腫などが認められる水滞のある人に適応する．その他，口渇があり食欲不振，悪心，嘔吐，下痢，腹痛，頭痛，めまいなどをともなう場合にも奏効する．小柴胡湯よりも燥性が強いので，あくまでも水滞の症状を適応基準にする．また，利水作用だけを必要とするときは五苓散単独で用いる．

選択のポイント
①胸脇苦満と口渇があり，尿量が少なく，水分代謝異常（むくみ，胃内停水など）がある．
②ネフローゼ症候群のファーストチョイス．
③体力の低下が顕著な場合は補中益気湯と五苓散の合方を用いる．

[関連処方]
○**小柴胡湯**（66）：口渇，尿量異常，水様性下痢，浮腫などの水滞の症状がない．
○**五苓散**（112）：水滞による症状のみ．

96 柴朴湯（さいぼくとう）［本朝経験］　　［局方］

適応症状

気分がふさいで，咽喉や食道部に異物感があり，ときに動悸，めまい，吐き気などをともなう次の諸症：

　①小児喘息，気管支喘息，気管支炎，咳嗽
　②不安神経症

処方解説

柴胡	黄芩	人参	大棗	甘草	半夏	生姜	茯苓	厚朴	蘇葉
_____	____	___小柴胡湯___	____	____	____	____半夏厚朴湯____			

小柴胡湯と半夏厚朴湯を合方（半夏と生姜が重複）した処方で，一般に軽度の胸脇苦満や上腹部の膨満，抵抗があり，食欲不振，全身倦怠感，咽喉や食道部の異物感，喘鳴，咳嗽，動悸，めまいなどの症状を目標に用いる．

精神不安や抑鬱傾向のあるものに用いられることが多く，したがって，心因性で発作が起きやすい喘息やその発作に対する精神不安の解消に適した処方である．

選択のポイント

①気管支喘息の急性期にも使えるが，一般的には慢性期の管理薬として用いる．
②心因性で発作が起きやすい喘息やその発作に対する精神不安の解消に適した処方で，心身症的傾向の強い喘息に適応する．
③小柴胡湯の適応で，湿性の咳嗽を主訴とする場合に用いる．

［関連処方］
○**小柴胡湯**（66）：咽喉や食道部に異物感がない．
○**半夏厚朴湯**（123）：胸脇苦満，食欲不振，全身倦怠感がない．

［参考処方］
○**麻杏甘石湯**（53）：熱症状が強い咳発作．
○**麦門冬湯**（130）・**滋陰降火湯**（131）・**滋陰至宝湯**（132）・**清肺湯**（133）：乾性の咳．

備考

①柴朴湯の適応で衰弱が進み気虚の症状が顕著な場合，補中益気湯と半夏厚朴湯を用いる．
②柴朴湯は弱いながらもステロイドによく似た抗炎症作用があるが，ステロイド剤のように下垂体副腎機能の抑制を起こさない．柴朴湯はむしろステロイド剤によるコルチゾールやACTH値の低下の抑制や喘息で低下したコルチゾール値を正常化する．すなわち，柴朴湯の抗炎症作用の機序はステロイド剤と同じであるが，下垂体・副腎系を抑制しない点がステロイド剤と異なる．
③ステロイド剤減量効果：ステロイド依存性喘息患者に柴朴湯を投与することで，ステロイド剤からの離脱や減量が可能になる．

10 柴胡桂枝湯 （さいこけいしとう）［傷寒論・金匱要略］［局方］

適応症状

自然発汗があって微熱，悪寒がし，関節痛，頭痛，吐き気のあるものの次の諸症：
　①カゼ・インフルエンザの後期，肺炎・肺結核などの熱性疾患
　②胃潰瘍，十二指腸潰瘍，胆嚢炎，胆石，肝機能障害，膵臓炎などの心下部緊張疼痛
　③ストレスによる胃痛，腹痛

処方解説

<u>柴胡　黄芩　半夏　人参　生姜　大棗　甘草　桂枝　芍薬</u>
　　　　　　　　　　小柴胡湯　　　　　　　桂枝湯

　この処方は小柴胡湯に桂枝と芍薬を加味した，小柴胡湯と桂枝湯の合方（生姜，大棗，甘草が重複）であることから，微熱や食欲不振などの小柴胡湯の適応症状に，頭痛，悪寒，発汗などの表証（桂枝湯の適応）や腹部の痛み（芍薬の適応）があるものに用いる．胸脇苦満は小柴胡湯よりも軽度であるが，腹直筋の緊張との両方の腹証を有することが多い．

選択のポイント

①小柴胡湯の適応で，消化器系症状やその痛みが強い場合に用いる．
②小柴胡湯の適応で，頭痛，悪寒，発汗などの表証を合わせもつ場合に適応する．
③頭痛（側頭部：葛根湯参照）

［参考処方］
○**安中散**（100）：微熱，頭痛，悪寒，発汗などをともなわない心下部の持続性の強い痛み．

12　柴胡加竜骨牡蛎湯（さいこかりゅうこつぼれいとう）[傷寒論]

適応症状

比較的体力のある人で，精神不安があって驚きやすく，動悸や不眠などをともなう次の諸症：
　①高血圧症，動脈硬化症，神経性心悸亢進症
　②神経衰弱症，夜泣き，ヒステリー，更年期障害，血の道症
　③慢性腎臓病
　④てんかん
　⑤陰萎（インポテンツ）

処方解説

<u>柴胡　黄芩　半夏　生姜　人参　大棗</u>　桂枝　茯苓　竜骨　牡蛎　（大黄）
　　　　　　小柴胡湯と共通

　小柴胡湯の甘草の代わりに，桂枝，茯苓，竜骨，牡蛎を加えた処方である．竜骨・牡蛎（竜骨牡蛎剤）は精神不安，不眠，動悸，焦燥感などを改善する代表的な安神薬で，茯苓，大棗も安神の効能をもち，桂枝はのぼせを下げ，牡蛎の安神作用を増強することから，小柴胡湯の適応で精神神経症状をともなう人に適応する．

　一般的に白苔がみられ，脈力，腹力が充実しており，胸脇苦満や臍上悸をともなう高血圧症，動脈硬化症，心悸亢進症，不眠症のファーストチョイスである．胸脇苦満や臍上悸は判断の指標となるが，それが明確にない場合でも広く用いることができる．自律神経失調症，円形脱毛症，インポテンツに効果が認められることもある．

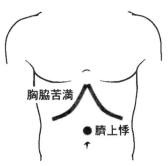

選択のポイント

　精神神経症状をともなう高血圧症，動脈硬化症，心悸亢進症，不眠症のファーストチョイス．

　[関連処方]
　○小柴胡湯（66）：胸脇苦満はあるが，臍上悸がない．
　○柴胡桂枝乾姜湯（73）：柴胡加竜骨牡蛎湯の適応で，少し虚証に傾いているような場合．
　○四逆散（74）：手掌に異常な汗をかくことが多く，陰気な感じを受ける．
　○加味逍遙散（153）：冷えのぼせなどの瘀血症状がある．
　○桂枝加竜骨牡蛎湯（191）：臍上悸はあるが胸脇苦満はなく，腹直筋の攣急をともなう．

備考

　のぼせが強い場合は大黄を適宜に加増減し，清熱瀉火（消炎・解熱・鎮静）によって興奮を鎮める．

11 柴胡桂枝乾姜湯 (さいこけいしかんきょうとう) [傷寒論・金匱要略]

適応症状

体力が低下し，冷え症，貧血傾向で，動悸，息切れがあり，神経過敏のものの次の諸症：

① 更年期障害，血の道症，神経症，不眠症
② 慢性化したカゼ
③ 過敏性腸症候群

処方解説

柴胡　黄芩　乾姜　甘草　桂枝　栝楼根　牡蛎

代表的な安神薬である牡蛎が含まれているのがこの処方の一つの特徴で，柴胡加竜骨牡蛎湯を使いたい人で，少し虚証に傾いているような病態に適応する．

桂枝はのぼせを下げ，牡蛎の安神作用を増強する．栝楼根（別名：天花粉）は潤性が強く，有益な生理的体液である津液を補うことで，柴胡・黄芩の清熱作用の補助や止渇（口渇を止める）に働いている．温める働きが強い乾姜は冷えによる消化機能の衰えを改善することから，冷えによって症状が増悪する人に有効である．

したがって，手足は冷える傾向にあるが，ひどく冷えることはなく，軽度の胸脇苦満や臍上悸が認められる神経過敏，神経衰弱傾向のある人に適応する．

選択のポイント

① 柴胡加竜骨牡蛎湯を使いたい人で，少し虚証に傾いているような病態に適応する．
② 体力が低下し，口渇があり，悪寒，発熱，首から上の発汗をともなう動悸，不眠などの神経過敏のある人に適応する．

[関連処方]

○**柴胡加竜骨牡蛎湯** (72)：柴胡桂枝乾姜湯の証よりも虚証の傾向が少ない．
○**加味逍遙散** (153)：冷えのぼせなどの瘀血症状がある．
○**桂枝加竜骨牡蛎湯** (191)：臍上悸はあるが胸脇苦満はなく，腹直筋の攣急をともなう．

35　四逆散（しぎゃくさん）［傷寒論］　《関連処方》

適応症状

体力が中程度かそれ以上ある人の次の諸症：
　①胆嚢炎，胆石症
　②胃炎，胃酸過多，胃潰瘍，腹痛，腹部膨満感
　③動悸，イライラ，不眠，抑うつ感，神経質，ヒステリーなどの精神神経症状
　④気管支炎

処方解説

　　柴胡　枳実　芍薬　甘草

　柴胡は疏肝の働きにより肝の機能を調え，肝気鬱結による抑うつ感，悪心，嘔吐，食欲不振などを改善する．理気薬である枳実は気滞を改善するとともに，芍薬と協力して筋肉の緊張を緩め胸脇苦満や膨満感を緩解する．さらに芍薬甘草湯（芍薬・甘草）の要素を含んでおり，止痙，止痛に働くことから，胸脇苦満（左右ともにあることが多い），腹直筋の攣急，精神不安，腹痛，腹部膨満感，動悸などを訴える症状に適応する．

選択のポイント

①手掌に冷えや異常な汗をともなう症状に適応する．
②精神的な緊張傾向があり，陰気な感じを受ける人に用いる．

［関連処方］
○**芍薬甘草湯**（61）：急激におこる腹痛，疝痛．
○**柴胡加竜骨牡蛎湯**（72）：精神的な緊張傾向はあるが，陽気な感じを受ける．
［参考処方］
○**抑肝散**（154）：精神神経症状は類似するが，虚弱な体質に適応する．

注意

附子剤である四逆湯と名称が類似するので注意を要する．

6 十味敗毒湯（じゅうみはいどくとう）[春林軒蔵方] 《関連処方》

[適応症状]
①化膿性皮膚疾患，急性皮膚疾患の初期
②蕁麻疹，湿疹，にきび（痤瘡），水虫

[処方解説]

柴胡　茯苓　甘草　生姜　桔梗　荊芥　防風　独活　川芎　樸樕（又は桜皮）

荊防敗毒散（万病回春）より前胡，薄荷，連翹，枳実（枳殻），金銀花を除いて桜皮（サクラ属の樹皮）を加えたものが，有名な華岡青洲の十味敗毒散である．浅田宗伯は，さらに桜皮を樸樕に代えて十味敗毒湯と称した．

荊芥，防風をはじめ構成生薬の大半が発表性であることから，表面に毒素を発表させて解毒，排毒する．弱い発表剤としてカゼの初期にも適応できる．茯苓，独活，防風などの燥性薬が含まれていることから，分泌物のある湿証向きの処方である．

[選択のポイント]
①解毒機能が弱っている初期に用いる．
②柴胡剤の適応となる皮膚疾患の初期に適している．
③患部に化膿をともなうかあるいは繰り返す場合に適応する．

[参考処方]
○当帰飲子（141）：冷え症で乾燥傾向が強い皮膚疾患．
○清上防風湯（167）：のぼせの症状が強く，温まるとかゆくなる上半身の炎症性の皮膚疾患．
○温清飲（168）：皮膚に色つやがなく，患部に赤みのあるかゆみの強い乾性の皮膚疾患．
○荊芥連翹湯（169）：鼻炎症状や手掌・足蹠の発汗をともなう．
○消風散（183）：分泌物が多く，口渇をともなう．

[注意]
発表性があるので，皮膚症状が一時的に悪化することがある．発表性が困る場合には小柴胡湯を用いる．

3-5 大黄剤

　大黄剤は大黄を主構成生薬とする処方群で，大黄の**清熱**(消炎，解熱，鎮静)により胃腸の内熱(胃腸の炎症)を除くとともに，強い瀉下作用により腸内の老廃物を排泄し，消化管の働きを正常化させる．大黄剤は基本的に**胃熱証**の適応であり，便が硬く，食欲や体力のある人の便秘に適応する．したがって，虚証や腹力の低下した便秘に用いると，腹痛や下痢を引き起こすので注意を要する．一般に大黄剤は頓服として用い，便通が改善したら連用を避ける方がよい．

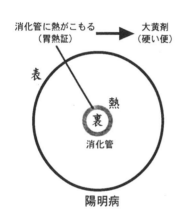

五臓の虚実と適応処方群

実	五臓	虚
柴胡剤	肝	補血剤 (当帰・柴胡)
芩連剤	心	
大黄剤	脾	人参剤
桂麻剤 石膏剤	肺	桂枝湯類
竜骨牡蛎剤	腎	附子剤 地黄丸類

(小林宏　改変)

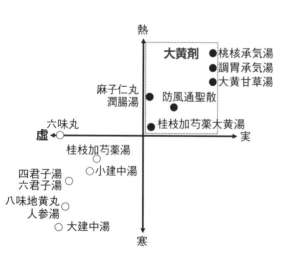

便秘症に適応する漢方薬の作用ベクトル

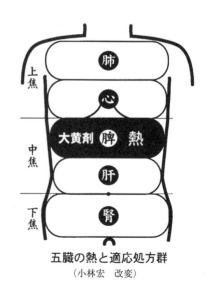

五臓の熱と適応処方群

(小林宏　改変)

3-5 大黄剤

頁	処方	構成生薬									
78	大黄甘草湯 (だいおうかんぞうとう)	大黄				甘草					
79	調胃承気湯 (ちょういじょうきとう)	大黄 芒硝				甘草					
80	大承気湯 (だいじょうきとう)	大黄 芒硝	枳実	厚朴							
	小承気湯 (しょうじょうきとう)	大黄	枳実	厚朴							
159	桃核承気湯 (とうかくじょうきとう)	大黄 芒硝				甘草	桃仁	桂枝			
160	大黄牡丹皮湯 (だいおうぼたんぴとう)	大黄 芒硝					桃仁	牡丹皮			冬瓜子
161	通導散 (つうどうさん)	大黄 芒硝	枳実	厚朴	甘草						
			陳皮				紅花	蘇木	当帰		木通
162	治打撲一方 (ちだぼくいっぽう)	大黄				甘草		桂枝			
							樸樕	川骨		川芎	丁子
82	麻子仁丸 (ましにんがん)	大黄	枳実	厚朴			杏仁	芍薬			麻子仁
81	潤腸湯 (じゅんちょうとう)	大黄	枳実	厚朴	甘草	桃仁	杏仁		黄芩		麻子仁
									当帰		地黄
44	桂枝加芍薬大黄湯 (けいしかしゃくやくだいおうとう)	大黄				甘草		桂枝	芍薬		大棗
								生姜			
68	大柴胡湯 (だいさいことう)	大黄	枳実						芍薬	黄芩	大棗
								生姜		柴胡	半夏
84	乙字湯 (おつじとう)	大黄				甘草			黄芩		
									当帰	柴胡	升麻
83	三黄瀉心湯 (さんおうしゃしんとう)	大黄							黄芩		黄連
85	茵蔯蒿湯 (いんちんこうとう)	大黄					茵蔯蒿				山梔子
107	九味檳榔湯 (くみびんろうとう)	大黄		厚朴	甘草		桂枝	蘇葉	木香		檳榔子
			陳皮					生姜	(茯苓)	(呉茱萸)	
179	防風通聖散 (ぼうふうつうしょうさん)	大黄 芒硝				甘草			芍薬	黄芩	
			薄荷					生姜	当帰	川芎	山梔子
			麻黄	石膏	防風	白朮	桔梗	荊芥	連翹	滑石	

(小林宏　改変)

84 大黄甘草湯（だいおうかんぞうとう）[金匱要略]　[局方]

適応症状

比較的体力のある人の便秘（硬い便）

処方解説

大黄　甘草

　この処方は瀉下を有する大黄と処方全体の作用を調和する甘草の二味からなる大黄剤の基本処方で，丸剤（大甘丸（だいかんがん））としても用いる．漢方では一般に胃腸に熱があり腸が枯燥することで，便が硬くなり便秘になると考える．そのため大黄は清熱に働き胃腸の内熱を去り，さらに腸管の蠕動運動を亢進して瀉下し，腸内の老廃物を除去することで，消化管の働きを正常化する．甘草は平滑筋や横紋筋の攣縮抑制作用があり，大黄の強力な瀉下作用による腹痛などの副作用を緩解するために配合されている．

　したがって，排便時に硬い便が出る便秘症に用いられる．

選択のポイント

①大黄剤は基本的に胃熱証の適応であり，便が硬く，食欲があり，食べる量が多いのが特徴で，体力がある人に用いる．
②食事中に汗をかいたり，飲酒（湿，熱）によって食欲の亢進や元気になる人に適応．
③瀉下作用が強く，虚証や腹力の低下した人の便秘には用いない．

[関連処方]

○**桂枝加芍薬大黄湯**（44）：体力がない人で腹部膨満感や腹痛のある便秘．
○**調胃承気湯**（79）：コロコロ便（燥屎（そうし））で痛みをともなったり快通しないもの．
○**大承気湯**（80）：腹部膨満感や腹壁の緊張が強い便秘．
○**潤腸湯**（81）・**麻子仁丸**（82）：高齢者や病後の虚弱者の便秘．
○**桃核承気湯**（159）・**大黄牡丹皮湯**（160）・**通導散**（161）：瘀血症状をともなう便秘．

[参考処方]

○**人参剤**（90〜102）：軟便をともなう便秘で，大黄剤で強い腹痛や水様性下痢を起こすもの．

注意

大黄を含む製剤は下痢，腹痛，食欲不振などの消化器系の副作用を起こすことがあり，便秘であっても胃腸の弱い人には使えない．

備考

①二重盲検臨床比較試験で便秘症への有効性が証明されている．
②大黄の主成分センノシド類は，プルゼニドなどのセンノシド製剤（センノシドA，Bの混合）として便秘症の治療薬に用いられるが，大黄とプルゼニドの作用は本質的に異なる．
③便秘薬として販売されているOTC製品には大黄甘草湯を基本にしたものが多い．

74 調胃承気湯（ちょういじょうきとう）[傷寒論]

【適応症状】
①比較的体力のある人の便秘（硬い便），コロコロ便，残便感
②過食による急性胃炎（便秘をともなうもの）

【処方解説】

　　大黄　甘草　芒硝
　　大黄甘草湯

　大黄甘草湯に芒硝を加えたもので，緩下剤の基本処方である．大黄，芒硝はいずれも寒性薬で瀉下が強く，甘草はそれらによる胃腸障害などを緩和する目的で加えられている．

　燥性である大黄はコロコロ便の場合，痛みをともなったり快通しないことがある．そこで潤性である芒硝を加味することで便を出しやすくする．大黄，芒硝はいずれも清熱に働き，さらに腸管の蠕動運動促進や腸管内の老廃物の除去により消化管の運動を正常化する．

【選択のポイント】
①顔色の悪い，腹部の軟弱無力のものには使用しない．
②多くは頓服として用い，症状が改善したら服薬を中止する．

[関連処方]
○**大黄甘草湯**（78）：やや燥性が弱い．
○**大承気湯**（80）：腹部膨満感や腹壁の緊張が強い便秘．
○**潤腸湯**（81）・**麻子仁丸**（82）：高齢者や病後の虚弱者の便秘．
○**桃核承気湯**（159）・**大黄牡丹皮湯**（160）・**通導散**（161）：瘀血症状をともなう便秘．

【注意】
　芒硝（硫酸ナトリウム）を含む処方は，治療上食塩制限が必要な患者に継続投与する場合は注意が必要である．

【備考】
①承気湯類：調胃承気湯，大承気湯，小承気湯は適応が類似し，なかでも大承気湯が最も作用が強く，腹部膨満感や燥性が強い場合に用いる．燥性が著しくない場合は小承気湯（大承気湯から芒硝を除いた処方），腹部膨満がないものには調胃承気湯を用いる．その他に瘀血症状をともなう便秘には桃核承気湯が適応する．
②芒硝は天然の結晶硫酸ナトリウム（元々は硫酸マグネシウム）のことで，硫酸マグネシウムと同様，塩類下剤として使用される．塩類下剤は腸管から吸収されにくく，体液と等張になるよう体内から腸管へ水分を移行させ腸管内に多量の水分を保持する作用がある．したがって，腸管内の容積の増大が腸管の蠕動運動を機械的に刺激し，排便を促進する．

133 大承気湯（だいじょうきとう）［傷寒論・金匱要略］

適応症状

体力が充実し，腹部が硬くつかえて，便秘するものの次の諸症：
　①常習便秘，急性便秘，食あたり
　②高血圧，神経症

処方解説

　<u>大黄　芒硝</u>　枳実　厚朴
　調胃承気湯と共通

　この処方は調胃承気湯の甘草の代わりに理気薬である枳実，厚朴を加えたもので，甘草が配剤されていないため，大黄の瀉下作用が強くあらわれる．枳実，厚朴は気鬱により食物が消化されずに停滞して起こる腹部膨満を下降させる働きがあり，大黄の瀉下，清熱の作用を強化し，便秘や下痢などですっきりしないなどの脾胃気滞を改善する．

　したがって，膨満感や腹壁の緊張が強い便秘に適した処方である．

選択のポイント

腹部膨満感や腹壁の緊張が強い便秘（硬い便）に適応する．

［関連処方］
○**大黄甘草湯**（78）・**調胃承気湯**（79）：腹部膨満感は軽度．
○**小承気湯**（しょうじょうきとう）（傷寒論：大承気湯から芒硝を除いた処方）：類似するが，燥証が強くない．
○**潤腸湯**（81）・**麻子仁丸**（82）：高齢者や病後の虚弱者の便秘．

51 潤腸湯（じゅんちょうとう）[万病回春]

適応症状
高齢者や血虚証の便秘（コロコロ便）

処方解説

<u>大黄　枳実　厚朴　麻子仁　杏仁</u>　桃仁　当帰　地黄　黄芩　甘草
　　　　　麻子仁丸と共通

　この処方は「腸を潤す」という名の通り，体液の枯燥により，腸内に熱をもち，腸が乾いて潤いを失うことに起因した燥証の便秘に適応する．

　一般には緩和な便秘薬というイメージが定着しているが，あくまでも大黄剤であることから実証用の処方である．ただし，多くの大黄剤が胃腸の内熱を目標にして使うのに対して，この処方は麻子仁，杏仁，桃仁，当帰，地黄という潤性薬が配合されているため，胃腸の内熱がさほど強くなくても硬い便が出るという陰虚（体液が不足した状態）の傾向の腸燥便秘にも使われる．また，大黄に理気薬である枳実と厚朴を組合わせることにより，食物が消化されずに停滞して起こる腹部膨満を下降させる働きがある．さらに補血薬である当帰，地黄と駆瘀血薬である桃仁，当帰が加えられており，血虚や瘀血を改善する作用がある．このような観点から，高齢者の便秘に使いやすい処方である．

選択のポイント
高齢者や皮膚に潤いのない人の便秘に適応が多い．

[関連処方]
○**桂枝加芍薬大黄湯**（44）：体力がない人で腹部膨満感や腹痛のある便秘．
○**大黄甘草湯**（78）・**調胃承気湯**（79）：体力や食欲のある便秘．
○**大承気湯**（80）：膨満感や腹壁の緊張が強い便秘．
○**麻子仁丸**（82）：類似するが，燥性や血虚の症状は弱い．

126 麻子仁丸 (ましにんがん) [傷寒論]

適応症状

体力中等度ないしはやや低下した人の習慣性便秘

処方解説

　　大黄　枳実　厚朴　麻子仁　杏仁　芍薬
　　　　　　潤腸湯と共通

　潤腸湯の大黄，枳実，厚朴，麻子仁，杏仁に芍薬を加えた処方である．

　麻子仁，杏仁が腸燥を潤し，枳実，厚朴は大黄とともに食物が消化されずに停滞して起こる腹部膨満や上腹部のつかえを緩和する働きにより便秘を改善する．芍薬が配合されることで補血，鎮痛，鎮痙の作用が加わっている．

選択のポイント

高齢者や病後の虚弱者の便秘に適応が多い．

［関連処方］

○**桂枝加芍薬大黄湯**（44）：体力がない人で腹部膨満感や腹痛のある便秘．

○**大黄甘草湯**（78）・**調胃承気湯**（79）：体力や食欲のある便秘．

○**大承気湯**（80）：乾燥した便で，膨満感や腹壁の緊張が強い便秘．

○**潤腸湯**（81）：類似するが，より燥性で，血虚や瘀血が強い便秘．

113 三黄瀉心湯（さんおうしゃしんとう）［金匱要略］

適応症状

比較的体力があり，のぼせて顔面紅潮し，精神不安で便秘傾向のあるものの次の諸症：
　①高血圧の随伴症状（のぼせ，肩こり，耳鳴り，頭重感，不眠，不安）
　②諸種の出血（喀血，吐血，鼻血，眼出血，痔出血）
　③自律神経失調症，更年期障害，血の道症
　④口内炎

処方解説

　大黄　黄連　黄芩

　瀉心湯とは心下部（みぞおち）のつかえと圧痛（心下痞鞕）を改善することからつけられた名称で，黄連・黄芩が胃腸の炎症を去り心下部のつかえをとる．大黄，黄連，黄芩はいずれも清熱の作用をもつ寒性薬の組合せであり，のぼせ，イライラ，怒りっぽいなどの症状がある便秘に適応する．大黄が処方されていることから，瀉心湯類の中で最も実証向きの処方である．

選択のポイント

のぼせと便秘（硬い便）の症状がある場合に適応する．
［参考処方］
○**桃核承気湯**（159）・**大黄牡丹皮湯**（160）・**通導散**（161）：瘀血症状をともなう便秘．
○**黄連解毒湯**（165）：便秘をともなわないのぼせ．
○**柴胡加竜骨牡蛎湯**（72）：便秘はなく，胸脇苦満，臍上悸をともなう．

備考

　瀉心湯類：三黄瀉心湯，半夏瀉心湯，生姜瀉心湯，甘草瀉心湯があり，いずれも心下部（みぞおち）のつかえ（心下痞）やつかえ・圧痛（心下痞鞕）を治す．これらはいずれも黄連と黄芩が配剤されており，芩連剤に分類される．

3　乙字湯（おつじとう）［原南陽］　　［局方］

適応症状

体力中等度以上の人で便秘傾向があり，症状があまり激しくない次の諸症：
　①痔疾患（切れ痔，痔核），脱肛
　②女性陰部瘙痒

処方解説

　<u>大黄　甘草</u>　柴胡　黄芩　当帰　升麻
　　大黄甘草湯

　この処方は痔疾や脱肛の薬としてつくられたものである．柴胡・黄芩（柴胡剤）は大黄と同様に強い清熱作用をもち，下腹部の炎症を緩和し，升麻は内臓のゆるみ（下垂）を引き上げ，痔核や脱肛を治す．柴胡は当帰と組合わさることで，脱肛，内臓下垂などの症状を緩解する．当帰は血虚による腸燥便秘に対して潤性薬として腸内を潤して排便を促進する．

選択のポイント

　①便秘傾向の痔疾患に用いる．
　②痔疾患や脱肛の治療には紫雲膏との併用が有効である．
　③出産時の痔疾患には用いない．
　④胃腸の弱い人には用いない．

　［参考処方］
　○**補中益気湯**（94）：便秘傾向になく，全身倦怠や食欲不振がある痔核や脱肛．
　○**芎帰膠艾湯**（139）：冷え症で血虚の下部出血（痔疾，子宮，尿路などからの出血）．
　○**桃核承気湯**（159）・**大黄牡丹皮湯**（160）：痔疾をはじめとする瘀血症状が激しいもの．

備考

　一般用エキス製剤が発売された当時，乙字湯は煎剤よりエキス製剤のほうが効くといわれていた．大黄の瀉下作用はかえって痔疾を悪化させることから，初期のエキス製剤の製造過程でセンノシド類（瀉下活性成分）が熱分解を受けていたと考えられる．

135 茵蔯蒿湯（いんちんこうとう）[傷寒論・金匱要略]

適応症状

比較的体力がある人で，口渇があり，尿量が少なく，便秘するものの次の諸症：
　　①黄疸，肝炎，肝硬変
　　②ネフローゼ症候群
　　③蕁麻疹，皮膚瘙痒症
　　④口内炎などの口腔内の炎症

処方解説

　　大黄　茵蔯蒿　山梔子

　名が示すようにこの処方の主薬は茵蔯蒿で，清熱，利胆の作用や湿熱（湿邪と熱邪が合わさって起きた病態）を去る働きがあり，脾の湿熱である黄疸の特効薬である．山梔子にも同様な作用があり，茵蔯蒿，山梔子に大黄の瀉下，駆瘀血，消炎，湿熱を治す作用が加わることで，茵蔯蒿湯は黄疸の聖薬と呼ばれている．いずれの生薬も燥性，寒性，降性であることから，口渇があり，尿量が少なく色が濃く，便秘をするなどの湿証で熱証のある升証向きの処方でる．

　黄疸がなくても，吐き気，食欲不振，皮膚の痒み，頭部の発汗，口内炎などにも応用できる．

選択のポイント

　①茵蔯蒿湯は黄疸の聖薬と呼ばれている．
　②比較的体力があり，便秘傾向の人の適応で，明らかな寒証には用いない．
　[参考処方]
　○**茵蔯五苓散**（118）：便秘はなく，口渇，尿量減少，浮腫傾向が強い．

注意

　山梔子を配合した黄連解毒湯，加味逍遙散，辛夷清肺湯，茵蔯蒿湯は長期間投与により，腸間膜静脈硬化症があらわれることがある．腹痛，下痢，便秘，腹部膨満等が繰り返しあらわれた場合，又は便潜血陽性になった場合には投与を中止し，CT，大腸内視鏡等の検査を実施するとともに，適切な処置を行う．

3-6 乾姜剤

中国では生のヒネショウガを生姜,乾燥したものを乾姜と称す.一方,日本では生のヒネショウガを鮮姜,乾燥したものを乾生姜または生姜,皮を去り蒸して乾燥したものを乾姜と呼び,これが局方の生姜・乾生姜ならびに乾姜にあたる.漢方製剤において,生姜と乾姜が用いられ,生のヒネショウガに相当する鮮姜はほとんど使われない.生姜ならびに乾姜は50％以上の漢方処方に用いられる汎用生薬で,いずれも温める働きがある.生姜は発汗や制吐の目的で葛根湯,小柴胡湯,六君子湯,小半夏加茯苓湯,半夏厚朴湯などに用いられる.一方,乾姜は温める作用がより強く(特に消化管を温める),体内の冷えによって起こる病態に温性,補陽の目的で人参湯,苓甘姜味辛夏仁湯,苓姜朮甘湯,大建中湯などに処方される.

ここでは乾姜を中心とした処方を**乾姜剤**として取りあげる.

頁	処方	構成生薬									
195	四逆湯	乾姜	甘草		附子						
	通脈四逆湯	乾姜	甘草	(甘草倍量)	附子						
90	人参湯	乾姜	甘草	人参		白朮					
91	桂枝人参湯	乾姜	甘草	人参		白朮				桂枝	
98	大建中湯	乾姜		人参			山椒	膠飴			
150	当帰湯	乾姜	甘草	人参	黄耆	半夏	山椒	当帰	芍薬	桂枝	厚朴
125	苓甘姜味辛夏仁湯	乾姜	甘草		茯苓	半夏	細辛	杏仁			五味子
58	小青龍湯	乾姜	甘草			半夏	細辛	麻黄	芍薬	桂枝	五味子
171	半夏瀉心湯	乾姜	甘草	人参	(竹節)	半夏	大棗	黄連	黄芩		
172	黄連湯	乾姜	甘草	人参	(竹節)	半夏	大棗	黄連		桂枝	
73	柴胡桂枝乾姜湯	乾姜	甘草				牡蛎	柴胡	黄芩	桂枝	括楼根
87	苓姜朮甘湯	乾姜	甘草		茯苓	白朮					
114	苓桂朮甘湯*		甘草		茯苓	白朮				桂枝	

*関連処方

(小林宏 改変)

118 苓姜朮甘湯（りょうきょうじゅつかんとう）[金匱要略]

適応症状
腰部から下肢にかけて強い冷えがあって，尿量が多いものの次の諸症：
　①腰痛，腰冷感，坐骨神経痛
　②夜尿症，頻尿，膀胱神経症

処方解説
　　乾姜　甘草　茯苓　白朮
　　　　　苓桂朮甘湯と共通

　苓桂朮甘湯の桂枝の代わりに乾姜が加わった処方である．乾姜は桂枝のような発表性はないが，燥性で温性が強く，脾胃（消化器系）を温め気をめぐらすことで冷えをとる働きがある．茯苓，白朮は脾胃を補う働きとともに代表的な利水薬として湿を除き，冷えが強く，下半身の水滞と寒証による症状を改善する．古典には「腰中冷え，水中に坐るがごとく．腰以下冷痛し，腰重きこと五千金を帯ぶるがごとし」と記載されており，腰部または腰から下肢にかけて冷感や腰重感を訴える人に適応する．

選択のポイント
①腰部または腰から下肢にかけて冷感や腰重感を訴える人に適応する．
②体が冷えて，尿量や尿の回数が多くなっている人に用いる．

［参考処方］
○**真武湯**（194）：冷えがより強く，下痢やめまい感などをともなう．
○**五積散**（57）：尿量異常や浮腫をともなわない，冷えによる腰痛や下肢のしびれ．

3-7 人参剤

　脾胃気虚は脾胃の機能低下（消化器系のエネルギー不足）により気の生成が低下した病態で，症状として食欲不振，食後の胃もたれ，腹部膨満，腸鳴，宿便，軟便，下痢，しゃっくり，げっぷなどの消化器系症状に加え，全身の倦怠感，疲れやすい，気力がないなどの精神症状をともなう．人参は脾胃気虚による生体の活力低下を治す代表的な**補気薬**（益気薬）で，人参を主薬とする**人参剤**は気虚を改善する**補気剤**の代表である．人参剤は食欲不振，食後の胃腸のもたれ，食後の眠気や疲労感，宿便や便秘（便を排泄する力が弱い），軟便（水分吸収が悪い）などの症状に適応する．人参剤は**参耆剤**として分類されることもある．参耆剤はいずれも補気薬である人参，黄耆を主薬とするもので，両方を含む処方には補中益気湯，十全大補湯，人参養栄湯，帰脾湯，加味帰脾湯がある．

実	五臓	虚
柴胡剤	肝	補血剤 （当帰・柴胡）
芩連剤	心	
大黄剤	脾	**人参剤**
桂麻剤 石膏剤	肺	桂枝湯類
竜骨牡蛎剤	腎	附子剤 地黄丸類

五臓の虚実と適応処方群
（小林宏　改変）

実	気血水	虚
［気鬱］ 理気剤	気	**［気虚］ 補気剤 （人参剤）**
［瘀血］ 駆瘀血剤	血	［血虚］ 補血剤
［水滞］ 半夏剤 苓朮剤	水	［陰虚］ 滋陰剤 （補陰剤）

気血水の虚実と適応処方群
（小林宏　改変）

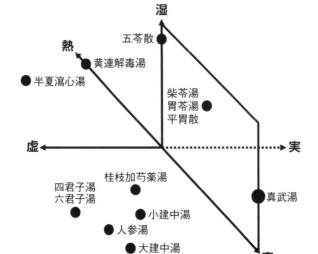

下痢症に適応する漢方薬の作用ベクトル
（気鬱による下痢：香蘇散，肝鬱による下痢：柴胡剤）

3-7 人参剤

頁	処方	構成生薬
90	人参湯（理中丸）	人参　白朮　　甘草　乾姜
91	桂枝人参湯	人参　白朮　　甘草　乾姜　　桂枝
98	大建中湯	人参　　　　　　　乾姜　　　　　　膠飴　山椒
97	呉茱萸湯	人参　　　　　　　生姜　　　　大棗　　　　　呉茱萸
92	四君子湯	人参　白朮　茯苓　甘草　生姜　　　　大棗
93	六君子湯	人参　白朮　茯苓　甘草　生姜　　　　大棗　陳皮　半夏
117	茯苓飲	人参　白朮　茯苓　　　　生姜　　　　　　　陳皮　枳実
95	清暑益気湯	人参　白朮　　甘草　　　黄耆　　　　陳皮　麦門冬 当帰　　　　　　　　　　　　　　　黄柏　五味子
94	補中益気湯	人参　白朮　　甘草　生姜　黄耆　大棗　陳皮 当帰　　　　　　　　　柴胡　　　　　升麻
142	十全大補湯	人参　白朮　茯苓　甘草　　黄耆　桂枝 当帰　川芎　芍薬　地黄　四物湯
143	人参養栄湯	人参　白朮　茯苓　甘草　　黄耆　桂枝　遠志　陳皮　五味子 当帰　　　　芍薬　地黄
99	清心蓮子飲	人参　　　茯苓　甘草　　黄耆　黄芩　　　　麦門冬 蓮肉　地骨皮　車前子
108	女神散	人参　白朮　　甘草　　　　桂枝　丁子　木香　香附子 当帰　川芎　　　　　（大黄）黄芩　黄連　檳榔子
	帰脾湯	人参　白朮　茯苓　甘草　生姜　黄耆　　大棗　木香　酸棗仁 当帰　　　　　　　　　　　　遠志　　　　竜眼肉
96	加味帰脾湯	帰脾湯　＋　柴胡　山梔子
	【参考処方】	
100	安中散	甘草　　　　桂枝　良姜　茴香　延胡索 牡蛎　縮砂
101	酸棗仁湯	茯苓　甘草　　　　　　　　　知母　酸棗仁 川芎
102	甘麦大棗湯	甘草　　　　　　　大棗　　小麦

（小林宏　改変）

32　人参湯（にんじんとう）［傷寒論・金匱要略］

適応症状

虚弱体質者または体力が低下したものの次の諸症：
　①胃アトニー，胃腸虚弱，食欲不振，嘔吐，胃痛，下痢，悪阻（つわり）
　②軟便をともなう便秘
　③萎縮腎

処方解説

　　人参　白朮　乾姜　甘草

　この処方は理中丸（傷寒論）を湯液にした処方で，「中」（中焦：消化器系）を補い，「理」（治める）する．すなわち，消化器系の機能低下（脾胃気虚）を治す薬という意味がある．症状としては，消化器系の機能が低下し，体力が衰え，食欲不振，胃腸虚弱で心下部（みぞおち）のもたれ・つかえ，下痢傾向があり，口に薄い唾が溜まったり，頻尿，多尿で，全身倦怠感をともなう．脾胃気虚による生体の活力低下を治す代表的な補気薬である人参，白朮に，補陽，温性の目的で温性薬の乾姜が加わっていることから，寒邪によって消化器系の機能が低下した寒証の消化器系疾患によく適応する．

選択のポイント

　①薄い唾液が溜まり，薄い尿が多量に出る慢性の水様性下痢や軟便に適応する．
　②胃腸が弱く，みぞおちのつまり感や生唾がこみ上げ，冷えると腹痛が起こる人に適応する．
　③冷水を嫌い，温かい飲み物を好むタイプの胃腸障害に適応する．
　④胸がつまるように痛む体力の低下した人に用いる．
　⑤口渇や尿量に問題のない乳幼児の下痢に適応する．
　⑥唾液が溜まってわずらわしい人に適応する．

［関連処方］
○桂枝人参湯（91）：頭痛，のぼせ，肩こりなどがある．
○四君子湯（92）・六君子湯（93）：胃部振水音が顕著で，下痢や嘔吐がある．
○呉茱萸湯（97）：冷えがより強く，冷えによる頭痛やめまいがある．
○茯苓飲（117）：尿量が減少し，気鬱のある吐き気や胸やけをともなう胃炎の症状．
○半夏瀉心湯（171）：のぼせ，みぞおちのつかえ，悪心，嘔吐，腹鳴がある下痢．

［参考処方］
○桂枝加芍薬湯（43）・小建中湯（45）：腹痛や腹直筋の攣急がある．
○五苓散（112）：口渇がある悪心，嘔吐，下痢．
○真武湯（194）：冷えが強く，めまいや動悸などの水滞の症状をともなう下痢．

注意

　禁忌：アルドステロン症の患者，ミオパチーの患者，低カリウム血症の患者．

82 桂枝人参湯（けいしにんじんとう）［傷寒論］

適応症状
①胃腸症状をともなうカゼの初期
②胃腸虚弱者の常習性頭痛，のぼせ，肩こり

処方解説

　　人参　白朮　乾姜　甘草　桂枝
　　　　　　人参湯

　この処方は人参湯に桂枝を加えたもので，桂枝は表でのエネルギーの発散を促進し，発汗，解熱，のぼせを去ることで頭痛や肩こりなどの気逆を発散させる作用があり，人参湯の適応で頭痛，のぼせ，肩こりを訴えるような人に適した処方である．

　したがって，顔色が悪く，腹力のない，胃腸虚弱で嘔吐，下痢をともなう頭痛，頭重，発熱などに用いる．

選択のポイント
①胃腸虚弱で嘔吐，下痢をともなう頭痛，頭重，発熱などに用いる．
②胃腸の弱った初期のカゼで，夏カゼに適応が多い．

［関連処方］
○**人参湯**（90）：頭痛，のぼせ，肩こりなどの表証はない．

注意
　禁忌：アルドステロン症の患者，ミオパチーの患者，低カリウム血症の患者．

75 四君子湯（しくんしとう）[和剤局方]

適応症状

やせて顔色が悪くて，食欲がなく，疲れやすいものの次の諸症：
　①胃腸虚弱，慢性胃炎，胃のもたれ
　②嘔吐，下痢

処方解説

　　人参　白朮　茯苓　甘草　生姜　大棗

　この処方は神農本草経で上薬に分類される人参，白朮，茯苓，甘草の四つの君子からなる処方という意味があり，それぞれがすぐれた補気健脾（消化吸収機能を高め気を補う）の作用をもち，気虚を治す代表的な補気剤である．

　人参，白朮は脾胃気虚による生体の活力低下を治す代表的な補気薬で，白朮，茯苓は脾胃を補う働きとともに代表的な利水薬として湿を除く．生姜は人参との併用により，胃気を補い，止嘔や食欲増進に働く．人参湯の類似方で，茯苓を加えることで水滞を改善する作用を強化し，湿邪によって消化器系の機能が低下した湿証の消化器系疾患によく適応する．

　したがって，胃腸虚弱で胃内停水があり，下痢をする場合に適応する．通常，これらに脾胃を整えることで悪心や嘔吐を止め，食欲不振を改善する生姜，大棗を加えた六味で用いる．

選択のポイント

①消化器系の機能低下を改善することで便秘（軟便）や下痢（排便後にだるい）の両方に適応する．
②人参湯に五苓散が必要な症候に用いる．

[関連処方]
○**人参湯**（90）：冷えが強く，水滞症状が弱い．
○**六君子湯**（93）：胃内停水や悪心，嘔吐が顕著．

[参考処方]
○**五苓散**（112）：水分代謝異常の下痢．
○**大黄剤**（78〜85）：硬い便が出る便秘．

43 六君子湯（りっくんしとう）[和剤局方]　　[局方]

適応症状

胃腸の弱いもので，食欲がなく，みぞおちがつかえ，疲れやすいものの次の諸症：
　①胃アトニー，胃下垂，胃炎，消化不良，食欲不振，胃痛，嘔吐
　②下痢，軟便をともなう便秘

処方解説

　<u>人参　白朮　茯苓　甘草　生姜　大棗</u>　半夏　陳皮
　　　　　　　四君子湯

　この処方は四君子湯に半夏，陳皮を加味したものである．上部消化管の湿を去り悪心や嘔吐を止める半夏と，理気薬として胃腸機能を調え胃内停水や湿を除く陳皮が加わることで，四君子湯の適応で心下部の水滞や食滞（胃腸で食物が停滞）により胃腸機能が影響を受けているものに奏効する．また，陳皮の理気作用は人参，生姜と組合わせることで脾胃を補い，食欲不振，腹部膨満感，腹痛，下痢などを治す．

　したがって，高温多湿の気候のため，脾に湿が停滞し，水滞を生じやすく，脾胃の虚弱な人が比較的多い日本人の体質にきわめて適合した処方である．

選択のポイント

①胃内停水，悪心，嘔吐をともなう胃腸症状に用いる．
②食欲がなく，倦怠感がある軟便や下痢に適応する．
③易疲労倦怠感，気力不足，朝起きがつらい，食後の眠気や疲労感などの症状にも適応する．
④炎症が顕著でない多愁訴の慢性胃炎のファーストチョイス．
⑤FD（機能性ディスペプシア）に用いられる代表的な漢方薬である．

[関連処方]

○**人参湯**（90）：冷えが強く，水滞症状が弱い．
○**四君子湯**（92）：胃内停水や悪心，嘔吐は少ない．
○**茯苓飲**（117）：気鬱があり，吐き気や胸やけをともなう胃炎の症状．
○**参蘇飲**（106）：カゼ症状が強い．

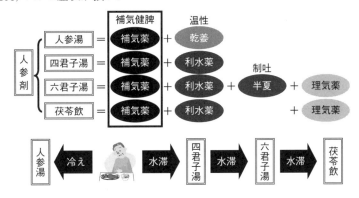

代表的な人参剤（補剤）の使い分け

41 補中益気湯（ほちゅうえっきとう）［弁惑論］　　［局方］

適応症状

消化機能が衰え，四肢倦怠感が著しい虚弱体質者の次の諸症：
　①微熱・盗汗のある慢性化したカゼ，食欲不振，夏やせ，疲労倦怠，病後の体力増強
　②内臓下垂，痔，脱肛，子宮下垂
　③肝疾患（慢性肝炎，肝硬変），結核症
　④陰萎（インポテンツ），半身不随
　⑤多汗症，アトピー性皮膚炎，褥瘡

処方解説

　人参　白朮　甘草　生姜　大棗　黄耆　陳皮　升麻　柴胡　当帰
　　　　　四君子湯と共通

　この処方は四君子湯から茯苓を除いたものに，黄耆，陳皮，柴胡，当帰，升麻を加えたもので，「中」を補い，「気」を「益」という意味から名付けられ，補剤の王者として別名，医王湯とも称される．

　人参・黄耆（参耆剤）ならびに白朮はいずれも脾胃気虚による生体の活力低下を治す代表的な補気薬で，陳皮が理気薬として胃腸機能を調え胃内停水や湿を除き，生姜，大棗が胃腸を温め脾胃を調えることで，消化管の機能低下による気の生成不足を改善する．さらに補血に働く当帰を加味することで補気の効果を増強している．この処方における柴胡は疏肝（肝気鬱結を発散）の働きよりも，理気薬として処方全体の効果を全身にめぐらせる方向に働く．升麻は柴胡とともに気をあげる代表的な升性薬で，内臓を引き上げる作用があり，内臓下垂，痔核，脱肛などの症状を緩解する．黄耆は体表の血行を高めて栄養を補うことで皮膚の機能を高め，盗汗（寝汗）を治す．

選択のポイント

　①内臓が下垂傾向（胃下垂，痔核，脱肛）にある場合に用いる．
　②手足の倦怠感，言葉や眼力が弱い，食欲低下，汗をかきやすいなどの場合に適応する．
　③四肢脱力感が激しい虚弱者でストレスのある人に適応する．
　④十全大補湯や人参養栄湯の適応で，地黄が合わない人に当帰芍薬散と併用する．

［関連処方］
○**清暑益気湯**（95）：夏負け，暑気あたりによる食欲不振，全身倦怠感，夏やせのある虚弱者．
○**藿香正気散**（109）：比較的体力があり，頭痛，発熱，悪寒などの表証がある夏カゼ．
○**十全大補湯**（142）・**人参養栄湯**（143）：血虚の症状が顕著．

［関連処方］
○**小柴胡湯**（66）：比較的体力があり，気虚の症状が少ない．
○**乙字湯**（84）：比較的体力がある便秘傾向のものの痔疾や脱肛．

136 清暑益気湯（せいしょえっきとう）［医学六要］

適応症状

暑気あたり，暑さによる全身倦怠感・四肢の脱力感・食欲不振・下痢，夏やせ

処方解説

<u>人参　黄耆　白朮　甘草　当帰　陳皮</u>　黄柏　麦門冬　五味子
　　補中益気湯と共通

　この処方は 15 種の生薬が処方された内外清暑益気湯（内外傷弁惑論：蒼朮，升麻，神麴，沢瀉，葛根と陳皮の代わりに橘皮，青皮を配剤）から，より即効性を高めるために 9 種に減らして創製されたもので，近製清暑益気湯とも称される．

　代表的な補気剤である補中益気湯を基本に，生津（せいしん）（消耗した津液を補う）と補気に働く生脈散（しょうみゃくさん）（人参・麦門冬・五味子）を加えた処方と考えてよい．その名の通り，暑邪を去り，気を益する働きがあり，夏の暑さによる体力の消耗，陰液のアンバランス，消化管の機能低下などを改善する．

選択のポイント

①夏やせして食欲がなく，全身や手足の倦怠感が強いものに用いる．
②夏の暑い時期の後に起こる体調不良に適応する．

［関連処方］

○**補中益気湯**（94）：津液不足による口渇や微熱などはない．

［参考処方］

○**藿香正気散**（109）：胃腸症状が強い．

137　加味帰脾湯（かみきひとう）［済生方］

適応症状

虚弱体質で血色の悪い人の次の諸症：
　　①不眠症，精神不安，神経症
　　②胃腸虚弱
　　③貧血

処方解説

<u>人参　白朮　茯苓　甘草　生姜　大棗</u>　黄耆　酸棗仁　竜眼肉　遠志　木香　当帰　柴胡　山梔子
　　　　　　四君子湯

　四君子湯に黄耆，酸棗仁，竜眼肉，遠志，木香，当帰を配剤した帰脾湯（済生方）は，脾胃気虚（食欲不振，疲労感など）と心血虚（精神不安，不眠など）による気血両虚の症状に用いるが，イライラ，のぼせ，怒りっぽいなどの心と肝の気の病的亢進をともなう症候には，清熱作用のある山梔子，柴胡を加味したこの処方が適している．

　人参，白朮とともに脾胃気虚による生体の活力低下を治す代表的な補気薬である黄耆は，体表の血行を高めて栄養を補うことで皮膚の機能を高め，盗汗（寝汗）をとる．酸棗仁，竜眼肉，遠志はいずれも安神（精神安定）に働き，木香は理気薬として気滞を除き気分をすっきりさせ，竜眼肉，当帰は貧血を補う．これらの効能が四君子湯に加味され，さらに山梔子が気鬱の進展したのぼせや煩悶感を治し，柴胡が肝気鬱結による抑うつ感，悪心，嘔吐，食欲不振などを改善する．構成生薬の多くが温性で補性であるから，四君子湯と同じく寒虚証向きであるが，四君子湯に比べ湿を除く作用は弱い．

　したがって，一般に体力のない虚弱な人が，貧血ぎみで，精神不安，動悸，健忘，不眠，多夢などを訴え，とりこし苦労ばかりし，女性では月経不順をきたしたりする症状に適応される．

選択のポイント

過度の精神疲労からくる神経症状に用いる．

［関連処方］
　〇帰脾湯（済生方）：イライラ，のぼせ，怒りっぽいなどの精神神経症状が少ない．

［参考処方］
　〇酸棗仁湯（101）：心身の疲労からくる不眠や精神不安．
　〇半夏厚朴湯（123）：咽喉のつまり感や咳嗽がある．
　〇人参養栄湯（143）：血虚の症状が強い不眠．
　〇黄連解毒湯（166）：気虚の症状がないイライラやのぼせ．
　〇桂枝加竜骨牡蛎湯（191）：臍上悸や腹直筋の攣急をともなう．

備考

遠志は糖尿病の指標に使う1,5-AG（1,5-アンヒドログルシトール）を含むことから，遠志を配合する漢方薬は1,5-AG検査に影響を及ぼす可能性がある．

31 呉茱萸湯 (ごしゅゆとう) [傷寒論・金匱要略]

適応症状

胃腸虚弱で，手足の冷えやすいものの次の諸症：
　①常習性頭痛，片頭痛，吐き気をともなう月経痛
　②吃逆(きつぎゃく)（しゃっくり）

処方解説

　　人参　呉茱萸　生姜　大棗

　主薬の呉茱萸は強い温性薬で体を温め，止痛にも働くことから，冷えによる頭痛，胃痛などを緩解する．呉茱萸，生姜は胃を温め，胃内停水を除き，悪心，嘔吐に効果がある．これに人参，大棗が加わり，胃腸の機能を高めている．

　したがって，手足が冷え，食欲不振の常習性頭痛（主に前頭部の頭痛）に適応する．頭痛は激しく，しばしば吐き気（吐きそうだが吐けないような状態で，唾や胃液のようなものを吐く）をともなう．一般に，めまい，首筋からこめかみのこり，よだれや唾が多い，しゃっくりなどの症状をともなうことがある．

選択のポイント

①冷えによって起こる激しい頭痛（主に前頭部の頭痛）やめまいなどに用いる．
②発作的に起こる頭痛，めまい，嘔吐に用いられ，薄い唾を吐く癖があるものに適応する．
③人参湯で冷えによる頭痛，腹痛，吐き気が改善されない場合に用いる．

［関連処方］
○**人参湯**（90）：軟便や下痢をともなう．

［参考処方］
○**半夏白朮天麻湯**（124）：冷えの症状は顕著でなく，めまい，頭痛，嘔吐の3つを主訴とする．
○**当帰四逆加呉茱萸生姜湯**（152）：悪心や嘔吐などをともなわない疼痛，冷え症，しもやけ．
○**釣藤散**（185）：のぼせやイライラ感をともなう筋緊張型頭痛．

100 大建中湯（だいけんちゅうとう）[金匱要略]　[局方]

適応症状

体力が低下した人で，腹部が冷えて痛み，腹部膨満感のあるものの次の諸症：
　①過敏性腸症候群，鼓腸
　②腹膜癒着による腸管通過障害
　③腹痛，嘔吐，便秘
　④尿路結石

処方解説

　人参　乾姜　山椒　膠飴

「中」（消化器系）を建て直す（建中），すなわち消化器系の機能を補う要薬という点では小建中湯と同じであるが，膠飴以外は処方上の共通点はない．山椒（蜀椒），乾姜は温性薬で消化管を温め，停滞した気（ガス）をめぐらせ，冷えによる消化管運動の低下や内臓の痛み改善し，人参とともに消化器系の機能を回復する．膠飴は脾胃を補い，気の補給や緩和，冷えなどによる腹痛や虚脱状態の急迫症状を緩解する．いずれも温性の生薬であり，中焦（消化器系）を温めて，虚寒証の腹痛を緩和するのに適した処方である．

したがって，体力が低下し腹部の冷えにより胃腸機能が衰え，腹部膨満や鼓腸（腸管内にガスがたまる症状）があらわれたり，腹壁が軟弱でムクムクとした腸の蠕動運動の異常を認める場合に適応する．

選択のポイント

①体力が低下した人で，腹部が冷えて痛み，鼓腸を呈したり，ムクムクとした腸蠕動の運動異常が自他覚的に認められるものに適応する．
②開腹手術後の腸閉塞（イレウス）の予防や治療に用いられる．

［参考処方］
○**小建中湯**（45）：膠飴以外は処方上の共通点はなく，体質虚弱者の腹痛，体質改善に用いる．

備考

①大建中湯を漫然と長期間使うよりも，症状が改善してくれば人参湯または六君子湯に処方変更する方がよい．
②大建中湯は大腸を直接刺激する他の下剤と異なり，小腸に働いて蠕動運動を活発化する．それが大腸に伝わることで下部消化管機能が自然に改善し，排便困難を改善すると考えられている．
③日本薬局方収載の大建中湯は膠飴を配剤しない「無コウイ大建中湯エキス」である．

111 清心蓮子飲（せいしんれんしいん）［和剤局方］

適応症状

比較的体力の低下した人で，頻尿，残尿感，排尿痛のあるものの次の諸症：

①慢性膀胱炎，慢性尿道炎，膀胱神経症，夜間頻尿

②慢性前立腺炎，前立腺肥大

③尿路結石，ネフローゼ症候群

④性的神経衰弱，糖尿病

処方解説

　<u>人参　茯苓　甘草</u>　黄耆　黄芩　蓮肉　地骨皮　車前子　麦門冬
　　四君子湯と共通

蓮子は主薬である蓮肉の別名で，心の熱を冷まし（清心）安神に働くことからこの名がつけられたと考えられる．

　人参，茯苓，甘草は四君子湯と共通するが，黄芩，蓮肉，地骨皮，車前子，麦門冬など寒性薬が多く含まれ上焦（心や肺）の熱を冷ます働きがあり，処方としては熱証で虚証向きである．人参，茯苓，黄耆は脾胃を養い，蓮肉，車前子は腎を補う．茯苓，車前子は利水作用により排尿を促進する．この処方は上盛下虚，すなわち，上焦が熱をもち盛んになることで，下焦の腎の働きが弱くなって上下の調和を失い，泌尿器系の症状をあらわしているものに適応する．

選択のポイント

①精神的な虚弱，心労，疲労，眠りが浅いなどの神経症的な要因によって修飾された慢性の泌尿器疾患に適応する．

②非感染性の膀胱機能不定愁訴に効果的である．

③猪苓湯や竜胆瀉肝湯で胃腸障害を起こすような，胃腸虚弱者や食欲不振のある人の泌尿器系疾患に有用である．

［参考処方］

○**猪苓湯**（113）：精神症状がなく，口渇をともなう泌尿器疾患．

○**竜胆瀉肝湯**（174）：イライラやのぼせをともなう急性・亜急性の泌尿生殖器の諸種の炎症．

○**六味丸**（202）・**八味地黄丸**（203）：排尿困難，尿量減少，夜間尿などで，下肢部の脱力感，知覚鈍麻をともなう．

○**五淋散**（万病回春）：気虚の症状や精神症状をともなわない泌尿生殖器の炎症．

5 安中散（あんちゅうさん）［和剤局方］　《参考処方》

適応症状
やせ型で腹部筋肉が弛緩する傾向にあり，胃痛または腹痛があって，ときに胸やけ，げっぷ，食欲不振，吐き気などをともなうものの次の諸症：
　①神経性胃炎，慢性胃炎，胃アトニー，胃酸過多症，消化性潰瘍
　②月経困難症

処方解説
　　　延胡索　縮砂　茴香　良姜　桂枝　甘草　牡蛎

　この処方は漢方薬の代表的な胃腸薬の一つで，「中」（消化器系）を安んじて諸症を緩解する意味からつけられ，すべての構成生薬が止痛の効果をもつことから鎮痛健胃を目標にしている．
　精油含有生薬である桂枝，良姜，縮砂，茴香は芳香性健胃に，延胡索は気血の流れを促進し止痛，血に，牡蛎は制酸，鎮静に働く．構成生薬のほとんどが温性で燥性薬であることから，胃内停水や胃酸過多のある寒虚証向きの処方である．

選択のポイント
胸やけがある心下部の持続性の強い痛みに用いる．
　［参考処方］
○**柴胡桂枝湯**（71）：微熱，発汗，悪寒，頭痛，悪心などをともなう腹痛．
○**平胃散**（115）：胃内停水が顕著な胃腸障害．
○**半夏瀉心湯**（171）：のぼせや心下部のつかえ感をともなう，腹鳴亢進，悪心，嘔吐，下痢．

103 酸棗仁湯（さんそうにんとう）［金匱要略］　《参考処方》

適応症状

心身の疲労による不眠症，神経症，自律神経失調症，嗜眠

処方解説

　酸棗仁　茯苓　甘草　川芎　知母

　主薬の酸棗仁は精神不安，不眠，動悸，焦燥感などを改善する代表的な安神薬で，茯苓は脾胃を補うことで精神を安定し，知母は清熱により煩悶感を緩和し，川芎は気血をめぐらせることで，いずれも鎮静的に働く．さらに茯苓は甘草と組合わさることで，不眠，心悸亢進，精神不安などを治す．

　したがって，すべて補性薬からなり，精神興奮，精神不安，神経過敏，不眠（眠りが浅く，熟睡できない，多夢）などの症状を訴える虚証向きの処方である．

選択のポイント

①寝つきが悪い不眠ではなく，眠りが浅く，多夢などで熟眠感の得られない場合に適応する．
②疲れすぎて眠れない状態で，立ちくらみ，めまい感，盗汗をともなうものに適応する．

［参考処方］
○**加味帰脾湯**（96）：過度の精神疲労からくる神経症状．
○**桂枝加竜骨牡蛎湯**（191）：体質虚弱で，臍上悸，腹直筋の攣急，自汗，性的症状をともなう．

72 甘麦大棗湯（かんばくたいそうとう）[金匱要略] 《参考処方》

【適応症状】
①夜泣き，ひきつけ
②ヒステリー，神経症，不眠症，チック，てんかん
③更年期障害，自律神経失調症

【処方解説】
　　小麦　甘草　大棗

　小麦，甘草，大棗という比較的薬性に特徴のない生薬からなる処方であるが，これら三味が組合わさることで急迫症状を緩解する作用を発揮する．小麦，大棗は緩和鎮静に働き，甘草，大棗が消化器系を補い精神を安定させ，処方全体として，精神不安，情緒不安定，言動異常，不眠などの神経過敏や痙攣性の症状を緩解する．

【選択のポイント】
　情緒不安定，言動異常，焦燥感，眠りが浅い，ぼんやりする，あくびの頻発があるものに適応する．

［参考処方］
○抑肝散（154）：あまり急迫的でないが，易怒性などの攻撃的な面が顕著．
○桂枝加竜骨牡蛎湯（191）：体質虚弱で，臍上悸，腹直筋の攣急，自汗，性的症状をともなう．

【注意】
　禁忌：アルドステロン症の患者，ミオパチーの患者，低カリウム血症の患者．

3-8 理気剤

　生体内をめぐるエネルギーである気の流れがストレスなどによって部分的に阻害された気鬱（気滞）は，抑うつ傾向，頭重，頭冒感，咽喉のつかえ感，噯気（げっぷ），心下部のつかえ感，腹部膨満感，朝起きにくいなどのさまざまな症候を示す．愁訴の多くは執拗で，時間的に消長したり，愁訴部位が変動するなどの不定愁訴として認められることが多い．このような気鬱に対し，気の流れをスムーズにすることで治療する処方群が**理気剤**で，以下に示す代表的な**理気薬**を主構成生薬とする．表にあげた生薬以外にも柴胡，半夏，川芎などが理気に働く．

理気作用をもつ代表的な生薬（理気薬）

烏薬（うやく）	薤白（がいはく）	藿香（かっこう）
枳殻・枳実（きこく・きじつ）	厚朴（こうぼく）	香附子（こうぶし）
柿蔕（してい）	縮砂（しゅくしゃ）	沈香（じんこう）
青皮（せいひ）	蘇葉（そよう）	大腹皮（だいふくひ）
陳皮・橘皮（ちんぴ・きっぴ）	薄荷（はっか）	白檀（檀香）（びゃくだん・だんこう）
檳榔子（びんろうじ）	木香（もっこう）	

気血水の虚実と適応処方群

実	気血水	虚
[気鬱] 理気剤	気	[気虚] 補気剤（人参剤）
[瘀血] 駆瘀血剤	血	[血虚] 補血剤
[水滞] 半夏剤 苓朮剤	水	[陰虚] 滋陰剤（補陰剤）

（小林宏　改変）

頁	処方	構成生薬									
		理気薬									
105	香蘇散（こうそさん）	香附子	蘇葉	陳皮		甘草	生姜				
123	半夏厚朴湯（はんげこうぼくとう）		蘇葉		厚朴	半夏	生姜		茯苓		
115	平胃散（へいいさん）			陳皮	厚朴	甘草	生姜	蒼朮		大棗	
107	九味檳榔湯（くみびんろうとう）		蘇葉	陳皮	厚朴	甘草	生姜		茯苓	大黄	
		檳榔子	木香					桂枝			
108	女神散（にょしんさん）	香附子			丁子	甘草		白朮	（大黄）		
		檳榔子	木香		川芎	当帰	人参	桂枝	黄芩	黄連	
109	藿香正気散（かっこうしょうきさん）		蘇葉	陳皮	厚朴	半夏	甘草	生姜	白朮	茯苓	大棗
		大腹皮	藿香					桔梗		白芷	
106	参蘇飲（じんそいん）		蘇葉	陳皮	枳実	半夏	甘草	生姜		茯苓	大棗
		木香					人参	桔梗	葛根	前胡	

（小林宏　改変）

70 香蘇散（こうそさん）[和剤局方]

[適応症状]
①胃腸虚弱で神経質な人のカゼの初期
②自律神経失調症，神経性下痢
③魚介類による蕁麻疹
④更年期障害

[処方解説]

香附子　蘇葉　陳皮　生姜　甘草

　香附子，蘇葉，陳皮の理気作用はどれも穏やかなため，他剤との合方も相性がよく，気鬱に対して用いる理気剤の中で最もマイルドな応用範囲の広い処方である．香附子は「気病の総帥」と呼ばれる代表的な理気薬で，気鬱によるさまざまな失調を解消する．発表性のある蘇葉は辛温解表の効能に加え魚介類の中毒予防および治療に効果がある．陳皮が理気薬として生姜とともに胃腸機能を調え，嘔吐，腹部膨満感，食欲不振などを緩解する．
　この処方は気の流れをスムーズにすることで邪を追い出すことから，悪心，嘔吐などの胃腸症状をともなうカゼに適応する．

[選択のポイント]
①桂枝湯よりもマイルドなカゼ薬（夏カゼ）で，桂麻剤で胃腸障害を起こす抑うつ傾向のものに適応する．
②胃腸虚弱なタイプの食事性蕁麻疹に用いる．
③頭冒感，イライラ感などの抑うつ傾向を改善する代表的な処方である．
④みぞおちに圧痛（鳩尾の圧痛点）のある抑うつ感に適応する．

[関連処方]
○**参蘇飲**（106）：カゼがこじれて咳や痰があり，胃腸障害がより顕著．
○**藿香正気湯**（109）：胃腸障害が顕著．

[参考処方]
○**半夏厚朴湯**（123）：咽喉のつまり感のあるストレス症状で，亢進している機能を抑える．

[備考]

　香附子と附子：毒性の強い附子と名前が類似するが，香附子はハマスゲ（カヤツリグサ科）の根茎で，附子はヤマトリカブトまたはカラトリカブト（キンポウゲ科）の子根であり，全く異なる植物を基原とするので混同しないように注意が必要である．

66 参蘇飲（じんそいん）［和剤局方］

適応症状
①胃腸虚弱な人のカゼ
②上気道炎（咳や痰），気管支炎，気管支喘息

処方解説

<u>人参　茯苓　甘草　半夏　生姜　大棗　陳皮</u>　蘇葉　木香　枳実　葛根　前胡　桔梗
　　　　　　六君子湯と共通

　この処方は六君子湯から白朮を除いたものに，蘇葉，葛根，前胡，桔梗，木香，枳実を加えたものである．

　蘇葉，木香，枳実はいずれも理気薬で，蘇葉は辛温解表に，木香は胃腸系を温め調え，枳実は気の滞りによる腹部膨満感の緩解に働く．葛根は辛温解表により項背部のこりや頭痛を治し，前胡，桔梗は肺の炎症を鎮め止咳，去痰に作用する．六君子湯の要素があることから，胃腸が丈夫でない人の咳に適した処方であり，香蘇散よりもさらに胃腸虚弱が顕著で，咳や痰のある場合に用いる．

　したがって，胃腸虚弱な人のカゼで，軽度の頭痛や微熱のある咳嗽や痰に適応する．

選択のポイント
①香蘇散の適応より，さらに胃腸虚弱が顕著で，咳や痰のある場合に適応する．
②胃腸虚弱な人のカゼで，軽度の頭痛や微熱のある咳，痰に適応する．
③下痢や夏バテで体力が低下した人のカゼに用いる．
④胃腸虚弱で疲れやすい人のストレス症状に適応する．

［関連処方］
○六君子湯（93）：胃腸症状が主訴．
○香蘇散（106）：胃腸症状が顕著でない．
○藿香正気散（109）：カゼ症状よりも胃腸症状が強い．

311 九味檳榔湯 (くみびんろうとう) [浅田家方]

適応症状

心悸亢進，肩こり，倦怠感，浮腫があって便秘傾向のあるものの次の諸症：
　①脚気
　②高血圧，動脈硬化，これらをともなう頭痛

処方解説

　檳榔子　厚朴　木香　<u>蘇葉　陳皮　生姜　甘草</u>　桂枝　大黄　（呉茱萸）（茯苓）
　　　　　　　　　　　香蘇散と共通

　檳榔子を主薬とする九味から構成され，呉茱萸，茯苓を加味した処方もある．檳榔子，厚朴，木香，蘇葉，陳皮はいずれも理気薬で，檳榔子は胃腸機能を亢進し消化管の停滞を去り，大黄の瀉下作用がこれを助ける．厚朴，陳皮は理気作用により胃腸を調え湿を除き，茯苓は利水薬として水分代謝を促し，脾胃を調える．桂枝は発表や健胃の作用により気の流れをよくし，呉茱萸は強い温性薬として体を温め，冷えによる頭痛や湿を除く．

　したがって，構成生薬のほとんどが燥性，降性，温性で気をめぐらせ調える作用があることから，心悸亢進，肩こり，倦怠感などを神経症的に訴える湿証で寒証の人に適応する．大黄を含むが，胃腸機能を調えるものが多く配剤されており，胃腸虚弱の人にも用いることができる．

選択のポイント

①動悸，息切れなどを神経症的に訴える人に適応する．
②浮腫をともなった脚気様症状に適応する．

［参考処方］
○**木防已湯**（180）：心下部のつかえるがある動悸，息切れ．

女神散（にょしんさん）［浅田家方］

適応症状

のぼせとめまい，頭痛，頭重感，動悸，不眠，不安などの精神神経症状のある次の諸症：
　①産前産後の諸神経症
　②月経不順，血の道症，更年期障害

処方解説

　香附子　檳榔子　木香　人参　白朮　甘草　黄芩　黄連　当帰　川芎　丁子　桂枝　（大黄）

　香附子，檳榔子，木香は理気薬として気をめぐらせ，丁子，桂枝は気の上衝を降ろす．人参，白朮は代表的な補気薬として気を補い，黄連，黄芩はみぞおちのつかえをとる．香附子は月経を整える作用もあり，当帰，川芎とともに調経止痛に働く．便秘のない場合は大黄を除いて用いる．

　したがって，血症をともなっためまいやのぼせに適応し，婦人の産前産後の神経症，月経異常，血の道症や更年期障害の精神不安（心の失調による理性の高ぶり）に用いられる．

選択のポイント

　①血症をともなっためまいやのぼせに適応する．
　②産前・産後，更年期の精神不安に用いる．
　③多愁訴であるが，症状は一定で持続性がある．

　［参考処方］
　〇**加味逍遙散**（153）：女神散の適応に比べ，気うつ傾向は弱く，多愁訴で症状が変わりやすい．

藿香正気散（かっこうしょうきさん）[和剤局方]

適応症状
①夏のカゼ（頭痛，悪寒，発熱，咳嗽，頭重など）
②暑さによる食欲不振・下痢・全身倦怠，暑気あたり

処方解説

　藿香　大腹皮　厚朴　蘇葉　陳皮　甘草　生姜　半夏　茯苓　白朮　大棗　桔梗　白芷
　　　　　　　　　　香蘇散と共通

　藿香，大腹皮，厚朴，蘇葉，陳皮はいずれも理気作用があり，陳皮，生姜，半夏，茯苓，白朮はともに胃腸の機能を調え湿を除き，食欲不振，嘔吐，下痢，腹痛，腹部膨満感，頭痛，咳嗽などを治す．藿香，蘇葉，白芷は生姜とともに辛温解表として悪寒，頭痛，発熱などの表証を緩解する．桔梗は肺機能を調え止咳に働き，甘草とともに排膿ならびに咽喉痛を治す．
　したがって，夏のカゼ，暑気あたり，急性胃腸炎，夏の下痢などの暑い時期の湿邪による胃腸系のカゼに適応する．

選択のポイント
①夏の時期の冷たいものの飲食による胃炎や下痢に適応する．
②冷房や寝冷えなどによる胃腸障害を主訴とするカゼに用いる．
③辛涼解表作用があるので，あまり虚弱な人には適さない．

[関連処方]
○**香蘇散**（105）：神経質な面が強い胃腸障害．
○**参蘇飲**（106）：カゼ症状が強い．

[参考処方]
○**補中益気湯**（94）：疲労，全身倦怠，手足の倦怠が著しい虚弱者．
○**清暑益気湯**（95）：全身や手足の倦怠感が強い虚弱者．

3-9 苓朮剤

苓朮剤は茯苓，朮（白朮，蒼朮），猪苓，沢瀉などの**利水薬**を中心に構成される**利水剤**である．
漢方では，体をめぐる水のアンバランスを病気の背景に存在する重要な因子として捉えている．水が体全体をうまく循環できず水が停滞した状態を**水滞**（水毒）と呼び，浮腫，口渇，鼻汁，痰，頭痛，めまい，動悸，嘔吐，胃部振水音，尿量減少（**小便不利**），多尿（**小便自利**），下痢，関節痛，全身倦怠などのさまざまな症候と関係する．雨の日に症状が悪化する場合は水滞が原因である可能性が高い．脾胃の減退は水分の吸収低下を招き，消化管内の余分な水分貯留による嘔吐，胃部振水音，下痢，さらに体内の水分不足による口渇や尿量減少などの典型的な水滞の症状があらわれる．水分の代謝・排泄に深く関わる腎と肺（五臓）の働きが低下することで，血管や組織における水分の停滞や偏在が起き，浮腫，関節痛，尿量異常などの症状を示す．小児は成人に比べ体内水分占有率が高く，体内の水分が偏りやすいため，水滞が起こりやすいといわれている．これら水滞の改善に用いられる利水剤は，利尿剤（尿細管からの再吸収を阻害し，体の水分量の多少に関わらず尿量を増やす）と異なり，水分の足りないところには供給し，多すぎるところからは利尿によって排除する特徴をもつ．

3-9-1 水滞を改善する処方群

1. 苓朮剤

全身性の水滞で，消化管に水が溜まる，口渇，尿量減少に加え，嘔吐，水様性下痢，全身の浮腫などをともない，吐いた後は気分がよくなる病態に適応する．

2. 半夏剤

上半身の水滞で，吐き気（嘔気），悪心，めまい，くしゃみ，水様性鼻汁などの症状があり，吐いた後も悪心が改善しない病態に適応する．

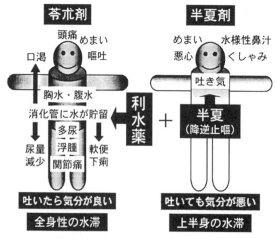

苓朮剤と半夏剤の適応病態の比較

（小林宏　改変）

3-9 苓朮剤

頁	処方	構成生薬									
		利水薬									
112	五苓散 ごれいさん	茯苓	白朮	沢瀉	猪苓		桂枝				
	茯苓沢瀉湯 ぶくりょうたくしゃとう	茯苓	白朮	沢瀉			桂枝	生姜	甘草		
114	苓桂朮甘湯 りょうけいじゅつかんとう	茯苓	白朮				桂枝		甘草		
87	苓姜朮甘湯 りょうきょうじゅつかんとう	茯苓	白朮					乾姜	甘草		
113	猪苓湯 ちょれいとう	茯苓		沢瀉	猪苓					滑石	阿膠
126	二朮湯 にじゅつとう	茯苓	白朮		半夏		陳皮	生姜	甘草	黄芩	香附子
			蒼朮					羌活		威霊仙	天南星
92	四君子湯 しくんしとう	茯苓	白朮			人参		生姜	甘草		
									大棗		
93	六君子湯 りっくんしとう	茯苓	白朮		半夏	人参	陳皮	生姜	甘草		
									大棗		
117	茯苓飲 ぶくりょういん	茯苓	白朮			人参	陳皮	生姜		枳実	
	啓脾湯 けいひとう	茯苓	白朮	沢瀉		人参	陳皮	生姜	甘草	山査子	
									大棗	蓮肉	山薬
124	半夏白朮天麻湯 へんげびゃくじゅつてんまとう	茯苓	白朮	沢瀉	半夏	人参	陳皮	生姜		黄柏	天麻
						黄耆		乾姜		神麹	麦芽
	帰脾湯 きひとう	茯苓	白朮			人参		生姜	甘草	当帰	竜眼肉
						黄耆		木香	大棗	遠志	酸棗仁
96	加味帰脾湯 かみきひとう	帰脾湯			+	柴胡	山梔子				
194	真武湯 しんぶとう	茯苓	蒼朮					生姜		附子	芍薬
115	平胃散* へいいさん		蒼朮				陳皮	生姜	甘草	厚朴	
									大棗		
	*参考処方										
118	茵蔯五苓散 いんちんごれいさん	五苓散			+	茵蔯蒿					
116	胃苓湯 いれいとう	五苓散	+	平胃散	+	(芍薬)					
69	柴苓湯 さいれいとう	五苓散			+	小柴胡湯					
	【参考処方】										
119	防已黄耆湯 ぼういおうぎとう		白朮	防已		黄耆		生姜	甘草		
									大棗		
180	木防已湯 もくぼういとう			防已		人参	桂枝			石膏	

(小林宏 改変)

17 五苓散（ごれいさん）［傷寒論・金匱要略］

適応症状

口渇，尿量減少するものの次の諸症：
　①下痢，急性胃腸炎，嘔吐，暑気あたり，胃内停水，悪心
　②浮腫，ネフローゼ症候群，尿毒症，糖尿病
　③二日酔い，めまい，頭重，頭痛
　④胃腸炎型のカゼ，乳幼児のカゼや自家中毒による嘔吐・下痢，小児の周期性嘔吐症

処方解説

　　茯苓　白朮　沢瀉　猪苓　桂枝

　沢瀉，猪苓，茯苓，白朮の利水薬からなる代表的な利水剤で，比較的証にこだわらず使えることから汎用される．茯苓，白朮は脾胃を補い胃腸の機能を高め，消化管や組織内にある水分の血管内への吸収を促進し，沢瀉，猪苓は腎，膀胱に働いて血管内の水分を利尿する役割を担っている．桂枝は気をめぐらせ血行をよくすることで，これらの水分調節機能を亢進する働きがある．また，桂枝は茯苓と組合わさることで気の上衝によるめまい，頭痛を緩解する．

選択のポイント

①適応範囲の広い利水剤である．
②口渇があり，水を飲むと直ぐに吐き出すような症状に適応する．
③尿の回数や量が少ないもの（小便不利）や水分摂取量に比べ尿量が少ないものに適応する．
④嘔吐下痢症のカゼに有効であるが，しぶり腹には使用しない．
⑤何度も水のような内容物を吐き続ける嘔吐には即効性がある．
⑥五苓散と黄連解毒湯の併用は二日酔いの予防や治療に奏効する．

［関連処方］
○柴苓湯（69）：微熱や胸脇苦満がある．
○猪苓湯（113）：胃腸障害があまり強くなく，排尿痛，血尿，排尿後の不快感がある．
○苓桂朮甘湯（114）：めまい，立ちくらみが主症状．
○平胃散（115）：腹部膨満感があり，胃内停水などから起きる胃腸症状に適応．
○胃苓湯（116）：五苓散の適応で，腹部膨満感があるもの．
○小半夏加茯苓湯（122）：口渇，尿量減少，下痢はない上半身の水滞症状．

［参考処方］
○桂枝加芍薬湯（43）：下腹部の膨満感，しぶり腹，腹痛があり，たえず便意をもよおす．
○人参湯（90）：冷えによる下痢．
○半夏瀉心湯（171）：口渇や尿量減少がなく，腹鳴の亢進や白苔がある．
○真武湯（194）：口渇がない冷えの強い虚弱者で，めまい，ふらつき，倦怠感などをともなう下痢．

40 猪苓湯（ちょれいとう）［傷寒論・金匱要略］

適応症状

尿量減少，排尿困難，残尿感，排尿痛などの尿路不定愁訴や口渇をともなう次の諸症：
　①膀胱炎，尿道炎，淋炎
　②尿路結石，血尿，残尿感，腰以下の浮腫

処方解説

　<u>茯苓　沢瀉　猪苓</u>　滑石　阿膠
　　　五苓散と共通

　この処方は五苓散から白朮，桂枝を抜き，沢瀉，猪苓，茯苓という利水薬に阿膠，滑石を加えたものである．五苓散は消化管や組織内にある水分の血管内への吸収を促進する生薬（茯苓，白朮）と腎，膀胱に働いて血管内の水分を利尿する生薬（沢瀉，猪苓）がそれぞれ二つ組み合わされてバランスがとれている．一方，この処方では血管内の水分を利尿する働きのある生薬が主に処方されており，胃内停水などの胃腸症状に対する作用は弱いが，尿が出にくい症状（小便不利）には五苓散より効果的である．湿熱をとる滑石は水分を尿に引っ張る作用とともに清熱作用があり，止血作用がある阿膠が加わることで，炎症性，出血性のある膀胱炎，尿道炎などの尿路感染症に適応する．

選択のポイント

①虚実に関係なく適応できる．
②胃腸障害はない人で，尿が出にくいなどの不快感がある場合に奏効する．
③排尿痛，排尿時に熱感や尿の混濁をともなうことが多い症状に適応する．

［関連処方］
○**五苓散**（112）：熱感や尿の混濁をともなう症状はなく，胃腸障害が強い．

［参考処方］
○**清心蓮子飲**（99）：口渇はなく，気虚による精神神経症状をともなう慢性の泌尿器疾患．
○**竜胆瀉肝湯**（174）：口渇はなく，イライラやのぼせをともなう急性・亜急性の泌尿生殖器の炎症．
○**八味地黄丸**（203）：高齢者や炎症性の乏しい膀胱炎や尿路障害．
○**五淋散**（万病回春）：口渇がない泌尿生殖器の炎症．

備考

尿路結石には猪苓湯合四物湯や猪苓湯合芍薬甘草湯が有効である．

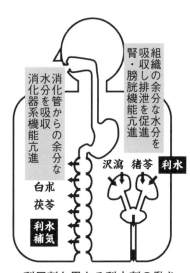

利尿剤と異なる利水剤の働き

39 苓桂朮甘湯 (りょうけいじゅつかんとう) [金匱要略]　　[局方]

適応症状
めまい，ふらつきがあり，または動悸があり尿量が減少するものの次の諸症：
　①息切れ，心悸亢進，頭痛，めまい
　②神経質，ノイローゼ
　③メニエール病

処方解説
　茯苓　白朮　桂枝　甘草

めまい，立ちくらみ，心悸亢進，息切れなどは，心下部の水滞が気の上衝や偏在によって起こる症状と考えられている．茯苓，白朮は利水作用とともに脾胃を補い胃腸の機能を高め，桂枝は茯苓と組合わさることで気をめぐらせ，気の上衝による動揺症状（めまい，頭痛，動悸，不安感）を緩解し，水の流れを助ける．一般に上半身の症状で胃内停水があり，めまい，立ちくらみ，動悸などをともなう症候に適応する．

選択のポイント
①めまい，立ちくらみを主症状とする．
②めまいで胃内停水をともなう場合のファーストチョイス．

[関連処方]
○**五苓散**（112）：口渇，嘔吐，浮腫，下痢などの症状をともなう．
○**真武湯**（194）：冷えがあり，生気に乏しい疲労感が強いめまい．

[参考処方]
○**半夏白朮天麻湯**（124）：気虚の症状があり，頭痛，めまい，嘔吐の3つを主訴とする．
○**炙甘草湯**（135）：津液不足による動悸，息切れ．

79 平胃散（へいいさん）[和剤局方] 《参考処方》

[適応症状]
①急・慢性胃炎，消化不良，暑気あたり，食欲不振
②胃内停水，腸鳴

[処方解説]

蒼朮　厚朴　陳皮　生姜　大棗　甘草

　蒼朮の利水作用と厚朴，陳皮の理気作用を合わせもったもので，気鬱が原因で脾胃に水滞が起こっている病態で，人参剤のような補気をあまり必要としないような症状に適応する．厚朴，陳皮，生姜はいずれも胃腸を調え湿を除く働きがあり，厚朴，蒼朮は胃腸の水滞による腹部膨満感，つかえ，悪心を緩解する．

　したがって，胃内停水などの不快感により，腹部膨満感，食欲不振などの胃腸障害を訴えるような人に奏効する．

[選択のポイント]
①胃内停水や腹部膨満感のある食欲不振，悪心，嘔吐，胸やけ，噯気（げっぷ）に適応する．
②飲み過ぎ食べ過ぎによる腹部膨満感，食欲不振，悪心，噯気に用いる．

[関連処方]
○**胃苓湯**（116）：水様性下痢，尿量減少，口渇，嘔吐をともなうもの．

[参考処方]
○**安中散**（100）：胸やけがあるみぞおちの痛みで，胃内停水をともなわない．
○**五苓散**（112）：腹部膨満感がない．
○**半夏厚朴湯**（123）：気鬱によって胸の部分に水滞が生じた病態で，気道の閉塞感をともなう．

115 胃苓湯（いれいとう）[万病回春]

適応症状

水様性下痢，嘔吐があり，口渇，尿量減少をともなう次の諸症：
　①急・慢性胃炎，腹痛，消化不良，暑気あたり，食あたり
　②胃アトニー，胃下垂，胃内停水，腸鳴

処方解説

<u>蒼朮</u> 生姜 大棗 甘草 厚朴 陳皮	<u>茯苓</u> 白朮 沢瀉 猪苓 桂枝	（芍薬）
平胃散	五苓散	

平胃散と五苓散の合方で，胃内停水を治す平胃散に，さらに湿を除く代表的処方である五苓散が加わっており，胃内停水や胃腸の水分の停滞を除く作用が強い処方である．

したがって，平胃散の適応であるが，水様性下痢，尿量減少，口渇，嘔吐をともなうものに用いる．

選択のポイント

胃内停水や腹部膨満感のある胃腸症状で，口渇があり，尿量が少なく，水を飲むと直ぐに吐き出すような症状に適応する．

[関連処方]
○**五苓散**（112）：腹部膨満感がない．
○**平胃散**（115）：水様性下痢，尿量減少，口渇，嘔吐をともなわない．

69 茯苓飲 (ぶくりょういん) [金匱要略]

適応症状

吐き気や胸やけがあり，尿量減少するものの次の諸症：
　①急性・慢性胃炎，神経性胃炎
　②胃下垂，胃アトニー，溜飲

処方解説

　茯苓　白朮　人参　生姜　陳皮　枳実

　これは利水，補気健脾，理気の作用を組合せた処方である．茯苓，白朮は利水薬として湿を除き，消化管や組織内にある水分の血管内への吸収を促進し，胃内停水を治す．人参は脾胃を補うことで消化管の機能を高める補気薬で，悪心，嘔吐を緩解し食欲増進に働く．生姜，陳皮は消化管の機能を調え湿を除き，食欲不振，腹部膨満感，嘔吐などを緩解し，枳実は食飲停滞による腹部膨満感や消化不良を緩和し，胃部の停滞感を除く．

　したがって，人参剤よりも水滞を改善する作用がさらに強化されたより湿証向きの処方で，みぞおちのつかえ，腹部膨満感，胃内停水により溜飲するような気鬱や水滞の病態を利水，補気健脾，理気によって改善する．ただし，嘔吐を直接的に強く抑制するものはないので，強い嘔吐症状があるものには適応しない．

選択のポイント

　みぞおちのつかえや腹部膨満感が強く，溜飲による食欲不振や胃腸障害に適応する．

[関連処方]

○**人参湯**（90）：気虚の症状が強く，下痢や軟便がみられ，尿量は多い．
○**六君子湯**（93）：気虚の症状が強く，胸やけなどの炎症性の胃腸症状は弱い．

117 茵蔯五苓散（いんちんごれいさん）［金匱要略］

適応症状

口渇があり，尿量の少ないものの次の諸症：
　　①急性胃炎，嘔吐，二日酔いのむかつき，めまい，頭痛，下痢
　　②肝機能障害（急性肝炎，慢性肝炎），黄疸
　　③ネフローゼ症候群，腎炎，浮腫
　　④蕁麻疹，口内炎
　　⑤胆嚢炎，胆石症

処方解説

　　茵蔯蒿　茯苓　白朮　沢瀉　猪苓　桂枝
　　　　　　　　　　五苓散

　黄疸の特効薬である茵蔯蒿を五苓散に加味した処方で，口渇，尿が少ないもの，浮腫，下痢などの五苓散の証をともなう黄疸に適応する．清熱，利水作用がある茵蔯蒿が配合されることで，湿証の強いやや熱証ぎみの病態に適応する．原典では散剤であるが，一般に煎剤で用いる．

選択のポイント

口渇があり，尿の少ない初期の黄疸に用いる．

［関連処方］
　○**茵蔯蒿湯**（85）：便秘傾向で発熱や黄疸症状が強い．

20 防已黄耆湯（ぼういおうぎとう）［金匱要略］ 《参考処方》

適応症状

色白の水太りで，汗が多く，尿量減少で，下肢に浮腫，膝関節の腫痛するものの次の諸症：
　①変形性膝関節症，慢性関節リウマチ，関節炎
　②浮腫，ネフローゼ症候群，妊娠腎
　③多汗症，水太りの肥満症
　④月経不順

処方解説

　　防已　黄耆　白朮　甘草　生姜　大棗

　湿を除く働き（防已，黄耆，白朮，生姜）と補気健脾の作用（黄耆，白朮）を合わせもった処方である．黄耆は体表の湿を去って皮膚の栄養をよくする効果があり，多汗，盗汗を治すには欠かせない．利水薬である防已は水腫（足，関節の浮腫や腹水など水分の貯留が顕著なもの）の緩解（利水消腫）や止痛作用があり，関節痛などに効果がある．黄耆，白朮はいずれも脾胃気虚による生体の活力低下を治す代表的な補気薬で，生姜，大棗が胃腸を温め，脾胃を調えることで，消化機能低下による気の生成不足を改善する働きがある．

　したがって，色白の水太りでポッチャリとし，にじみ出るような汗かきで，倦怠感があり，尿量が少なく，下肢の浮腫や関節に水がたまりやすいなどの症状が適応となる．余分な水分を除くことから，水ぶとりの人の減量効果も考えられるが，体重の激減は期待できない．

選択のポイント

①色白でポッチャリとした，水太り体質者の体質改善に適している．
②色白で汗が出やすく，体や足が重いと訴え，浮腫があり，尿量が少ない人に適応する．
③浮腫は柔らかく，指で圧するともとに戻りにくく跡が残りやすい（虚腫）．
④月経の量も少ない冷え証傾向の人に用いる．
⑤皮膚が乾燥しているような人には使わない．

［参考処方］

○麻杏薏甘湯（55）・薏苡仁湯（56）：比較的体力がある人の初期の関節痛．
○越婢加朮湯（178）：固太りの関節痛や炎症性の突発性浮腫（張りのある浮腫：実腫）．
○防風通聖散（179）：太鼓腹の肥満性卒中体質者の体質改善．
○桂枝加朮附湯（196）・桂芍知母湯（197）：冷え症で寒冷により増悪する神経痛，関節痛，筋肉痛．

3-10 半夏剤

半夏剤は半夏を主構成生薬とする処方群で，半夏には上部消化管の湿を除き（燥湿），気を下すことで悪心，嘔吐を緩解させる働き（降逆止嘔）がある．生姜は半夏の刺激性を緩和する目的で配剤され，止嘔の作用を増強する．苓朮剤が全身性の水滞に対応するのに対し，半夏剤は胃部から突き上げてくるような吐き気，悪心，めまい，頭痛，くしゃみ，水様性鼻汁などの上半身の水分の停滞や代謝異常に起因する症候に適応し，口渇や下痢をともなわないのが特徴である．

3-10-1 水滞を改善する処方群

1. 半夏剤

上半身の水滞で，吐き気（嘔気），悪心，めまい，くしゃみ，水様性鼻汁などの症状があり，吐いた後も悪心が改善しない病態に適応する．

2. 苓朮剤

全身性の水滞で，消化管に水が溜まる，口渇，尿量減少に加え，嘔吐，水様性下痢，全身の浮腫などをともない，吐いた後は気分がよくなる病態に適応する．

3-10-2 古典における嘔吐（嘔，吐，嘔吐）の分類

傷寒論や金匱要略では，嘔は声があって物がないもので，吐は声がなく物があるものとして区別し，両方ともあるものを嘔吐と呼んでいる．

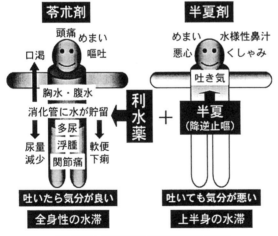

苓朮剤と半夏剤の適応病態の比較

気血水の虚実と適応処方群

実	気血水	虚
［気鬱］ 理気剤	気	［気虚］ 補気剤 （人参剤）
［瘀血］ 駆瘀血剤	血	［血虚］ 補血剤
［水滞］ 半夏剤 苓朮剤	水	［陰虚］ 滋陰剤 （補陰剤）

（小林宏　改変）

3-10 半夏剤

頁	処方	構成生薬									
	小半夏湯	半夏	生姜								
122	小半夏加茯苓湯	半夏	生姜	茯苓							
123	半夏厚朴湯	半夏	生姜	茯苓					蘇葉	厚朴	
	二陳湯	半夏	生姜	茯苓	陳皮	甘草					
93	六君子湯	半夏	生姜	茯苓	白朮	陳皮	甘草	人参			大棗
124	半夏白朮天麻湯	半夏	生姜	茯苓	白朮	陳皮		人参	天麻	麦芽	
		乾姜	沢瀉					黄耆		黄柏	神麹
126	二朮湯	半夏	生姜	茯苓	白朮	陳皮	甘草		羌活	黄芩	香附子
					蒼朮				威霊仙		天南星
	乾姜人参半夏丸	半夏	乾姜					人参			
125	苓甘姜味辛夏仁湯	半夏	乾姜	茯苓		杏仁	甘草		細辛	五味子	
58	小青竜湯	半夏	乾姜				甘草		細辛	五味子	
									桂枝	麻黄	芍薬
	小陥胸湯	半夏				黄連					括楼仁
171	半夏瀉心湯	半夏	乾姜			黄連	甘草	人参	(竹節)	黄芩	大棗
66	小柴胡湯	半夏	生姜			柴胡	甘草	人参	(竹節)	黄芩	大棗
70	柴朴湯	小柴胡湯 ＋ 半夏厚朴湯									
	柴陥湯	小柴胡湯 ＋ 小陥胸湯									

(小林宏 改変)

21　小半夏加茯苓湯 (しょうはんげかぶくりょうとう) ［金匱要略］

適応症状
①胃内停水がある嘔吐，悪心，めまい，乗り物酔い
②つわり（悪阻）
③諸病の嘔吐（急性胃腸炎，湿性胸膜炎，水腫性脚気，蓄膿症）

処方解説
　　半夏　生姜　茯苓

　この処方は小半夏湯（半夏・生姜：金匱要略）に利水薬である茯苓を加味したもので，半夏は上部消化管の湿を除き，気を下すことで悪心，嘔吐を緩解させる働きがある．生姜は半夏の刺激性を緩和する目的で配剤され，止嘔の作用を増強する．嘔吐は余分な水が胃部に停滞し，それが下らずに吐くと漢方では考える．半夏，茯苓はいずれも降性薬で水分を下向きに送り体内の水分を排泄する利水作用があり，生姜も湿を除く働きがあることから，処方全体が燥性である．さらに茯苓は脾胃を補い胃腸の働きを助け，精神を安定させる作用（安神）がある．

　この処方は嘔吐を目標にしているが，五苓散の適応症である水逆性の嘔吐と区別して用いる．すなわち，五苓散は激しい口渇があり，水を飲むと直ぐに多量の水を吐き出すような嘔吐で，尿がよく出ない場合に奏効するが，この処方は激しい口渇がなく，吐く量も少なく，吐いても悪心の残るものに適応する．

選択のポイント
①口渇がなく，胃内停水があって悪心，嘔吐するような症状に有効である．
②つわりや乗り物酔いのファーストチョイス．

［関連処方］
○**五苓散**（112）：口渇があり尿量が少なく，水を飲むと直ぐに吐き出し，下痢症状をともなう．
○**半夏厚朴湯**（123）：抑うつ傾向や咽喉のつまり感がある．

16　半夏厚朴湯（はんげこうぼくとう）［金匱要略］　［局方］

適応症状
精神不安や咽喉・食道部に異物感があり，ときに動悸，めまい，吐き気などをともなう次の諸症：
　①神経性食道狭窄症，咽喉頭異常感症，咳嗽，咳払い，しわがれ声
　②不安神経症，神経性胃炎，つわり，ヒステリー，不眠症，過呼吸症候群
　③誤嚥性肺炎の予防（嚥下機能の改善）

処方解説
　　半夏　生姜　茯苓　厚朴　蘇葉
　　　　小半夏加茯苓湯

　この処方は小半夏加茯苓湯に理気薬である厚朴，蘇葉を加味したもので，降性薬である半夏，厚朴が作用の主役を担っている．半夏は生姜，茯苓とともに胃部の水分代謝を正常化し，悪心や嘔吐を治す．厚朴は気の鬱滞を疎通しめぐりをよくする．蘇葉が気を下し胸のつまり感や不快感，嘔吐を緩和し，茯苓が脾胃を補い胃腸の働きを助け，安神に働き，処方として軽度の抗うつ作用がある．したがって，イライラ，不安感，ヒステリー，咽喉の異物感（ヒステリー球，咽中炙臠，梅核気），気分のふさがりなどの神経症状に適応する．

選択のポイント
①咽喉に物がつまったような感じを訴えるもののファーストチョイス．
②亜急性期のカゼで喉のイガイガや咳だけが残った場合にも用いる．
③痰がからむ湿性の咳に適応する．

［関連処方］
○柴朴湯（70）：胸脇苦満，食欲不振，全身倦怠感をともなう咳嗽．
○小半夏加茯苓湯（122）：抑うつ傾向や咽喉のつまり感がない悪心，嘔吐．

［参考処方］
○麻杏甘石湯（53）：熱感，口渇のある咳嗽．
○加味帰脾湯（96）：精神疲労からくる神経症状が強く，咽喉部のつまり感や咳嗽はない．
○香蘇散（106）：うつ症状が主体で，低下した機能を高める．
○平胃散（115）：気うつが原因で消化管に水滞が生じた病態で，胃腸障害がある．
○麦門冬湯（130）・滋陰降火湯（131）・清肺湯（133）：乾性の咳で，咽喉部のつまり感はない．
○桂枝加竜骨牡蠣湯（191）：神経過敏傾向の不安や不眠で臍上悸があり，咽喉部の閉塞感がない．

備考
咽喉頭異常感症：咽頭，喉頭，食道の入り口などに異常感を訴えるが，器質的な病変が認められないものをいう．この症状は嚥下と無関係で輸送障害もなく起こる喉の主観的な異物感で，特定の病因や生理学的機構については不明で，ヒステリー球（球症状 globus）としても知られている．漢方ではこのような症状を咽中炙臠（咽に肉が貼りついた感じ）または梅核気と呼ぶ．

37 半夏白朮天麻湯（はんげびゃくじゅつてんまとう）[脾胃論]

適応症状

①胃腸虚弱，めまい，頭痛，頭重感
②メニエール病，起立性調節障害

処方解説

<u>半夏　白朮　茯苓　人参　陳皮　生姜</u>　黄耆　乾姜　沢瀉　黄柏　天麻　麦芽　神麴
　　　　　六君子湯と共通

　この処方は六君子湯から大棗，甘草を除いたものに，乾姜，沢瀉，黄耆，天麻，麦芽，神麴，黄柏を加えたものである．人参，白朮，茯苓，黄耆は補気健脾に働き，白朮，茯苓，黄耆，沢瀉は利水薬として湿を除く．陳皮，生姜，乾姜，麦芽，神麴はいずれも胃腸の機能を高める作用があり，黄柏は補気薬の湿性を抑え胃腸の水分過剰を抑える．天麻は半夏，白朮，茯苓，陳皮などの利水薬と組合せることで，めまい，ふらつき，悪心，嘔吐を緩解する．

　したがって，胃腸機能を促進し水分停滞を除く効果を高めより湿証向きにすることで，水滞によって生じるめまい，ふらつき，頭痛，頭重感などを治し，天麻を加味することでめまいやふらつきへの対応を強化している．

選択のポイント

①めまい，頭痛，嘔吐の3つを主訴とするものに適応する．
②普段から胃腸虚弱で胃内停水があり，精神的ショックや食事の不摂生などによってめまい，頭痛，嘔吐を起こすものに用いる．
③頭を締めつけられるような頭痛に用いる．

[参考処方]
○**呉茱萸湯**（97）：冷えによって激しい頭痛，めまい，嘔吐．
○**苓桂朮甘湯**（114）：気虚の症状はなく，胃内停水をともなうめまいのファーストチョイス．
○**真武湯**（194）：生気に乏しい疲労感が強いめまい．

119 苓甘姜味辛夏仁湯（りょうかんきょうみしんげにんとう）[金匱要略]

適応症状

①薄い鼻水，くしゃみ，薄い水様の痰の多い咳
②気管支炎，気管支拡張症，気管支喘息
③アレルギー性鼻炎
④心臓衰弱，腎臓病

処方解説

半夏　乾姜　細辛　五味子　甘草　茯苓　杏仁
　　　　　小青竜湯と共通

　この処方は構成する生薬の一文字ずつから名づけられ，小青竜湯の麻黄，桂枝，芍薬の代わりに杏仁，茯苓が配剤されている．茯苓，杏仁により水滞を改善する作用が強化され，杏仁が麻黄の代わりに咳嗽，喘息を緩和する．麻黄，桂枝を除くことで，発熱や悪寒などの表証のない慢性化した咳嗽，喀痰，喘鳴，水様の鼻汁に適した処方である．

　したがって，薄い水様鼻汁や痰が多い咳をともなう小青竜湯を使いたいような症状で，桂麻剤で胃腸障害を起こすような人に適している．

選択のポイント

①くしゃみや水様性鼻汁が出る胃腸虚弱者の鼻アレルギーのファーストチョイス．
②発熱や悪寒などの表証のない，咳嗽，喀痰，喘鳴，水様の鼻汁に用いる．
③桂麻剤と異なり長期連用が可能である．

［関連処方］

○**小青竜湯**（58）：無汗で発熱や悪寒などの表証の症状をともなう薄い水様性鼻汁や痰が多い咳．

［参考処方］

○**荊芥連翹湯**（169）：鼻閉で濃い鼻汁がある化膿性の鼻疾患．
○**辛夷清肺湯**（184）：濃い鼻汁で後鼻漏がある鼻症状．

88 二朮湯（にじゅつとう）［万病回春］

適応症状

五十肩，上腕神経痛，肩こり

処方解説

<u>半夏　茯苓　陳皮　生姜　甘草　白朮</u>　蒼朮　黄芩　香附子　羌活　威霊仙　天南星
　　　　　　六君子湯と共通

この処方は六君子湯から人参，大棗を除き，蒼朮，黄芩，香附子，羌活，威霊仙，天南星を加えたもので，白朮，蒼朮の両方が入っていることから名付けられている．

構成する生薬は甘草を除いてすべて燥性で，蒼朮は白朮よりも体表の燥湿に優れ止痛に，黄芩は清熱燥湿により消炎に，香附子は理気薬として気滞による疼痛やしびれの緩和に，羌活，威霊仙，天南星はいずれも湿を除き止痛に働き，神経痛，関節炎，しびれ痛を緩和する．したがって，六君子湯の適応する胃腸のあまり丈夫でない人の腕や肩の痛みやしびれに適応する．

選択のポイント

肩や上腕の痛みやしびれに用いる．

［参考処方］

○**葛根湯**（48）：水滞の症状がない肩こりや五十肩．

○**桂枝加朮附湯**（196）・**桂芍知母湯**（197）：冷えにより増悪する関節リウマチ．

3-11 滋陰剤（補陰剤）

滋陰剤（補陰剤）は麦門冬，天門冬，地黄などの**滋陰薬（潤性薬）**を主構成生薬とする処方群である．陰液（血・水）の全般が不足をきたした病態を**陰虚**と呼び，特に滋陰剤は**津液**（水：生理的体液）の不足によって生じる咽喉乾燥感，乾性の咳，粘稠で切れにくい痰，皮膚の枯燥，口渇，多飲などの**燥証**に対し，主として津液を補い体を潤すことで効果を発揮する．

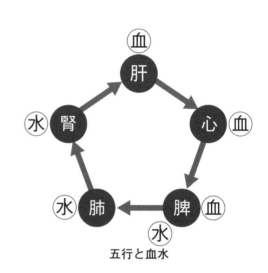

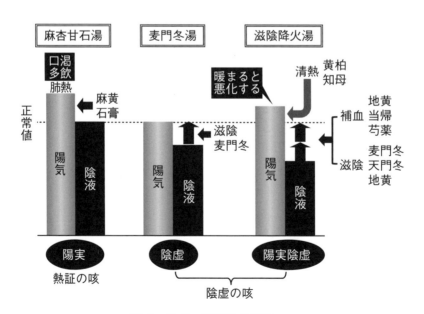

陽実，陰虚，陽実陰虚の咳

3-11 滋陰剤

頁	処方	構成生薬
	一貫煎（いっかんせん）	滋陰薬: 麦門冬　沙参　生地黄　　　　川楝子　当帰　　　枸杞子
131	滋陰降火湯（じいんこうかとう）	麦門冬　天門冬　地黄　知母　黄柏　　陳皮　当帰　　甘草　　白朮　芍薬
132	滋陰至宝湯（じいんしほうとう）	麦門冬　　　　知母　貝母　地骨皮　陳皮　当帰　　甘草　　茯苓　白朮　芍薬　　香附子　薄荷　柴胡
133	清肺湯（せいはいとう）	麦門冬　天門冬　黄芩　貝母　山梔子　陳皮　当帰　甘草　　桔梗　桑白皮　　茯苓　生姜　　竹茹　五味子　杏仁　大棗
134	竹茹温胆湯（ちくじょううんたんとう）	麦門冬　　黄連　　半夏　陳皮　　甘草　　桔梗　　人参　茯苓　生姜　　竹茹　　枳実　香附子　柴胡
151	温経湯（うんけいとう）	麦門冬　　　　半夏　　当帰　阿膠　甘草　　桂枝　人参　呉茱萸　生姜　芍薬　　牡丹皮　川芎
135	炙甘草湯（しゃかんぞうとう）	麦門冬　　地黄　　　　阿膠　炙甘草　　桂枝　人参　麻子仁　生姜　大棗
130	麦門冬湯（ばくもんどうとう）	麦門冬　　　　半夏　　　甘草　　人参　硬米　　大棗
99	清心蓮子飲（せいしんれんしいん）	麦門冬　　黄芩　蓮肉　地骨皮　　甘草　　黄耆　人参　茯苓　車前子

（小林宏　改変）

29　麦門冬湯（ばくもんどうとう）[金匱要略]　　[局方]

適応症状
①痰の切れにくい咳
②気管支炎，気管支喘息

処方解説

　　麦門冬　人参　粳米　甘草　大棗　半夏

　主薬の麦門冬は肺と胃の津液を補う作用があり，乾性の咳，胸部の煩悶感，口渇を治す．人参，粳米，甘草，大棗はいずれも脾胃を補い津液を養う働きがあり，麦門冬と協力して乾燥を潤し，咽喉のイガイガや乾燥感，声のしゃがれ，吐きそうな激しい咳による顔面紅潮など気管の乾燥にともなう症状を緩解する．半夏は気のつまりを通し，気の上衝を下げる作用があり，下から突き上がってくるような咳を抑える．さらに半夏には湿を除く作用があり，麦門冬などによる滋潤の過剰を抑制している．

　したがって，咽喉や気管支粘膜の乾燥による発作的な咳嗽が頻発し，声がしゃがれ，吐きそうな激しい咳で顔面が紅潮し，目に充血があるものに適応する．ただし，乾性の咳で，多くは痰がないか粘稠で切れにくい痰を少量ともなう場合に限る．

選択のポイント
①無痰か粘稠で切れにくい痰を少量ともなう乾性の咳に用いる．
②咽喉の乾燥により咳が頻発し，吐きそうな激しい咳で顔面が紅潮し，目に充血がある．
③咽喉部の乾燥感が強く，声がかれるような場合に適応する．
④痰が切れにくく，激しい咳のある気管支炎や気管支喘息のファーストチョイス．

[関連処方]
○**滋陰降火湯**（131）：皮膚に潤いがなく，暖まると咳が出やすい．
○**滋陰至宝湯**（132）：痰は比較的切れやすく，イライラ感などの精神症状をともなう．
○**清肺湯**（133）：粘稠で切れにくい痰が比較的多い．
○**竹茹温胆湯**（134）：咳嗽とともにイライラ，のぼせ，不眠などの精神症状をともなう．

[参考処方]
○**麻杏甘石湯**（53）・**五虎湯**（54）：口渇や発汗があり，咽喉の乾燥感はない．
○**柴朴湯**（70）：心因性の咳嗽発作で，喉に異物感がある．
○**半夏厚朴湯**（123）：痰がからむ湿性の咳で，激しい咳をともなわず，喉に異物感がある．
○**駆風解毒湯**（186）：陰虚の症状がなく，喉に炎症が強い咽喉炎．

備考
①麦門冬湯は気道の炎症や知覚神経を抑制し，気道を保護する粘液の分泌を促進することから，鎮咳薬では改善しない夜間に強くなる咳喘息のような炎症性の咳嗽に奏功する．
②ACE阻害薬による乾性咳嗽や肺癌術後遷延性咳嗽に適用される．

93 滋陰降火湯（じいんこうかとう）［万病回春］

適応症状

のどに潤いがなく，痰の出なくて咳きこむものの次の諸症：
　急性・慢性気管支炎，上気道炎，気管支喘息，咽頭炎（しゃがれ声）

処方解説

麦門冬　天門冬　<u>地黄　当帰　芍薬</u>　黄柏　知母　陳皮　白朮　甘草
　　　　　　　　　四物湯と共通

　この処方は代表的な滋陰薬である麦門冬，天門冬，地黄，補血剤の代表処方である四物湯から川芎を去った当帰，芍薬，地黄，清熱薬である黄柏，知母，胃腸機能を調える働きのある黄柏，陳皮，白朮，甘草を配剤している（処方によっては大棗，生姜を加味するものもある）．

　麦門冬，天門冬，地黄に当帰，芍薬，地黄の補血薬を加味することで滋陰作用が増強され，熱を冷ます黄柏，知母や去痰に働く陳皮が含まれており，切れにくい分泌物の少ない痰をともなうあるいは痰のほとんど出ない咳嗽に適応する．

　したがって，咳嗽の特徴は麦門冬湯によく似るが，体全体が枯燥傾向にあり，皮膚は浅黒く潤いのないことが特徴で，高齢者に適している．また，気道の乾燥が激しく舌や咽頭壁が乾いた状態で，空気が乾燥して暖まると咳が出やすく，夜，布団に入るとしばらくして咳き込み，夜間に悪化する傾向のある人に適応する．

選択のポイント

①皮膚に潤いがなく，比較的激しい乾性の咳で痰が切れにくく，暖まると出やすい慢性の咳に用いる．
②昼間よりも夜間に咳が悪化する傾向のある人に適応する．
③胃腸虚弱で下痢をしやすい人や皮膚が蒼白く，喀痰が多い人には用いない．

［関連処方］
○**麦門冬湯**（130）：皮膚の乾燥がなく，顔面が紅潮し吐きそうに激しい咳きこむ．
○**滋陰至宝湯**（132）：痰は比較的切れやすく，イライラ感などの精神症状をともなう．
○**竹茹温胆湯**（134）：咳嗽とともにイライラ，のぼせ，不眠などの精神症状をともなう．

［参考処方］
○**麻杏甘石湯**（53）・**五虎湯**（54）：口渇や発汗があり，咽喉の乾燥感はない．
○**柴朴湯**（70）：心因性の咳嗽発作で，喉に異物感がある．
○**半夏厚朴湯**（123）：痰がからむ湿性の咳で，激しい咳をともなわず，喉に異物感がある．
○**駆風解毒湯**（186）：陰虚の症状がなく，喉に炎症が強い咽喉炎．

92　滋陰至宝湯（じいんしほうとう）[万病回春]

適応症状

虚弱なものの慢性の咳・痰

処方解説

麦門冬　当帰　芍薬　白朮　茯苓　知母　地骨皮　貝母　陳皮　薄荷　香附子　柴胡　甘草

　麦門冬，貝母は止咳，去痰に，陳皮は去痰に，当帰，芍薬は補血に，白朮，茯苓は脾胃を補い利水に，知母，地骨皮，貝母は清熱に働く．さらに安神に働く茯苓や陳皮，薄荷，香附子，柴胡の理気薬が多く配剤されている．

　したがって，滋陰降火湯と同じく滋陰を目的とし，食欲不振や全身倦怠感があり，体力が低下して慢性化した咳嗽で，イライラや憂うつ感などの精神症状をともなうものに適応する．

選択のポイント

①虚弱な人の慢性の咳や痰で，食欲不振，全身倦怠感，盗汗などがあるものに適応する．
②痰の量はあまり多くない．
③体力が低下し慢性化した咳嗽で，イライラや憂うつ感などの精神症状をともなうものに適応する．

[関連処方]
○**麦門冬湯**（130）：無痰か切れにくい痰を少量ともない，イライラ感などの精神症状がない．
○**滋陰降火湯**（131）：皮膚に潤いがなく，暖まると咳が出やすい．
○**清肺湯**（133）：炎症がより強い．
○**竹茹温胆湯**（134）：腹部膨満感や胃もたれなどの消化器症状をともなう．

[参考処方]
○**麻杏甘石湯**（53）・**五虎湯**（54）：口渇や発汗がある．
○**柴朴湯**（70）：心因性の咳嗽発作で，喉に異物感がある．
○**半夏厚朴湯**（123）：痰がからむ湿性の咳で，激しい咳をともなわず，喉に異物感がある．
○**駆風解毒湯**（186）：陰虚の症状がなく，喉に炎症が強い咽喉炎．

90 清肺湯（せいはいとう）［万病回春］

適応症状

粘稠で切れ難い痰の多く出る咳

処方解説

麦門冬　天門冬　五味子　杏仁　桔梗　貝母　黄芩　山梔子　桑白皮　竹茹　陳皮　生姜　当帰　茯苓　大棗　甘草

麦門冬，天門冬，五味子，杏仁，桔梗，貝母は止咳あるいは去痰に働き，黄芩，山梔子は清熱により肺の炎症を鎮め，桑白皮は利水と肺の炎症を鎮める作用により気管支粘膜の浮腫を除き，気道の通過をよくし，竹茹は去痰ならびに胃気を下降して止嘔する．茯苓は利水と脾胃を補い，当帰は補血に働く．

したがって，処方中に多くの止咳，去痰薬が配剤されており，慢性化した胸部疾患で胸部に熱が残り，粘稠で切れ難い痰をともなう咳嗽がなかなか治まらず，しゃがれ声になったり，咽喉頭痛などをともなう症状に適応する．

選択のポイント

粘稠で切れ難い痰をともなう遷延化した咳嗽に適応する．

［関連処方］

○**麦門冬湯**（130）：無痰か痰が少ない．
○**滋陰至宝湯**（132）：イライラ感などの精神症状をともなう．

［参考処方］

○**麻杏甘石湯**（53）・**五虎湯**（54）：口渇や発汗がある．
○**柴朴湯**（70）：心因性の咳嗽発作で，喉に異物感がある．
○**半夏厚朴湯**（123）：痰がからむ湿性の咳で，激しい咳をともなわず，喉に異物感がある．
○**駆風解毒湯**（186）：陰虚の症状がなく，喉に炎症が強い咽喉炎．

91 竹茹温胆湯（ちくじょうんたんとう）[万病回春]

適応症状

インフルエンザ，風邪，肺炎などの回復期に熱が長びいたり，また平熱になっても，気分がすっきりせず，咳や痰が多くて安眠できないもの

処方解説

　　麦門冬　桔梗　半夏　生姜　茯苓　陳皮　甘草　竹茹　枳実　黄連　柴胡　香附子　人参
　　　　　　　　　　　　　　　　　温胆湯

　この処方は小半夏加茯苓湯（半夏・生姜・茯苓）を基原とし，二陳湯（にちんとう）（半夏・生姜・茯苓・陳皮・甘草：和剤局方），温胆湯（うんたんとう）（半夏・生姜・茯苓・陳皮・甘草・竹茹・枳実：三因方）を経て考案されたといわれている．温胆湯は，胃内停水による悪心，嘔吐を適応とする二陳湯に，去痰ならびに胃気を下降して止嘔し鎮静にも働く竹茹と，食飲停滞による腹部膨満感や消化不良を緩和し，胃部の停滞感を除く枳実を加味した処方である．それに肺と胃の津液を補う麦門冬，去痰・止咳作用のある桔梗，イライラ，不安，不眠を緩解する黄連，疏肝（そかん）（肝気鬱結を発散）の働きにより肝気鬱結による抑うつ感，悪心，嘔吐，食欲不振などを改善する柴胡，香附子，脾胃気虚による生体の活力低下を治す人参が配剤されている．

　したがって，インフルエンザ，風邪，肺炎などの回復期に熱が残り，咳や痰が多くて安眠できず，イライラ，のぼせ感，食欲不振などをともない気分がすっきりしないものに適応する．

選択のポイント

　インフルエンザ，風邪，肺炎などの回復期に咳や痰が多く，イライラ，のぼせ感，不眠などの精神症状をともなうものに適応する．

［関連処方］

○**麦門冬湯**（130）：咽喉の乾燥感による咳嗽発作で，イライラ，のぼせなどの精神症状はない．
○**滋陰降火湯**（131）：皮膚に潤いがなく，暖まると咳が出やすく，痰は少ない．
○**滋陰至宝湯**（132）：腹部膨満感や胃もたれなどの消化器症状は少ない．

［参考処方］

○**柴朴湯**（70）：心因性の咳嗽発作で，喉に異物感がある．

64 炙甘草湯（しゃかんぞうとう）［傷寒論・金匱要略］

適応症状

比較的体力が低下し，動悸，息切れを訴えるものの次の諸症：
　①心臓神経症，不整脈，軽症の心不全
　②甲状腺機能亢進
　③肺気腫，気管支喘息，慢性気管支炎

処方解説

　麦門冬　地黄　阿膠　炙甘草（甘草）　人参　大棗　桂枝　生姜　麻子仁

　この処方は動悸や不整脈を目標とすることから復脈湯（ふくみゃくとう）という別名がある．

　主薬の炙甘草（しゃかんぞう）は甘草を炒めたもので，古典の中では炙甘草として用いた例が多い．炙甘草にすることで補気作用が強まり，他の生薬の刺激性や毒性を緩和し，処方全体の調和をとる効果が高まる．すなわち，この処方における炙甘草は脾胃を調え補気するとともに，生津（せいしん）（津液を養う）に働き，津液不足による動悸やこれに付随する不整脈，息切れなどの心気虚による症状を改善する役割を担っている．人参は補気，生津に，大棗は補気，安神に働き，炙甘草とともに体力が低下したこれらの症状の緩和に働く．桂枝は心悸亢進を緩解し，麻子仁は緩下に働く．

　したがって，この処方全体としては麦門冬が滋陰，地黄，阿膠が滋潤，補血に働くことから，生津の効能のある炙甘草，人参，大棗と合わせて陰液を補充する要素が強く，燥証で虚証向きの処方で，体力が衰え，疲れやすく，皮膚が枯燥し，手足に不快な熱（煩熱）（はんねつ）や口渇などがあるものに適応する．

選択のポイント

①動悸や息切れがあり，便秘傾向のものに適応する．
②体力が衰え，疲れやすく，皮膚が枯燥し，手足に不快な熱や口渇などがある心臓疾患に適応する．
③胃腸が虚弱で食欲が衰え，下痢傾向があるものには用いない．

［参考処方］
　○**苓桂朮甘湯**（114）：水滞による動悸，息切れ．

注意

　禁忌：アルドステロン症の患者，ミオパチーの患者，低カリウム血症の患者．

3-12 補血剤（1）

　補血剤は血虚を改善する**補血薬**を主構成生薬とする処方群である．**血**は漢方医学では血管内の赤色の体液とその機能を意味し，全身に栄養を供給しかつ滋潤する働きがある．この血の働きが衰退した病態が**血虚**で，血の生成低下や過剰消耗によって起き，顔色が青白い，めまい感，眼精疲労，皮膚の乾燥や荒れ，爪の異常，冷え症，月経不順，脱毛，集中力低下などが主な症状である．気と血は互いに依存的な関係にあり，気のエネルギーにより血は循環され，気のエネルギーは血の栄養によりもたらされる．したがって，血虚は**気虚**に起因するあるいは気虚を引き起こすことが多く，このような病態では冷えをともなう．一方，気虚をともなわない血虚の場合，気の量が相対的に過剰になることから体や四肢がほてるなどの**虚熱**の症候を生じる．

　補血剤（1）では四物湯を基本とする処方をとりあげる．

補血作用をもつ生薬（補血薬）

阿膠（あきょう）	何首烏（かしゅう）	枸杞子（くこし）
酸棗仁（さんそうにん）	芍薬（しゃくやく）	地黄（熟地黄）（じおう（じゅくじおう））
丹参（たんじん）	当帰（とうき）	竜眼肉（りゅうがんにく）

気血水の虚実と適応処方群

実	気血水	虚
[気鬱] 理気剤	気	[気虚] 補気剤 （人参剤）
[瘀血] 駆瘀血剤	血	[血虚] 補血剤
[水滞] 半夏剤 苓朮剤	水	[陰虚] 滋陰剤 （補陰剤）

（小林宏　改変）

3-12 補血剤（1）

頁	処方	構成生薬									
		四物湯									
138	四物湯（しもつとう）	当帰	川芎	芍薬	地黄						
139	芎帰膠艾湯（きゅうききょうがいとう）	当帰	川芎	芍薬	地黄	甘草				艾葉	阿膠
140	七物降下湯（しちもつこうかとう）	当帰	川芎	芍薬	地黄		黄柏		黄耆	釣藤鈎	
						黄連解毒湯					
168	温清飲（うんせいいん）	当帰	川芎	芍薬	地黄	黄芩	黄連	黄柏	山梔子		
169	荊芥連翹湯（けいがいれんぎょうとう）	当帰	川芎	芍薬	地黄	黄芩	黄連	黄柏	山梔子		
						甘草	柴胡	枳実	薄荷	白芷	連翹
									桔梗	荊芥	防風
141	当帰飲子（とうきいんし）	当帰	川芎	芍薬	地黄					荊芥	防風
						甘草	何首烏		黄耆		蒺藜子
						四君子湯					
142	十全大補湯（じゅうぜんたいほとう）	当帰	川芎	芍薬	地黄	甘草	白朮	茯苓	人参	（生姜	大棗）
								黄耆	桂枝		
143	人参養栄湯（にんじんようえいとう）	当帰		芍薬	地黄	甘草	白朮	茯苓	人参		
						陳皮	遠志		黄耆	桂枝	五味子
145	大防風湯（だいぼうふうとう）	当帰	川芎	芍薬	地黄	甘草	白朮		人参	乾姜	大棗
						附子	羌活	牛膝	黄耆	杜仲	防風
144	疎経活血湯（そけいかっけつとう）	当帰	川芎	芍薬	地黄	甘草	蒼朮	茯苓		生姜	防風
						陳皮	羌活	牛膝		白芷	
						桃仁	竜胆	防已	威霊仙		

（小林宏　改変）

71 四物湯（しもつとう）[和剤局方]

適応症状

皮膚が枯燥し，色つやの悪い体質で胃腸障害のないものの次の諸症：
　①月経不順，冷え症
　②産後あるいは流産後の疲労回復，更年期障害，血の道症
　③不妊症，早産，流産
　④しもやけ，しみ

処方解説

　当帰　川芎　芍薬　地黄

　血を養う補血剤の基本処方であるが，単独で用いることは少なく，他の処方との合方で血虚を目標に用いる．当帰，芍薬は補血に，地黄は滋陰（補血）に作用し，川芎は血のめぐりをよくする駆瘀血に働くことで補血の作用を体全体に送る．当帰，川芎，芍薬はいずれも調経に働き，特に当帰は調経の要薬として月経不順には必ず配剤される．芍薬には白芍と赤芍があり，赤芍は局方規格に合わないものが多いが，白芍より駆瘀血作用が強い．芍薬は止痛，止痙作用があり，当帰，川芎も止痛に働くことから，下腹部痛を緩和する効能がある．

　したがって，血を補い，血の巡りをよくする処方で，皮膚の枯燥も改善する．

選択のポイント

　燥証向きの補血剤で，浮腫・胃内停水などがある湿証の人は地黄が合わない．
　[関連処方]
　○**当帰芍薬散**（148）：胃腸が弱く，軽い浮腫や湿証がある．

注意

　水分代謝が悪く胃腸の弱い人は，地黄によって食欲不振や下痢などの胃腸症状を起こすことがあり，地黄を含む製剤は注意を要する．食前の服用で胃腸障害がある場合，食後に服用することで改善できることがある．

77 芎帰膠艾湯 (きゅうききょうがいとう) [金匱要略]

適応症状

比較的体力の低下した人で，冷え症のある胃腸障害の少ないものの次の諸症：
- ①痔出血
- ②不正性器出血，月経過多症，子宮内膜症，産後出血
- ③腎出血，尿路出血，下血
- ④外傷後の内出血

処方解説

<u>当帰　川芎　芍薬　地黄</u>　艾葉　阿膠　甘草
　　　　　　四物湯

この処方は川芎，当帰，阿膠，艾葉の構成生薬から名づけられているが，四物湯に甘草，艾葉，阿膠を加味したものである．

止血の要薬である艾葉と阿膠が四物湯に加えられることで，下焦を温める艾葉が川芎，当帰とともに月経痛，下腹部の冷え，腹痛の緩和に，阿膠が補血に働き，血を補い，血をめぐらし，寒を温め，止血する効能を発揮する．

選択のポイント

血虚で冷え症の下部出血に用いる．

[参考処方]
- **乙字湯**（84）：比較的体力がある人で便秘傾向があるが，血虚の症状はない．
- **桃核承気湯**（159）：比較的体力があり便秘に加え瘀血症状が激しいもの．

注意

禁忌：アルドステロン症の患者，ミオパチーの患者，低カリウム血症の患者．

46　七物降下湯（しちもつこうかとう）[大塚敬節創製]

適応症状

①虚弱体質の人の高血圧の随伴症状（のぼせ，肩こり，頭重感，耳鳴り）
②冷えや皮膚枯燥のある体質者の高血圧をともなう眼出血や結膜充血

処方解説

　<u>当帰　川芎　芍薬　地黄</u>　釣藤鈎　黄柏　黄耆
　　　　　　四物湯

　釣藤鈎は脳血管の痙攣を予防し，黄耆は血圧を下げ，四物湯は止血，黄柏は地黄（熟地黄）による胃のもたれを防ぐと考え，四物湯に釣藤鈎，黄柏，黄耆を加味し，高血圧症およびその随伴症状の軽減を目的に大塚敬節が創製した処方である．

　釣藤鈎は止痙，鎮静，降圧に働き，めまい，けいれん，ふるえ，頭痛，耳鳴りなどを抑える作用（平肝熄風(へいかんそくふう)）があり，黄柏は清熱により炎症を抑える．補気作用に優れている黄耆は，脾胃を補い気を益すことで，水穀(すいこく)の気が血に転化することを促して補血の働きを増強し，気虚をともなう血虚に対して効果的である．

選択のポイント

①虚弱体質で冷えや皮膚枯燥があり，特に眼底出血や結膜充血のある高血圧症に用いる．
②腎性高血圧のファーストチョイスで，最低血圧の高いものに有効である．

[参考処方]
○**釣藤散**（185）：四物湯の合わない人．
○**黄連解毒湯**（165）：顔が赤い高血圧患者のファーストチョイス．

86 当帰飲子（とうきいんし）[済生方]

適応症状

冷え症で分泌物の少ない慢性湿疹，かゆみ，慢性蕁麻疹

処方解説

<u>当帰　川芎　芍薬　地黄</u>　黄耆　何首烏　荊芥　防風　蒺藜子　甘草
　　　　　四物湯

　この処方は補血と血のめぐりをよくする働きのある四物湯に何首烏，黄耆を加味することで皮膚の滋潤と栄養を強化し，さらに瘙痒（そうよう）を治す荊芥，防風，蒺藜子（しつりし）を配剤することで，皮膚の慢性湿疹やかゆみの緩解に効果的に働く．何首烏はかゆみや皮膚化膿症に効果があり，黄耆は優れた補気作用により補血の働きの増強や体表の血行を高めて栄養を補い，皮膚の機能を高め，自汗を止め，排膿や皮膚の再生を促す．

　したがって，皮膚にも効果がある四物湯をより皮膚病向きにした処方で，分泌物が少ない乾燥ぎみの皮膚瘙痒症に用い，分泌物の多いものには適さない．通常，高齢者に用いられることが多い．

選択のポイント

①冷え症で皮膚がカサカサしている人の湿疹やかゆみで，分泌物が少ない皮膚疾患に適応する．
②冬に増悪する乾燥性の湿疹に用いる．
③湿証で分泌物の多い皮膚疾患には適さない．

［参考処方］

○**十味敗毒湯**（75）：化膿性で分泌物がある皮膚症状．
○**清上防風湯**（167）：のぼせの症状が強く，温まるとかゆくなる上半身の炎症性の皮膚疾患．
○**温清飲**（168）・**荊芥連翹湯**（169）・**柴胡清肝湯**（170）：のぼせをともなう皮膚疾患．
○**消風散**（183）：夏に悪化する傾向があり，炎症が強い赤い皮膚で分泌物が多い．

48 十全大補湯（じゅうぜんたいほとう）[和剤局方]　［局方］

適応症状
①病後の体力低下，疲労倦怠，食欲不振
②寝汗，手足の冷え，貧血

処方解説

当帰　川芎　芍薬　地黄　黄耆　人参　白朮　茯苓　甘草　桂枝
　　　　四物湯　　　　　　　　　　　四君子湯と共通

　補血剤の基本処方である四物湯と補気剤の代表処方である四君子湯（生姜，大棗を除いた）を合方した八珍湯（正体類要）に，補気作用に優れた黄耆と気をめぐらす働きのある桂枝を加味した処方である．その名のとおり，「十全（完全）」で「大い」に「補う」効能をもち，体力とともに衰えた気力を補う気血両虚の代表的な補剤である．

　一般に疲労倦怠感が著しく，食欲不振の傾向があり，顔や皮膚の色が悪く，皮膚や口内が乾燥し，貧血傾向があるものに適応する．

選択のポイント
病後の体力低下にともなう疲労倦怠や食欲不振がある人に適応する．

［関連処方］
○**人参養栄湯**（143）：不眠や咳嗽がある．

［参考処方］
○**補中益気湯**（94）：血虚の症状は弱く，十全大補湯の適応で水分代謝が悪い人．
○**小建中湯**（45）・**黄耆建中湯**（46）：腹痛や腹直筋の攣急をともなう体質虚弱．

備考
①十全大補湯の適応で胃内停水や浮腫などの湿証の症状がある場合，当帰芍薬散と補中益気湯（四君子湯，六君子湯）を用いる．
②十全大補湯には免疫低下改善，発癌抑制，癌の増殖・転移抑制，抗癌剤・放射線の副作用軽減など様々な作用が多数報告されており，西洋医学的にも大いに注目されている．

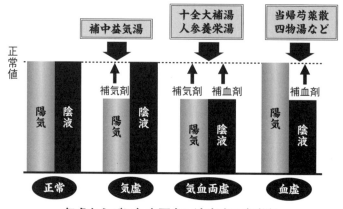

気虚ならびに気血両虚に適応する参考剤

108 人参養栄湯（にんじんようえいとう）[和剤局方]

適応症状

①病後の体力低下，疲労倦怠，食欲不振
②不眠，乾咳，寝汗，手足の冷え，貧血

処方解説

| 当帰 | 芍薬 | 地黄 | 黄耆 | 人参 | 白朮 | 茯苓 | 甘草 | 桂枝 | 遠志 | 五味子 | 陳皮 |

十全大補湯と共通

十全大補湯から川芎を除いたものに遠志，陳皮，五味子を加えた処方である．

遠志，五味子は精神を安定させる作用（安神）があり，眠りが浅い，多夢などの不眠や動悸などを緩解するとともに，去痰，止咳に働く．陳皮は理気，健胃作用により胃腸機能を調え，食欲不振や倦怠感の改善効果を強化している．

したがって，十全大補湯に鎮静，止咳去痰の作用が加わった気血両虚の補剤であり，病後の体力低下や虚弱体質によって，不眠，動悸をともなう全身倦怠感，食欲不振などがあるものに適応する．

選択のポイント

①胃腸機能の低下した人の不眠やストレス性の咳嗽に奏効する．
②気血両虚の非常に衰弱した状態で，消化器症状に加え呼吸器症状が悪化し，咳嗽や下痢があるような人に適応する．

[関連処方]
○**十全大補湯**（142）：不眠や咳の傾向が少ない．

[参考処方]
○**補中益気湯**（94）：血虚の症状は弱く，十全大補湯の適応で水分代謝が悪い人．
○**加味帰脾湯**（96）：血虚の症状が弱い過度の精神疲労による不眠．
○**酸棗仁湯**（101）：血虚の症状が弱い心身の疲労による不眠．

備考

遠志は糖尿病の指標に使う 1,5-AG（1,5-アンヒドログルシトール）を含むことから，遠志を配合する漢方薬は 1,5-AG 検査に影響を及ぼす．

53　疎経活血湯（そけいかっけつとう）［万病回春］

適応症状

①関節痛，神経痛，腰痛，坐骨神経痛，筋肉痛
②慢性関節リウマチ，痛風

処方解説

当帰	川芎	芍薬	地黄	桃仁	牛膝	威霊仙	防已	防風	蒼朮	白芷	羌活	茯苓
四物湯								陳皮	生姜	竜胆	甘草	

この処方は関節や筋肉の風湿（湿邪・風邪）を除く作用（祛風湿）のある生薬を多く含んだ四物湯の加味方である．

桃仁，牛膝は駆瘀血作用があり，四物湯に加わることで下腹部の滞血をめぐらす．川芎，牛膝，威霊仙，防已，防風，蒼朮，白芷，羌活は祛風湿に働き，風湿が経絡に阻滞して起きる関節，筋肉の疼痛や麻痺を緩解する．さらに牛膝，防已，茯苓は利水に，陳皮は湿証に対して燥湿に働くことから，処方全体として湿の除去に主眼を置いている．

したがって，この処方は補血剤の四物湯に駆瘀血薬と祛風湿薬を加えたもので，腰部より下肢にかけての関節，筋肉などの血虚や瘀血をともなう風湿による疼痛，しびれ，浮腫などを目標に用いる．

選択のポイント

①腰部から下肢にかけて関節，筋肉などの疼痛やしびれのある人に広く用いる．
②左半身に強く圧痛がある人に適応する．
③冷えにより疼痛やしびれが増悪する傾向のある人に適応する．
④一般に顔や皮膚が浅黒く，小便不利の傾向のある人に用いる．

［関連処方］
○**大防風湯**（145）：気血両虚や冷えをともなう痛み．

［参考処方］
○**麻杏薏甘湯**（55）・**薏苡仁湯**（56）：比較的体力があり，血虚や瘀血の症状がない．
○**五積散**（57）：頭痛，悪寒などの表証をともない，瘀血症状は少ない．
○**桂枝茯苓丸**（158）：冷えのぼせをともなう．

97 大防風湯（だいぼうふうとう）［和剤局方］

適応症状

比較的体力が低下した人で，関節がはれて痛み，麻痺，強直して屈伸しがたいものの次の諸症：
下肢の慢性関節リウマチ，慢性関節炎，痛風

処方解説

<u>当帰　川芎　芍薬　地黄</u>　<u>人参　白朮　甘草　乾姜　大棗</u>　黄耆　牛膝　防風　羌活
　　　　四物湯　　　　　　　　　四君子湯と共通　　　　　　　　　　　杜仲　附子

この処方は四物湯の補血と四君子湯の補気をあわせたものに，駆瘀血作用のある牛膝，祛風湿作用のある牛膝，防風，羌活ならびに祛風湿と止痛に働く附子を加え，気血両虚を治す補剤に風湿に起因する関節，筋肉の疼痛や麻痺を緩解する効能をもたせている．

温める作用の強い附子，乾姜が配剤されていることから，明らかに寒証向きで，四君子湯に代表的な補気薬である黄耆が加味されていることから，より慢性化した気血両虚に適応する．

選択のポイント

①附子が配剤されているので，冷えを確認する必要がある．
②血色が悪く，倦怠感や体力低下をともなう慢性化した関節痛や麻痺に適応する．

［関連処方］
○**疎経活血湯**（144）：気虚の症状や冷えがない．
○**桂枝加朮附湯**（196）・**桂芍知母湯**（197）：血虚や瘀血症状が少ない冷えのある疼痛や麻痺．

［参考処方］
○**麻杏薏甘湯**（55）・**薏苡仁湯**（56）：比較的体力があり，気血両虚の症状がない．
○**五積散**（57）：頭痛，悪寒などの表証をともない，瘀血症状は少ない．

備考

痛みによる血虚・瘀血と水滞の判定：
　○動かし初めが痛く，歩き始めると痛みが緩和する　→　血虚・瘀血
　○歩き初めはよいが，歩き続けると痛みを感じる　　→　水滞（湿邪・風邪）

3-13 補血剤 (2)

補血剤は血の生成低下や過剰消耗によって起きる血の不足をきたした血虚を改善する補血薬を主構成生薬とする処方群である．補血剤 (2) では四物湯を基本とした補血剤 (1) 以外の補血剤をとりあげる．[補血剤 (1) 参照]

補血作用をもつ生薬（補血薬）

阿膠（あきょう）	何首烏（かしゅう）	枸杞子（くこし）
酸棗仁（さんそうにん）	芍薬（しゃくやく）	地黄（熟地黄）（じおう・じゅくじおう）
丹参（たんじん）	当帰（とうき）	竜眼肉（りゅうがんにく）

五臓の虚実と適応処方群

実	五臓	虚
柴胡剤	肝	補血剤（当帰・柴胡）
芩連剤	心	
大黄剤	脾	人参剤
桂麻剤 石膏剤	肺	桂枝湯類
竜骨牡蛎剤	腎	附子剤 地黄丸類

（小林宏　改変）

気血水の虚実と適応処方群

実	気血水	虚
[気鬱] 理気剤	気	[気虚] 補気剤（人参剤）
[瘀血] 駆瘀血剤	血	[血虚] 補血剤
[水滞] 半夏剤 苓朮剤	水	[陰虚] 滋陰剤（補陰剤）

（小林宏　改変）

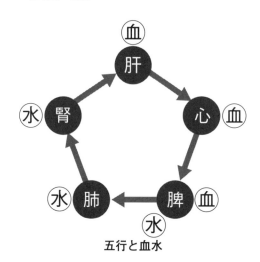

五行と血水

3-13 補血剤 (2)

頁	処方	構成生薬										
		四物湯				利水薬						
138	四物湯 しもつとう	当帰	川芎	芍薬	地黄							
148	当帰芍薬散 とうきしゃくやくさん	当帰	川芎	芍薬		白朮	茯苓					
							沢瀉					
149	芎帰調血飲 きゅうきちょうけついん	当帰	川芎		地黄	白朮	茯苓		甘草	生姜	大棗	
									烏薬	陳皮	香附子	
									牡丹皮	益母草		
								桂枝湯				
47	当帰建中湯 とうきけんちゅうとう	当帰		芍薬				桂枝	甘草	生姜	大棗	
152	当帰四逆加 とうきしぎゃくか 呉茱萸生姜湯 ごしゅゆしょうきょうとう	当帰		芍薬				桂枝	甘草	生姜	大棗	
							木通	細辛	呉茱萸			
150	当帰湯 とうきとう	当帰		芍薬				桂枝	甘草	乾姜		
								人参	黄耆			
							半夏			厚朴	山椒	
151	温経湯 うんけいとう	当帰	川芎	芍薬				桂枝	甘草	生姜		
								人参	麦門冬		呉茱萸	
							半夏	阿膠	牡丹皮			
143	人参養栄湯 にんじんようえいとう	当帰		芍薬	地黄	白朮	茯苓	桂枝	甘草			
								人参	黄耆	陳皮		
								遠志	五味子			
154	抑肝散 よくかんさん	当帰	川芎			白朮	茯苓		甘草			
		柴胡						釣藤鈎				
	抑肝散加陳皮半夏 よくかんさんかちんぴはんげ	抑肝散		+			半夏			陳皮			
	逍遙散 しょうようさん	当帰		芍薬		白朮	茯苓		甘草	生姜		
		柴胡								薄荷		
153	加味逍遙散 かみしょうようさん	逍遙散		+				牡丹皮	山梔子			
94	補中益気湯 ほちゅうえっきとう	当帰				白朮			甘草	生姜	大棗	
		柴胡							人参	黄耆	陳皮	升麻
	【関連処方】											
155	紫雲膏 しうんこう	当帰						紫根	黄蝋	豚脂	胡麻油	

(小林宏 改変)

23 当帰芍薬散（とうきしゃくやくさん）[金匱要略]

適応症状

疲労しやすく，腰脚の冷えやすいものの次の諸症：
　①月経不順，月経困難症，不妊症，更年期障害，子宮内膜症
　②妊娠中の諸病（習慣性流産，妊娠腎，浮腫，痔，腹痛），産後の回復
　③頭痛，めまい，貧血，動悸
　④浮腫，しもやけ，肩こり，腰痛，脚気，半身不随，心臓弁膜症

処方解説

　　当帰　川芎　芍薬　　沢瀉　茯苓　白朮
　　　四物湯と共通　　　　五苓散と共通

　この処方は古来より安胎薬として知られる婦人の聖薬で，色白で冷え症の虚弱なタイプの婦人の常備薬である．加味逍遙散とならんで女性の漢方薬の代表格であるが，冷え症で虚弱な場合，老若男女を問わず適応できる．

　四物湯の地黄（潤性薬）の代りに利水薬の沢瀉，茯苓，白朮を加えたもので，湿証向きにつくられている点が燥証向きの四物湯と異なる．当帰，芍薬は補血に，川芎は血のめぐりをよくする駆瘀血に働くことで補血の作用を体全体に送り体を温める．当帰，川芎，芍薬はいずれも調経に働き，特に当帰は調経の要薬として月経不順には必ず配剤される．芍薬は止痛，止痙作用があり，当帰，川芎も止痛に働くことから，下腹部痛を緩和する効能がある．

　したがって，補血と利水を組合せた処方で，顔色が悪く，軟便や下痢傾向で，やや浮腫傾向をともなう月経不順，月経痛などの下腹部痛，四肢冷感，めまい，頭痛，肩こりなどに適応する．

選択のポイント

①成人女性の諸症状に適応し，妊娠中に積極的に服用できる（安胎薬）．
②湿証向きの補血剤で，胃内停水があり地黄が合わないような人に適応する．
③婦人の下腹部痛に用いる．
④顔色がよくない，手足が冷える，疲れやすいなどの虚弱な婦人に適応する．
⑤冷え症で，朝夕に下肢に浮腫傾向があらわれる人に用いる．

[関連処方]
○四物湯（138）：燥証向きの補血剤．
○温経湯（151）：湿証がなく，唇や皮膚の乾燥感が強い．
○当帰四逆加呉茱萸生姜湯（152）：四肢の冷えが顕著で痛みやしもやけをともなう．

[参考処方]
○加味逍遙散（153）：精神不安や不眠などの精神神経症状がより強い．
○桂枝茯苓丸（158）：比較的体力があり，下腹部の自発痛や圧痛が顕著．

参考

　当帰芍薬散の当帰，川芎によって食欲不振や悪心などの胃腸症状を起こすことがあるが，人参または人参湯を併用することで改善できる場合がある．

芎帰調血飲（きゅうきちょうけついん）［万病回春］

適応症状
①産後の神経症・体力低下・貧血・諸症（めまい，頭痛，耳鳴り，不眠，のぼせなど）
②更年期障害，月経不順，血の道症

処方解説

当帰	川芎	地黄	茯苓	白朮	生姜	大棗	甘草	香附子	陳皮	烏薬	牡丹皮	益母草
四物湯と共通			四君子湯と共通										

四物湯（補血剤）と四君子湯（補気剤）の合方である八珍湯（正体類要）から芍薬，人参を除き，駆瘀血薬の牡丹皮，益母草，理気薬の香附子，陳皮，烏薬を加味した処方である．

この処方は産後の一切の諸病を治すといわれ，産後の諸病，悪露（産褥期に性器から排出される分泌物），貧血，体調不良，衰弱などに用い，産後の婦人には症状がなくても飲ませておいた方がよいとされる産後の妙薬である．補血，補気，駆瘀血，理気を兼ね備えていることから，産後に限らず，体力低下傾向で，顔色が悪く，貧血，めまい，頭痛，耳鳴り，のぼせ，不安，不眠，多怒などの精神神経症状や月経不順などにも適応する．

選択のポイント
産後の婦人の諸症状に対するファーストチョイス．

［関連処方］
○**当帰芍薬散**（148）：気鬱はなく，浮腫傾向や冷えがある．

102 当帰湯 (とうきとう) [千金方]

適応症状

比較的体力の低下した冷え症の人で，背中に寒冷を覚え，腹部膨満感，腹痛，鼓腸のあるもの

処方解説

　　当帰　桂枝　芍薬　甘草　乾姜　山椒　人参　黄耆　半夏　厚朴
　　　　　桂枝湯と共通　　　　大建中湯と共通

この処方は桂枝加芍薬湯と大建中湯を基本に，補気薬，温性薬，補血薬ならびに止痛に働く生薬を配剤している．

人参，黄耆は脾胃気虚による生体の活力低下を治し，乾姜，山椒（蜀椒)は温性薬で消化管を温め，冷えによる内臓の痛みを除き，停滞した気をめぐらせ，人参，黄耆とともに消化管の機能を回復させる．当帰，芍薬は補血に働くことで体を温める．芍薬，甘草は止痛・止痙作用があり，当帰も止痛に働くことから，下腹部痛を緩和する効能がある．半夏は胃部の水分代謝を正常化し，厚朴は気の鬱滞を疎通しめぐりをよくする働きがあり，悪心・嘔吐や腹部膨満感をともなう場合に効果がある．

したがって，比較的体力の低下した冷え症の人で，胸腹部から背部にかけて持続的な鈍痛や発作的な疼痛を訴える気血両虚の寒痛に適応する．このとき，腹部膨満感や腹痛をともなうことがある．これらの症状はしばしば寒冷によって引き起こされる．

選択のポイント

比較的体力の低下した冷え症の人で，胸腹部から背部にかけて持続性の鈍痛あるいは発作性の疼痛を訴える場合に用いる．

106 温経湯（うんけいとう）［金匱要略］

適応症状

比較的体力の低下した冷え症の人で，手足がほてり，唇が乾燥しやすいものの次の諸症：
①月経不順，月経過多，月経困難，更年期障害，不妊症，不正性器出血，こしけ
②肌荒れ，指掌角皮症，湿疹，しもやけ
③のぼせ，腹痛，下痢，足腰の冷え
④不眠，神経症

処方解説

<u>当帰　川芎　芍薬</u>　阿膠　麦門冬　牡丹皮　半夏　生姜　呉茱萸　人参　甘草　桂枝
　　四物湯と共通

　四物湯に含まれる当帰，川芎，芍薬に加え，阿膠が補血に働く．阿膠は強い止血作用のほかに滋潤の働きがあり，滋陰薬の麦門冬とともに陰虚を改善する．牡丹皮は川芎とともに駆瘀血に働き下腹部の瘀血を治す．半夏は降性に働き，生姜，呉茱萸は胃を温め胃内停水を除くことで，悪心，嘔吐を抑制する．これに人参，甘草が加わり，胃腸の機能を高め下痢や腹痛を緩解する．
　したがって，処方全体としては駆瘀血，補血，滋陰に働くことから，冷え症があり，燥証で皮膚が枯燥し，手足に不快な熱（煩熱）や口唇の乾燥などがある月経不順，月経困難症，不正性器出血，下腹部痛などに適応する．

選択のポイント

①夕方になると熱が出たり，下腹部痛や膨満感を感じ，唇や肌が乾燥しやすく，冷え症で手足にほてりがある月経不順のある人に適応する．
②手掌に汗をかく多汗症にも用いる．

［関連処方］
○**当帰芍薬散**（148）：湿証の症状がある．

［参考処方］
○**三物黄芩湯**（さんもつおうごんとう）（金匱要略）：冷え症状のない，手足のほてり．

38 当帰四逆加呉茱萸生姜湯 (とうきしぎゃくかごしゅゆしょうきょうとう) [傷寒論]

適応症状
手足の冷えを感じ，下肢が冷えると下肢または下腹部が痛くなりやすいものの次の諸症：
　①下腹部痛，腰痛，坐骨神経痛，四肢末端の痛み，片頭痛
　②婦人下腹部痛，月経困難症
　③しもやけ

処方解説
　　当帰　呉茱萸　細辛　木通　桂枝　芍薬　甘草　生姜　大棗
　　　　　　　　　　　　　　　　　　桂枝湯

四肢が冷える症状（四逆）に用いられる当帰四逆湯（とうきしぎゃくとう）（傷寒論）に呉茱萸と生姜を加えた処方で，当帰四逆湯の代りに用いられることが多い．

当帰，呉茱萸，細辛はいずれも温め血行をよくして止痛効果を発揮し，芍薬，甘草の止痛，止痙作用を助け，寒冷による痛みによく奏効する．木通は桂枝とともに血行を促し，当帰，芍薬の補血作用を補佐している．水滞によって冷えて痛む症状には，呉茱萸，細辛，木通が利水に働き改善する．

したがって，普段から冷え症の人が，寒冷刺激によって血行障害を起こし，凍瘡（とうそう）（しもやけ）や凍傷をはじめ下腹部痛（疝気（せんき）：腹力がなくガスが溜まって痛む），腰痛，四肢末端などの痛み，しびれ，冷感を訴える場合に適応し，下痢などをともなうことが多い．

選択のポイント
①寒冷によって誘発される種々の疼痛性疾患に適応する．
②冷え症の人のしもやけのファーストチョイス．

[関連処方]
○当帰建中湯（47）：四肢の冷えや痛みはない．
○当帰芍薬散（148）：四肢の冷えや痛みよりも婦人科系疾患を主訴とする．

[参考処方]
○呉茱萸湯（97）：嘔吐などの胃腸症状をともなう頭痛．

備考
木通（局方医薬品）の代わりに関木通（かんもくつう）を配剤した当帰四逆加呉茱萸生姜湯による腎機能障害の副作用が報告されている．関木通は腎機能障害を起こすアリストロキア酸が含まれている．

24 加味逍遙散（かみしょうようさん）[和剤局方]　　[局方]

[適応症状]

比較的体力の低下した人で，精神不安，イライラなどの精神神経症状のあるものの次の諸症：
　①月経不順，更年期障害，月経困難症，血の道症，冷え症，のぼせ，不眠，頭痛，めまい
　②肩こり，発作性の発汗，上半身の煩熱感，食欲不振，倦怠感，虚弱体質

[処方解説]

　　牡丹皮　芍薬　当帰　柴胡　薄荷　山梔子　白朮　茯苓　甘草　生姜

逍遙散（和剤局方）に牡丹皮と山梔子を加味した処方で，逍遙散よりも加味逍遙散の方が一般的に用いられる．逍遙（さまよいフラフラする）の名のように，患者の愁訴が激しく変化する．

当帰，芍薬は補血に，牡丹皮は駆瘀血に働くことで補血の作用を体全体に送る．柴胡は少量用いると理気に働き，処方全体の効果を全身にめぐらせる働きがある．また，柴胡は当帰との組合せで肝血不足（肝血虚）を改善し，薄荷との組合せで肝血虚によって惹起された胸部の炎症（煩悶感）を緩解することで，気血の失調による煩悶感，イライラ，のぼせなどの情動の不安定を去る．さらに山梔子は清熱作用によってのぼせやイライラを除き，胸中の煩悶感を緩解する．白朮，茯苓は利水作用とともに脾胃を補い胃腸の機能を高め，茯苓は甘草と組合わさることで，不眠，心悸亢進，精神不安などを治す．

したがって，上部の熱をさます柴胡，山梔子，薄荷が入っていることから，冷えのぼせ（上熱下寒：顔は赤いが足は冷えるタイプ）に広く用いる．特に，婦人の精神神経症状をともなう不定愁訴に最も頻用される処方である．

[選択のポイント]

①婦人の不定愁訴（頭痛，肩こり，不眠，のぼせ，めまいなど）に最も頻用される．
②冷えのぼせ（顔色は赤いが足は冷えるタイプ）に広く用いる．
③愁訴が多く，変動が激しい．
④精神不安をともなう更年期障害のファーストチョイス．

[関連処方]
○抑肝散（154）：のぼせや熱感が少ない．

[参考処方]
○女神散（108）：多愁訴であるが，症状の変動が少なく，気うつ傾向が強い精神神経症状．
○柴胡加竜骨牡蛎湯（72）・柴胡桂枝乾姜湯（73）：冷えのぼせなどの瘀血症状はない．
○桂枝加竜骨牡蛎湯（191）：臍上悸や性的症状がある．

陰虚と肝血虚によるのぼせ

[注意]

腸間膜静脈硬化症：黄連解毒湯，加味逍遙散，辛夷清肺湯，茵蔯蒿湯を参照．

54　抑肝散（よくかんさん）［保嬰撮要］

適応症状

虚弱な体質で神経がたかぶるものの次の諸症：
　　①神経症，不眠症，小児夜なき，小児疳症，乳幼児のひきつけ
　　②ヒステリー，更年期障害
　　③眼瞼痙攣，脳出血後遺症
　　④認知症による問題行動（幻覚，妄想，徘徊，暴言など）

処方解説

　　川芎　<u>当帰　柴胡　白朮　茯苓　甘草</u>　釣藤鈎
　　　　　　　加味逍遥散と共通

神経の高ぶり（肝気）を抑えるという名のとおり，釣藤鈎は止痙，鎮静，降圧に働き，めまい，けいれん，ふるえ，頭痛，耳鳴りなどを抑える作用（平肝熄風）があり，柴胡，川芎の理気作用により精神を安定させ，茯苓は甘草と組合わさることで，不眠，心悸亢進，精神不安などを改善する．さらに柴胡と当帰の組合せは肝血不足（肝血虚）による煩悶感，イライラなどの情動の不安定を去る．加味逍遥散の牡丹皮（強い駆瘀血）の代わりに，川芎が配剤されていることから，より補血を考慮している．したがって，この処方は神経過敏で興奮しやすく，怒りやすい，イライラするなどの神経興奮を訴える場合や小児・乳幼児のひきつけやヒステリーなどの神経症状を改善する．明代の小児の治療書である「保嬰撮要」には，小児と母子の双方に服用（母子同腹）するようにと記されている．

選択のポイント

①神経過敏で興奮しやすく，怒りやすい，イライラするなど神経興奮を訴えるものに適応する．
②落ち着きがなく興奮しやすい癇が強い小児のひきつけに用いる．
③左腹直筋に緊張がある場合に適する．

［関連処方］
○**加味逍遙散**（153）：のぼせが強く，変動の激しい多愁訴がある．
○**抑肝散加陳皮半夏**（陳皮・半夏を加味：本朝経験）：抑肝散に比べ，神経症状が強く，嘔吐や食欲不振がある．

［参考処方］
○**四逆散**（74）：精神神経症状は類似するが，比較的体力があり，腹直筋の攣急は両側にある．
○**甘麦大棗湯**（102）：怒りやすいなどの攻撃的な面はない．

備考

抑肝散は認知症による幻覚，妄想，徘徊，暴言などの精神・行動症状である周辺症状（BPSD：Behavioral and Psychological Symptoms of Dementia）に対し，日常生活動作（ADL：Activities of Daily Living）を低下させることはなく改善する作用がある．

501 紫雲膏 (しうんこう) [華岡青洲方] 《関連処方》

適応症状

①火傷，外傷

②痔核における疼痛，肛門裂傷

③魚の目，あせも，ただれ，かぶれ

処方解説

紫根　当帰　胡麻油　豚脂　黄蝋

　この処方は華岡青洲が潤肌膏（じゅんきこう）（外科正宗）に豚脂を加えて創製したものである．主薬である紫根は清熱，解毒，殺菌により炎症を抑え，当帰は補血の効能により皮膚の滋潤と栄養を補うことで，皮膚機能を高め生肌（せいき）（肉芽形成促進）に働く．胡麻油，豚脂は皮膚の乾燥を潤し，黄蝋は皮膚を保護して補い，いずれも皮膚の回復を助ける．

選択のポイント

　肌を潤し，保護して肉芽形成促進や抗炎症作用を示すことから，乾性の皮膚疾患に適応する．

3-14 駆瘀血剤

駆瘀血剤は血の流れの停滞によって生じる病態（瘀血，中医学：血瘀）を改善する駆瘀血薬（中医学：活血化瘀薬）を主構成生薬とする処方群である．瘀血は現代医学的に血液レオロジーの異常や末梢循環障害に起因する病態と解釈されている．瘀血の発生原因はさまざまで，寒冷刺激，炎症，精神的ストレス，運動不足，食生活，環境などに加え，気滞や水滞，さらには打撲，ねんざ，出血などの外傷や手術などの直接的な要因も関係する．瘀血の症状として，顔面・眼輪部・口唇などの色素沈着，腰痛，筋肉痛，臍傍部・下腹部の圧痛，月経困難症・月経不順などの婦人科疾患，不眠・イライラ・精神神隠などの精神神経症状などがあげられる．瘀血は広範囲な疾患の原因や遠因あるいは悪化因子となることが多く，単独の疾患としてよりもむしろ慢性疾患に随伴している場合が多い．冷えのぼせの症状には駆瘀血剤がファーストチョイスとなる．

3-14-1 駆瘀血剤の使用上の注意

1. 流産・早産を起こす危険性があるため，妊娠中の服用は避けた方がよい．特に大黄を配剤した駆瘀血剤は，妊娠中には子宮収縮作用によって流早産を誘発する可能性がある．また，月経時に服用すると月経過多をきたすことがある．
2. 体力のない人への連用には，駆瘀血剤単独よりも補血剤の併用を考慮した方がよい．

気血水の虚実と適応処方群

実	気血水	虚
[気鬱] 理気剤	気	[気虚] 補気剤 （人参剤）
[瘀血] **駆瘀血剤**	血	[血虚] 補血剤
[水滞] 半夏剤 苓朮剤	水	[陰虚] 滋陰剤 （補陰剤）

（小林宏 改変）

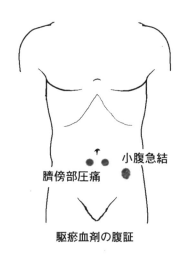

駆瘀血剤の腹証（臍傍部圧痛，小腹急結）

駆瘀血剤の鑑別

桃核承気湯	桂枝茯苓丸	当帰芍薬散
瘀血症状が顕著	瘀血症状がある	瘀血症状が弱い
顔が赤黒い	顔が赤ら顔	顔が青白い
脂ぎっている		水っぽい
のぼせ症	冷えのぼせ	冷え症
便秘傾向	普通～便秘傾向	下痢傾向

3-14 駆瘀血剤

頁	処方	構成生薬		
		駆瘀血薬	弱い駆瘀血薬	
158	桂枝茯苓丸 （けいしぶくりょうがん）	桃仁　牡丹皮	芍薬	桂枝　茯苓
	折衝飲 （せっしょういん）	桃仁　牡丹皮 　　　紅花	川芎　芍薬　当帰 　　　　　牛膝	桂枝 　　延胡索
	冠心Ⅱ号方 （かんしんにごうほう）	紅花	川芎　芍薬 丹参	木香
159	桃核承気湯 （とうかくじょうきとう）	桃仁　　　大黄	芒硝	桂枝　　甘草
160	大黄牡丹皮湯 （だいおうぼたんぴとう）	桃仁　牡丹皮　大黄	芒硝	冬瓜子
	腸癰湯 （ちょうようとう）	桃仁　牡丹皮		薏苡仁　冬瓜子
161	通導散 （つうどうさん）	大黄 　　　紅花	当帰 蘇木	芒硝　　木通　甘草 陳皮　枳実　厚朴
	抵当丸（抵当湯）	桃仁　　　大黄 䗪虫　水蛭		
153	加味逍遙散 （かみしょうようさん）	牡丹皮	芍薬　当帰	生姜　白朮　茯苓　甘草 柴胡　薄荷　山梔子
162	治打撲一方 （ちだぼくいっぽう）	大黄	川芎 樸樕　川骨	桂枝　　甘草 丁子

芍薬：駆瘀血剤としては赤芍を用いる

（小林宏　改変）

25　桂枝茯苓丸（けいしぶくりょうがん）［金匱要略］　［局方］

適応症状

体格はしっかりしていて赤ら顔が多く，下腹部に抵抗のあるものの次の諸症：

　①月経困難，月経不順，更年期障害，血の道症，不妊症，子宮内膜症，子宮筋腫
　②肩こり，頭痛，頭重感，めまい，のぼせ，冷え症
　③しもやけ，しみ，にきび
　④痔疾患，打撲症，関節痛，腹膜炎，睾丸炎

処方解説

　　牡丹皮　桃仁　芍薬　桂枝　茯苓

　この処方は代表的な駆瘀血剤で，牡丹皮，桃仁が優れた駆瘀血薬として血のめぐりをよくする．桂枝は牡丹皮，桃仁を助けて血行障害を治すほかに，のぼせなどによる精神神経症状を緩解する．さらに牡丹皮は清熱，芍薬は止痛，止痙，茯苓は利水と脾胃を補う働きがある．

　したがって，瘀血による，のぼせ，痛みをともなう症状に適応する．左右の下腹部に抵抗，圧痛があり，肌はやや浅黒く，クモの巣状に血管が浮いたりしている場合があるが，それ以外にものぼせなどの瘀血を目標に広範囲に使える．

選択のポイント

冷えのぼせなどの瘀血を目標に広範囲に使える．

［関連処方］

○**桃核承気湯**（159）：月経時にのぼせやイライラなどの精神神経症状をともない，便秘傾向がある．

○**大黄牡丹皮湯**（160）：下腹部が緊張し，右下腹部に自発痛，圧痛などを認める便秘傾向のもの．

○**通導散**（161）：便秘傾向で気鬱傾向のある瘀血．

○**桂枝茯苓丸加苡仁**（原南陽の経験方）：皮膚の荒れやにきび，しみ，そばかすがある．

［参考処方］

○**当帰芍薬散**（148）：のぼせはなく，顔が青白くて疲れやすい冷え症．

○**疎経活血湯**（144）：腰部から下肢にかけて関節，筋肉などの疼痛，しびれ．

61 桃核承気湯（とうかくじょうきとう）[傷寒論]

適応症状

比較的体力があり，のぼせて便秘傾向（硬い便）のあるものの次の諸症：
　①月経困難，月経不順，月経時や産後の精神不安，更年期障害，血の道症
　②月経異常のものの吐血，下血，衄血（鼻血），痔疾患
　③打撲による鬱血，腰痛，便秘，高血圧の随伴症状（頭痛，めまい，肩こり）
　④のぼせ，イライラ，ヒステリー，頭痛，めまい，不眠などの精神神経症状

処方解説

　　桃仁　大黄　芒硝　甘草　桂枝
　　　　　　調胃承気湯

　調胃承気湯に桃仁，桂枝を加えた承気湯類の一つである．桃仁は駆瘀血薬として広く用いられ，駆瘀血や清熱に働く大黄と組合せると相乗効果によって強い駆瘀血作用を発揮し，炎症をともなう瘀血を緩解する．さらに桃仁は腸を潤し通便を促す潤腸通便に働くことから，糞便を軟化させて瀉下する作用を強化する．桂枝は血のめぐりをよくし，桃仁，大黄の駆瘀血作用を助け血行障害を治すほか，のぼせなどによる精神神経症状を緩解する．
　したがって，比較的体力のある便秘傾向で，瘀血によりのぼせて顔面が紅潮し，イライラ，ヒステリー，頭痛，めまい，不眠，興奮などの精神神経症状のある人に適応する．

選択のポイント

①月経時ののぼせ，イライラ，ヒステリー，頭痛，めまい，不眠などの精神神経症状に適応する．
②ガッチリしたタイプに適応し，体質虚弱な人や下痢をしやすい人には使用しない．

[関連処方]
○**大黄甘草湯**（78）・**調胃承気湯**（79）：瘀血症状をともなわない便秘．
○**三黄瀉心湯**（83）：瘀血症状をともなわないのぼせと便秘．
○**乙字湯**（84）：瘀血症状がある痔疾患．
○**桂枝茯苓丸**（158）：精神神経症状や便秘傾向が弱い．
○**大黄牡丹皮湯**（160）：桃核承気湯に比べて精神症状が少なく，瘀血や炎症症状が強い．
○**通導散**（161）：便秘傾向で気鬱傾向のある瘀血．

[参考処方]
○**芎帰膠艾湯**（139）：冷え症で血虚の下部出血（痔疾，子宮，尿路などからの出血）．

33 大黄牡丹皮湯（だいおうぼたんぴとう）[金匱要略]

適応症状

比較的体力があり，下腹部痛がある便秘傾向（硬い便）のものの次の諸症：
　①月経不順，月経困難
　②痔疾，便秘

処方解説

　牡丹皮　桃仁　大黄　芒硝　冬瓜子
　　　　　　　調胃承気湯と共通

　調胃承気湯から甘草を除き，代わりに駆瘀血薬である牡丹皮，桃仁と，消炎，排膿薬である冬瓜子を加えた処方で，桃仁は潤腸通便に働くことから瀉下作用が強化されている．

　牡丹皮，桃仁は優れた駆瘀血薬で，瀉下のみならず駆瘀血や清熱に働く大黄と組合せると，相乗効果によって強い駆瘀血作用を発揮し，炎症をともなう瘀血を緩解する．冬瓜子の清熱消炎，排膿に加え，牡丹皮の清熱作用による消炎，止血の効能がある．

　したがって，下半身に瘀血，炎症，化膿があり，下腹部が緊張し，特に右下腹部に自発痛，抵抗，圧痛などを認める便秘傾向のものに適応する．

選択のポイント

①下腹部が緊張し，右下腹部に自発痛，抵抗，圧痛などを認める便秘傾向のものに適応する．
②ガッチリしたタイプに適応し，体質虚弱な人や下痢をしやすい人には使用しない．

［関連処方］

○**大黄甘草湯**（78）・**調胃承気湯**（79）：瘀血症状をともなわない便秘．
○**三黄瀉心湯**（83）：瘀血症状をともなわないのぼせと便秘．
○**乙字湯**（84）：月経障害をともなわない痔疾患．
○**桂枝茯苓丸**（158）：便秘傾向はなく，冷えのぼせがある．
○**桃核承気湯**（159）：のぼせやイライラなどの精神神経症状をともなう．
○**通導散**（161）：便秘傾向で気鬱傾向のある瘀血．

105 通導散（つうどうさん）[万病回春][古今医鑑]

適応症状

比較的体力があり，下腹部に圧痛がある便秘傾向（硬い便）のものの次の諸症：
　①月経不順，月経困難，更年期障害，不妊症，子宮筋腫
　②腰痛，便秘，打撲による鬱血
　③高血圧の随伴症状（頭痛，めまい，肩こり）

処方解説

　紅花　当帰　蘇木　<u>大黄　芒硝　甘草</u>　枳実　厚朴　陳皮　木通
　　　　　　　　　　　　調胃承気湯

　この処方は調胃承気湯（大黄・芒硝・甘草）または大承気湯（大黄・芒硝・枳実・厚朴）の要素を含み，これに紅花，当帰，蘇木，陳皮，木通を加えた駆瘀血剤である．

　紅花は婦人科疾患に繁用され，駆瘀血，止痛に働き，さらに月経を促す作用がある．蘇木は消腫，止痛の作用があり，紅花，当帰と協力して瘀血を改善し，月経調節や月経痛などの婦人科疾患を緩解する．大黄は強い瀉下のみならず，駆瘀血や清熱に働き，炎症の強い瘀血（血熱）を鎮める働きがある．紅花，蘇木，大黄はいずれも駆瘀血に働くが，牡丹皮，桃仁ほどの駆瘀血作用はない．理気薬である枳実，厚朴，陳皮は大黄，芒硝と組合わさることで，膨満感や腹壁の緊張が強い便秘を治し，木通は利水，消炎に働く．

　元来，打撲による駆瘀血剤であるが，打撲に限らず，内科的疾患，特に婦人科の領域で気鬱傾向のある瘀血を目標に広く用いられる．

選択のポイント

①便秘傾向で気鬱の症状がある月経異常などの婦人科疾患に広く用いる．
②打撲によるうっ血の場合は，一時的に下痢をさせて治す方法もある．

[関連処方]

○**大黄甘草湯**（78）・**調胃承気湯**（79）：瘀血症状をともなわない便秘．

○**三黄瀉心湯**（83）：瘀血症状をともなわないのぼせと便秘．

○**桂枝茯苓丸**（158）：便秘傾向や気鬱症状はない．

○**桃核承気湯**（159）：月経時にのぼせやイライラなどの精神神経症状をともない，便秘傾向がある．

○**大黄牡丹皮湯**（160）：腹部膨満感などの気鬱傾向がない．

○**治打撲一方**（162）：打撲してやや日数が経過したうっ血性の疼痛．

89 治打撲一方 （ちだぼくいっぽう）[本草経験]

適応症状
打撲や捻挫による腫れや疼痛

処方解説
　　川芎　大黄　樸樕　川骨　桂枝　甘草　丁子

　江戸時代に香川修庵によって創方された処方である．大黄は強い瀉下のみならず，駆瘀血や清熱に働き，炎症の強い瘀血（血熱_{けつねつ}）を鎮める働きがあり，樸樕_{ぼくそく}との組合せで清熱し瘀血を除く．川芎は気をめぐらし血流を改善し，樸樕との組合せにより駆瘀血の効果が高まる．川骨は川芎と協力し，血をめぐらし鬱血を除き，瘀血による痛みを緩解する．桂枝や丁子（丁香）は温めて血行を促し，鬱血を治す．
　したがって，いずれの生薬も瘀血を除くように作用し，やや日数の経過した鬱血性の疼痛が残るものに適応する．

選択のポイント
初期よりも，やや日数の経過した鬱血性の疼痛が残るものに適応する．
［関連処方］
○**通導散**（161）：打撲や捻挫による症状がより重く，便秘症状も強い．

3-15 芩連剤

　少陽病に用いられる代表的な処方群には**柴胡剤**と**芩連剤**があり，柴胡剤が肝の熱によるストレス症状や胸脇苦満などの病態を目標にするのに対し，芩連剤は心の熱による気逆の病態（上焦の熱証）に適応する．黄芩と黄連を主構成生薬とする芩連剤は清熱瀉火に働き，ほてり，のぼせのある赤ら顔，上半身の炎症，心悸亢進ぎみで興奮やイライラする傾向などを緩解する．芩連剤の適応する熱症状の判断基準として冷たい飲食物を好む傾向がある．熱をさます作用が強いことから，寒がりや冷え症には用いない．芩連剤には**瀉心湯類**（半夏瀉心湯，生姜瀉心湯，甘草瀉心湯，三黄瀉心湯）と呼ばれる処方群があり，いずれも心下部（みぞおち）のつかえ（心下痞）やつかえと圧痛（心下痞硬）を治す．

　熱証は**実熱**と**虚熱**に大別でき，一般的な熱証の症状として熱感，のぼせ，顔面紅潮，目の充血，発熱，炎症，イライラ，怒りっぽい，不眠，便秘，尿量減少などがある．実熱は現代医学の炎症に相当し**清熱**により治すが，実熱に陰虚または血虚をともなう病態（陽実陰虚）は，清熱と滋陰または補血を組合せて治療する．芩連剤に配剤される清熱薬には，黄連，黄芩，黄柏，山梔子，連翹，牛蒡子などがある．

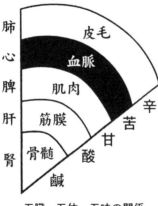

五臓の虚実と適応処方群（小林宏　改変）

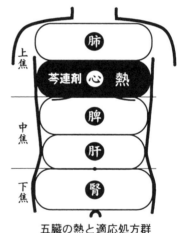

五臓の熱と適応処方群（小林宏　改変）

五臓・五体・五味の関係

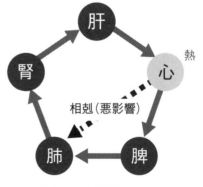

心の熱による肺への影響

3-15 芩連剤

頁	処方	構成生薬									
166	黄連解毒湯	黄芩	黄連	黄柏	山梔子	(連翹	柴胡)				
83	三黄瀉心湯	黄芩	黄連	大黄							
171	半夏瀉心湯	黄芩	黄連		半夏	乾姜	大棗	人参(竹節)	甘草		
	甘草瀉心湯	黄芩	黄連		半夏	乾姜	大棗	人参(竹節)	甘草	(増量)	
	生姜瀉心湯	黄芩	黄連		半夏	乾姜	大棗	人参(竹節)	甘草	生姜	
167	清上防風湯	黄芩	黄連		山梔子		川芎		甘草		
				連翹		薄荷	防風	荊芥	白芷	桔梗	枳実
168	温清飲	黄芩	黄連	黄柏	山梔子	当帰	川芎	地黄	芍薬	四物湯	
169	荊芥連翹湯	黄芩	黄連	黄柏	山梔子	当帰	川芎	地黄	芍薬	甘草	柴胡
				連翹		薄荷	防風	荊芥	白芷	桔梗	枳実
170	柴胡清肝湯	黄芩	黄連	黄柏	山梔子	当帰	川芎	地黄	芍薬	甘草	柴胡
				連翹	牛蒡子	薄荷	栝楼根			桔梗	
108	女神散	黄芩	黄連	(大黄)		当帰	川芎	人参	白朮	甘草	桂枝
						木香	丁子	香附子	檳榔子		
	【関連処方】										
172	黄連湯		黄連		半夏	乾姜	大棗	人参(竹節)	甘草	桂枝	
173	黄芩湯	黄芩					大棗		芍薬	甘草	
174	竜胆瀉肝湯	黄芩			山梔子	当帰		地黄		甘草	
					竜胆	沢瀉	木通	車前子			

(小林宏 改変)

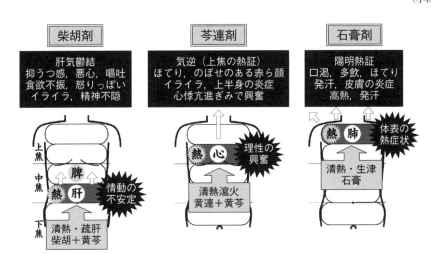

柴胡剤・芩連剤・石膏剤による清熱

15 黄連解毒湯（おうれんげどくとう）[外台秘要]　[局方]

適応症状

比較的体力があり，のぼせ傾向の赤ら顔で，イライラする傾向のあるものの次の諸症：
　①高血圧症，高血圧・脳梗塞による不眠や精神不安
　②喀血，吐血，衄血（鼻血），脳溢血などの出血症状
　③過飲による動悸・興奮・急性胃炎，二日酔い，薬物中毒，火傷による興奮
　④不眠，めまい，動悸，ノイローゼ
　⑤酒皶鼻（赤鼻），皮膚瘙痒症，蕁麻疹，痤瘡，アトピー性皮膚炎
　⑥口内炎

処方解説

　　<u>黄芩　黄連</u>　黄柏　山梔子
　三黄瀉心湯と共通

　黄芩・黄連は消炎・鎮静・解熱（清熱瀉火）により炎症や充血を解消し，胸苦しさやイライラを緩解する作用があり，この組合わせを含む処方群を芩連剤という．この処方は芩連剤の代表的なもので，構成生薬はすべて清熱薬からなり，心熱によるのぼせ，イライラ，怒りっぽい，不眠，目の充血，鼻出血，胸内苦悶感などの熱証症状を緩解する．血熱の症状である喀血，吐血，衄血，脳溢血，子宮出血，痔出血などの諸種の出血に対し，気分を鎮め，精神不安を除くことで出血を止める．

選択のポイント

　①熱実証タイプの人の，のぼせを下げる目的で広く用いられる．
　②赤みの強い炎症性皮膚炎や顔の赤い高血圧患者のファーストチョイス．
　③五苓散と黄連解毒湯の併用は二日酔いの予防や治療に奏効する．

[関連処方]
○**三黄瀉心湯**（83）：黄連解毒湯の証で便秘がある人．
○**清上防風湯**（167）：黄連解毒湯が適応する皮膚疾患．
○**温清飲**（168）：皮膚に色つやがなく，患部に赤みのあるかゆい分泌物の少ない皮膚疾患．
○**荊芥連翹湯**（169）・**柴胡清肝湯**（170）：温清飲の適応で皮膚疾患が強い．
○**半夏瀉心湯**（171）：のぼせと胃腸の冷えによる下痢がある．

[参考処方]
○**加味帰脾湯**（96）：気虚症状にのぼせやイライラなどをともなう精神不安や不眠．
○**七物降下湯**（140）：血虚の症状がある高血圧症およびその随伴症状．

注意

　山梔子を配合した黄連解毒湯，加味逍遙散，辛夷清肺湯，茵蔯蒿湯は長期間投与により，腸間膜静脈硬化症があらわれることがある．腹痛，下痢，便秘，腹部膨満等が繰り返しあらわれた場合，又は便潜血陽性になった場合には投与を中止し，CT，大腸内視鏡等の検査を実施するとともに，適切な処置を行う．

58　清上防風湯（せいじょうぼうふうとう）［万病回春］

適応症状
①にきび
②酒皶鼻，赤ら顔
③温暖時に悪化する湿疹，皮膚炎
④慢性副鼻腔炎，慢性鼻炎

処方解説

　<u>黄芩　黄連　山梔子</u>　連翹　薄荷　防風　荊芥　白芷　桔梗　枳実　川芎　甘草
　　<u>黄連解毒湯と共通</u>

　黄連解毒湯から黄柏を除いたものに，清熱薬の連翹，発散させる連翹，薄荷，防風，荊芥，白芷，排膿に働く白芷，桔梗，枳実，さらに川芎，甘草を加えたもので，清熱，発散，排膿からなる処方である．連翹，薄荷，荊芥，防風は発散性のある代表的な皮膚疾患薬で，白芷，桔梗，枳実には排膿作用があり皮膚化膿症に効果がある．

　したがって，顔面や頭部に血熱が鬱滞し，赤ら顔で頭部や顔面に発疹を生じた皮膚疾患の発表剤として用いる．

選択のポイント
①黄連解毒湯に皮膚疾患を緩解する効果を加味した処方である．
②頭部や顔面に赤みのある発疹を生じる皮膚の熱性疾患に適応する．
③温まるとかゆくなる皮膚疾患や鼻疾患が悪化する場合に適応する．

［関連処方］
○**黄連解毒湯**（165）：皮膚疾患よりものぼせや熱性傾向が強い．
○**温清飲**（168）：皮膚に色つやがなく，患部に赤みのあるかゆい乾性の皮膚疾患．
○**荊芥連翹湯**（169）・**柴胡清肝湯**（170）：温清飲に発散性を加味した処方．

［参考処方］
○**十味敗毒湯**（75）：のぼせの症状が少ない皮膚疾患．
○**当帰飲子**（141）：冷え症で乾燥すると皮膚症状が悪化する．
○**白虎加人参湯**（181）：皮膚症状は類似するが，口渇をともなう．
○**消風散**（183）：分泌物が多く，口渇をともなう．
○**辛夷清肺湯**（184）：口渇やほてりがある鼻づまり．

注意
　強い発散性のために一時的に皮膚症状が悪化することがあるので，服薬指導の対象となる．ただし，黄連解毒湯と合方することで発散作用を調節することができる．

57 温清飲（うんせいいん）[万病回春]

[適応症状]

皮膚が乾燥傾向で色つやが悪く，のぼせをともなうものの次の諸症：
　①皮膚瘙痒症，湿疹，アトピー性皮膚炎
　②月経不順，月経困難，血の道症，更年期障害
　③口内炎，神経症，痔出血

[処方解説]

　<u>黄芩　黄連　黄柏　山梔子</u>　<u>当帰　川芎　芍薬　地黄</u>
　　　　黄連解毒湯　　　　　　　　　四物湯

この処方は実熱に血虚をともなう陽実陰虚を目標に，温める補血剤である「温」の四物湯と冷ます清熱剤である「清」の黄連解毒湯が合方されたもので，四物湯の温補作用で血を補い血のめぐりや皮膚の枯燥を治し，黄連解毒湯の清熱作用で血熱を冷ますことから名づけられた．

したがって，皮膚の色つやが悪く，顔色がやや浅黒い人の，赤みがあり強い瘙痒の乾燥性の皮膚病に用い，分泌物の多い湿潤性の皮膚病には適さない．このとき，のぼせや手足のほてり，出血傾向などの症状をともなうことが多い．なお，手足のほてりは血虚による症状である．

[選択のポイント]

皮膚に色つやがなく，患部に赤みのあるかゆみの強い乾性の皮膚疾患．

[関連処方]
○**黄連解毒湯**（165）：血虚の症状はなく，のぼせや熱性傾向が強い．
○**清上防風湯**（167）：温まると皮膚症状が悪化する．
○**荊芥連翹湯**（169）・**柴胡清肝湯**（170）：温清飲に発散性を加味した処方．

[参考処方]
○**当帰飲子**（141）：冷え症で乾燥すると皮膚症状が悪化する．
○**十味敗毒湯**（75）：顔面紅潮や皮膚の枯燥はない．
○**消風散**（183）：分泌物が多く，口渇をともなう．
○**三物黄芩湯**（金匱要略）：手足のほてりに用いるが，のぼせや全身の熱感はない．

[備考]

地黄による胃腸障害がある場合，黄連解毒湯と当帰芍薬散の合方に変方する．

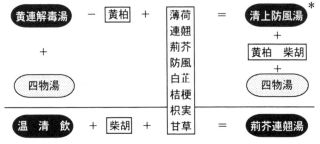

芩連剤の処方構成

50 荊芥連翹湯（けいがいれんぎょうとう）[一貫堂方]

適応症状
①慢性副鼻腔炎，慢性鼻炎，慢性扁桃腺炎，中耳炎，アレルギー性鼻炎
②にきび，湿疹，アトピー性皮膚炎

処方解説

黄芩	黄連	黄柏	山梔子	当帰	芍薬	川芎	地黄	連翹	薄荷	防風	荊芥	白芷
黄連解毒湯				四物湯					桔梗	枳実	甘草	柴胡

万病回春にある2つの荊芥連翹湯の同名異方を合わせ，黄連，黄柏を加味した森道伯の経験方で，温清飲に連翹，薄荷，防風，荊芥，白芷，桔梗，枳実，甘草を加えた処方である．

清熱と補血の効能がある温清飲に，連翹，柴胡を加え清熱作用が強化され，発散に働く薄荷，連翹，防風，荊芥，白芷，柴胡と排膿に働く白芷，桔梗，枳実により，発散と排膿の効能が追加されている．皮膚疾患に対して発散性を示す連翹，薄荷，防風，荊芥が配剤されており，化膿性の皮膚病や鼻疾患に用いられる．柴胡，黄芩は清熱のために補助的に加えられていることから，柴胡剤の要素は少ない．黄連解毒湯や清上防風湯の赤ら顔に対して，温清飲が基本になっているので，皮膚の色つやが悪く，顔色がやや浅黒い人に適応する．

選択のポイント
①皮膚に色つやがない人の鼻疾患（濃い鼻汁）や化膿性の皮膚病に用いる．
②副鼻腔，外耳，中耳，扁桃などの炎症が慢性化したもので，分泌液が比較的膿性である．
③手掌や足蹠の発汗をともなうことがある．
④人混みやほこりなどが原因となるアレルギー性鼻炎に適応する．

[関連処方]
○黄連解毒湯（165）：血虚の症状はなく，のぼせや熱性傾向が強い．
○清上防風湯（167）：温まると皮膚や鼻症状が悪化する．
○温清飲（168）：適応は類似するが，処方に発散性がない．
○柴胡清肝湯（170）：荊芥連翹湯に極めて類似するが，上気道の炎症により効果的．

[参考処方]
○葛根湯加川芎辛夷（50）：葛根湯の適応で，鼻閉が強い．
○小青竜湯（58）：のぼせや血虚の症状をともなわない，くしゃみや水様性の鼻汁．
○十味敗毒湯（75）：鼻炎症状や手掌・足蹠の発汗はない．
○苓甘姜味辛夏仁湯（125）：のぼせや血虚の症状をともなわない，くしゃみや水様性の鼻汁．
○当帰飲子（141）：冷え症で乾燥すると皮膚症状が悪化する．
○消風散（183）：口渇をともなう分泌物の多い慢性の皮膚疾患．
○辛夷清肺湯（184）：血虚の症状はなく，後鼻漏のある鼻症状で，口渇をともなうことがある．

備考
地黄による胃腸障害がある場合，清上防風湯と当帰芍薬散の合方に変方する．

注意
強い発散性のために一時的に皮膚症状が悪化することがあるので，服薬指導の対象となる．ただし，温清飲と合方することで発散作用を調節することができる．

80 柴胡清肝湯（さいこせいかんとう）[一貫堂方]

▎適応症状

①かんの強い傾向のある小児の神経症
②慢性副鼻腔炎，慢性鼻炎，慢性扁桃腺炎，中耳炎
③にきび，湿疹，アトピー性皮膚炎

▎処方解説

<u>黄芩　黄連　黄柏　山梔子</u>　<u>当帰　芍薬　川芎　地黄</u>　連翹　薄荷　柴胡　桔梗　甘草
　　　黄連解毒湯　　　　　　　　　四物湯　　　　　　　　　　　　牛蒡子　栝楼根

　清熱と補血の効能がある温清飲に，連翹，柴胡，牛蒡子，栝楼根（かろこん）を加え清熱作用が強化され，発散に働く連翹，薄荷，牛蒡子と，排膿に働く桔梗，栝楼根により，発散と排膿の効能が追加されている．柴胡，黄芩は清熱のために補助的に加えられていることから，柴胡剤の要素は少ない．
　温清飲が基本になっているので，皮膚の色つやが悪く，顔色がやや浅黒い人に適応する．小児に使うことが多いが，大人に対しても十分効果を発揮する処方である．

▎選択のポイント

皮膚が浅黒い人の慢性・再発性の上気道炎に適応する．

［関連処方］
○**黄連解毒湯**（165）：血虚の症状はなく，のぼせや熱性傾向が強い．
○**清上防風湯**（167）：温まると皮膚症状が悪化する．
○**温清飲**（168）：適応は類似するが，処方に発散性がない．
○**荊芥連翹湯**（169）：適応は極めて類似するが，皮膚疾患により効果的．

［参考処方］
○**葛根湯加川芎辛夷**（50）：葛根湯の適応で，鼻閉が強い．
○**当帰飲子**（141）：冷え症で乾燥すると皮膚症状が悪化する．
○**辛夷清肺湯**（184）：後鼻漏のある鼻症状で，口渇がある．

▎注意

下記のような同名異方の処方がある．
処方に共通する構成生薬：黄芩，山梔子，当帰，川芎，柴胡，甘草
　○柴胡清肝湯（一貫堂方）：黄連，黄柏，芍薬，地黄，薄荷，連翹，桔梗，牛蒡子，括楼根
　○柴胡清肝散（寿世保元）：黄連，地黄，牡丹皮，升麻
　○柴胡清肝湯（外科枢要）：人参，連翹，桔梗

14 半夏瀉心湯（はんげしゃしんとう）[傷寒論・金匱要略]

適応症状

みぞおちのつかえ，悪心，嘔吐，腹鳴をともなう軟便や下痢，食欲不振のあるものの次の諸症：

①急・慢性胃腸炎，胃下垂，胃アトニー，神経性胃炎，発酵性下痢

②消化不良，胸やけ，げっぷ，二日酔い，乗り物酔い，しゃっくり，口内炎

③精神不安，不眠症，神経症

処方解説

黄連　黄芩　人参　半夏　乾姜　大棗　甘草
小柴胡湯と類似

小柴胡湯の柴胡，生姜の代わりに黄連，乾姜を配剤した処方で，心下部のつかえ（心下痞）を治す代表的な瀉心湯類（しゃしんとうるい）である．黄芩の代わりに桂枝を用いる黄連湯と適応は類似する．

黄芩・黄連は心下部のつかえをとり，乾姜は脾胃を温め，人参は乾姜，大棗とともに脾胃を補い，胃腸の機能を回復させる．心下部のつかえを治すためには人参より竹節人参を用いる方が効果的といわれている．悪心，嘔吐を治す半夏は，生姜または乾姜との組合わせによって悪心や嘔吐を止め，食欲不振を改善する．黄連，黄芩，半夏，乾姜はいずれも燥性であることから，嘔吐，胃内停水，下痢などの湿証症状を除くのに適した処方である．

したがって，心熱により心下部のつかえと，脾胃の冷えによる消化機能の低下があり，腹鳴の亢進（腹中雷鳴；ふくちゅうらいめい），吐き気，嘔吐，下痢，食欲不振などをともなう病態に適応する．下痢は水様性下痢から軟便までさまざまであるが，しぶり腹（裏急後重；りきゅうこうじゅう）をともなうことは少ない．

選択のポイント

①みぞおちのつかえ感や白苔があり，腹鳴の亢進，悪心，嘔吐，下痢，食欲不振があるもののファーストチョイス．

②胃腸は冷えているが，のぼせ，精神不安，不眠などの精神神経症状をともなう．

[関連処方]

○**黄連解毒湯**（165）：下痢をともなわないのぼせ症状．
○**生姜瀉心湯**（しょうきょうしゃしんとう）（乾姜を減量し，生姜を増量：傷寒論）：げっぷや下痢が強く，体力が低下している．
○**甘草瀉心湯**（かんぞうしゃしんとう）（甘草を増量：傷寒論）：下痢回数が多く，体力が低下しているもの．
○**黄連湯**（172）：冷えのぼせの傾向があり，腹部の冷えや冷えによる腹痛をともなう胃腸症状．
○**黄芩湯**（173）：急性の炎症性胃腸障害で，腹痛，悪臭のある下痢，しぶり腹．

[参考処方]

○**桂枝加芍薬湯**（43）：のぼせの症状がない腹痛やしぶり腹で，腹直筋の緊張が強い．
○**人参湯**（90）：生気に乏しく，手足が冷え，生唾が出やすく，腹部全体が軟弱．
○**安中散**（100）：胸やけがある心下部の持続性の強い痛み．
○**五苓散**（112）：口渇や尿量減少がある．

注意

禁忌：アルドステロン症の患者，ミオパチーの患者，低カリウム血症の患者．

120 黄連湯（おうれんとう）[傷寒論] 《関連処方》

適応症状

胃部の停滞感や重圧感，食欲不振のあるものの次の諸症：
　①急・慢性胃腸炎，胃・十二指腸潰瘍，胃腸型感冒，胃神経症，二日酔
　②口内炎

処方解説

　　黄連　人参　半夏　乾姜　大棗　甘草　桂枝
　　　　半夏瀉心湯と共通

この処方は半夏瀉心湯の黄芩の代りに桂枝を加えたもので，半夏瀉心湯と適応が類似する．

辛温解表薬である桂枝は寒性薬の黄芩と異なり温性で胃の冷えを温める作用があるため，胃腸系を温める乾姜の作用を増強し，腹部の冷えや冷えによる腹痛を緩解する．さらに桂枝はのぼせを治す働きがある．心下部のつかえを治すためには人参より竹節人参を用いる方が効果的といわれている．

したがって，心下部のつかえ，悪心，嘔吐，腹痛，口臭などがあり，冷えのぼせの傾向をともなうものに適応する．また，頭痛，発熱などの表証がある胃腸症状に使える．

選択のポイント

冷えのぼせの傾向があり，腹部の冷えや冷えによる腹痛をともなう胃腸症状に適応する．

[関連処方]

○**半夏瀉心湯**（171）：病態はきわめて近似するが，みぞおちのつかえ感が顕著で下痢や腹鳴がある．

○**黄芩湯**（173）：腹痛，悪臭のある下痢，しぶり腹のある急性の炎症性胃腸障害．

注意

禁忌：アルドステロン症の患者，ミオパチーの患者，低カリウム血症の患者．

黄芩湯（おうごんとう）［傷寒論］　《関連処方》

適応症状
①急性胃腸炎，急性大腸炎，胃腸型感冒
②下痢，しぶり腹，腹痛，嘔吐，消化不良

処方解説

　　黄芩　芍薬　甘草　大棗

　主薬である黄芩は清熱燥湿の働きが強く，湿熱による腹痛や悪臭のある下痢などを治す．芍薬は黄芩と協力して大腸湿熱による下痢や腹痛を緩和するとともに，甘草との組合せで筋の緊張や痙攣を緩解して止痛，止痙に働く．

　したがって，炎症性の胃腸障害で腹痛，悪臭のある下痢，しぶり腹（裏急後重）に適応する．

選択のポイント

　急性の炎症性胃腸障害で，腹痛，悪臭のある下痢，しぶり腹に適応する．
　［関連処方］
　○**半夏瀉心湯**（171）：みぞおちのつかえ感が顕著で，発熱やしぶり腹をともなわない．
　○**黄連湯**（172）：冷えとのぼせがあり，下痢を主徴としない．

76 竜胆瀉肝湯（りゅうたんしゃかんとう）［薛立斎十六種］　《関連処方》

適応症状

比較的体力があり，下腹部筋肉が緊張する傾向があるものの次の諸症：
　①排尿痛，残尿感，頻尿，尿の混濁，こしけ
　②急性・慢性泌尿器疾患
　③子宮内膜症

処方解説

　竜胆　黄芩　山梔子　沢瀉　木通　車前子　地黄　当帰　甘草

　竜胆瀉肝湯には同名異方があり，一貫堂方の竜胆瀉肝湯は温清飲を基本にし，やや慢性化したものに用いる．

　主薬である竜胆は苦・寒の性味があり，イライラ，怒りっぽい，胸内苦悶感，嘔吐などの肝胆の湿熱の症状，排尿痛，排尿困難，頻尿，残尿感，尿の混濁，こしけ，陰部の湿疹など下焦の湿熱の症状を緩解する．この作用は清熱燥湿（せいねつそうしつ）によるもので，苦・寒の性味をもつ黄芩，山梔子により増強される．一般に苦は燥湿（湿邪を除く），寒は清熱（熱証を治す）の効能をもつことが多い．沢瀉，木通，車前子は利水，清熱に働き，膀胱の湿熱の症状（排尿痛，排尿困難，頻尿，残尿感，尿の混濁）を緩解する．これら燥性の生薬による過剰な作用を滋陰や補血に働く地黄，当帰が調整している．

選択のポイント

　イライラ，怒りっぽい，のぼせ感をともなう，急性，亜急性の泌尿生殖器の諸種の炎症に適応する．

　［参考処方］
　○**清心蓮子飲**（99）：気虚による不安や抑うつなどの精神神経症状をともなう慢性の泌尿器疾患．
　○**猪苓湯**（113）：口渇をともなうが，イライラやのぼせはない．
　○**五淋散**（ごりんさん）（万病回春）：精神症状をともなわない泌尿生殖器の炎症．

かゆみ

■ かゆみの病態による処方適応

1. **芩連剤**：乾燥に関係なく，温まるとかゆくなる症状に適応することが多い．胃内停水などの湿証にも用いることができる．
   - ○清上防風湯
   - ○黄連解毒湯

2. **四物湯類**：乾燥性の湿疹で，冬などの乾燥しやすい時期に症状が悪化するものに適応する．風呂の中ではかゆみはなく，風呂上がりなどのように温まった後の乾燥によってかゆくなる．ただし，胃内停水，浮腫などの湿証でないことが選択条件となる．
   - ○当帰飲子

3. **芩連剤と四物湯の合方**：上記のどちらでもなく，常にかゆみがあるものに用いる．四物湯を基本としていることから湿証には不向きである．
   - ○温清飲
   - ○荊芥連翹湯
   - ○柴胡清肝湯

4. **その他**

   ①**石膏剤**：温まると症状が悪化し，患部に熱感があってかゆく，口渇があるものに適応する．
   - ○白虎加人参湯
   - ○白虎加桂枝湯
   - ○消風散

   ②**桂麻剤**：表証があって，汗のでないものの初期のかゆみで，発疹がほとんどないか，軽度のものに用いる．
   - ○桂麻各半湯
   - ○葛根湯

   ③**建中湯類**：虚弱体質で汗の出やすい傾向にある皮膚疾患で，皮膚につやがないものに適応する．
   - ○黄耆建中湯

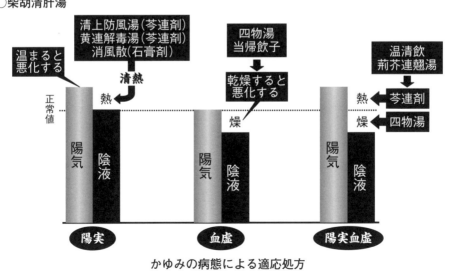

かゆみの病態による適応処方

3-16 石膏剤

病位が表であれば桂麻剤の**発表**(はっぴょう)によって解熱させるが，まだ病邪が胃腸に及んでいない裏熱の場合は寒性薬の**清熱**(せいねつ)により対応する．清熱薬は主に少陽病や陽明病の熱証に用いられ，前者には柴胡剤や芩連剤が，後者には石膏剤が適応する．**石膏剤**(せっこうざい)は石膏を主構成生薬とする処方群で，石膏によって肺の熱をさまし，津液を生じ（**生津**(せいしん)）口渇を止め，熱証の人の興奮や炎症を鎮める効果をもつ．すなわち，石膏剤は口渇，発汗，多飲，体表の熱感などの悪寒がない発熱性疾患及び皮膚の炎症やほてりなど体表に近い病位に熱が留まった病態を緩解し，柴胡剤や芩連剤に比べて精神神経症状は少ない．石膏は寒性が強く処方全体が熱証や実熱向きであるため，石膏剤は寒気のあるものや顔色の蒼白い寒証あるいは虚熱の人には不適である．

五臓の虚実と適応処方群

実	五臓	虚
柴胡剤	肝	補血剤 （当帰・柴胡）
芩連剤	心	
大黄剤	脾	人参剤
桂麻剤 石膏剤	肺	桂枝湯類
竜骨牡蛎剤	腎	附子剤 地黄丸類

（小林宏　改変）

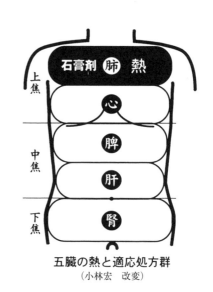

五臓の熱と適応処方群
（小林宏　改変）

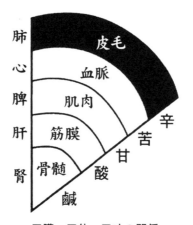

五臓・五体・五味の関係

3-16 石膏剤

頁	処方	構成生薬									
	越婢湯	石膏	麻黄	甘草	大棗	生姜					
178	越婢加朮湯	石膏	麻黄	甘草	大棗	生姜	蒼朮				
53	麻杏甘石湯	石膏	麻黄	甘草				杏仁			
54	五虎湯	石膏	麻黄	甘草				杏仁			桑白皮
179	防風通聖散	石膏	麻黄	甘草	桔梗	生姜	白朮	大黄	芒硝	黄芩	山梔子
				当帰	川芎	芍薬	防風	荊芥	薄荷	連翹	滑石
	白虎湯	石膏	知母	甘草	粳米						
181	白虎加人参湯	石膏	知母	甘草	粳米		人参				
182	白虎加桂枝湯	石膏	知母	甘草	粳米			桂枝			
183	消風散	石膏	知母	甘草		蒼朮					
				当帰	地黄		防風	荊芥	木通	苦参	牛蒡子
								蝉退	胡麻		
184	辛夷清肺湯	石膏	知母		辛夷					黄芩	山梔子
								升麻	百合	麦門冬	枇杷葉
185	釣藤散	石膏		甘草		生姜	人参	半夏	釣藤鈎		
						茯苓	防風		陳皮	菊花	麦門冬
186	駆風解毒湯	石膏		甘草	桔梗						
							防風	荊芥	連翹	羌活	牛蒡子
180	木防已湯	石膏				防已	人参	桂枝			
187	桔梗石膏 *1	石膏			桔梗						
	*1:生薬製剤										
	小柴胡湯加 桔梗石膏 *2			桔梗石膏 ＋ 小柴胡湯							
	*2:関連処方										
188	桔梗湯 *3			甘草	桔梗						
189	排膿散 *3				桔梗	芍薬		枳実			
	*3:参考処方										

(小林宏 改変)

28 越婢加朮湯（えっぴかじゅつとう）[金匱要略]

[適応症状]

浮腫，発汗傾向，尿量減少，口渇などのあるものの次の諸症：
- ①腎炎，ネフローゼ症候群，夜尿症
- ②関節リウマチ，脚気
- ③湿疹，汗疱状湿疹，接触性皮膚炎，鼻アレルギー

[処方解説]

<u>石膏　麻黄　甘草</u>　蒼朮　生姜　大棗
麻杏甘石湯と共通

この処方は麻杏甘石湯の杏仁を生姜，大棗に代えた越婢湯（金匱要略）に蒼朮を加えたものである．石膏は清熱により炎症を，生津により口渇を緩和する．強い発汗作用がある麻黄は，強い寒性薬である石膏との組合せによって発汗作用が抑制され，利水消腫（利水によって腫れや膿をとる）によって浮腫や腫脹を治す．さらに麻黄は蒼朮とともに祛風湿に働き，風湿によって起きる関節や筋肉の疼痛，麻痺，浮腫などの改善に効果がある．

したがって，アレルギーや炎症によって発症する浮腫や関節水腫などの熱実証タイプの湿証に適応する．

[選択のポイント]

- ①熱感，口渇，顔面の紅潮をともなう炎症性・アレルギー性の突発性浮腫に適応する．
- ②浮腫には張りがある（実腫）．

[関連処方]

○**麻杏薏苡仁湯**（55）・**薏苡仁湯**（56）：口渇のない熱性の関節痛．

○**木防已湯**（180）：みぞおちがつかえ，呼吸困難，浮腫，動悸などをともなう．

[参考処方]

○**防已黄耆湯**（119）：色白でポッチャリとした水太り体質の膝関節症で，浮腫は柔らかく，指で圧するともとに戻りにくく跡が残りやすい．

○**桂枝加朮附湯**（196）・**桂芍知母湯**（197）：口渇のない，冷えにより増悪する関節リウマチ．

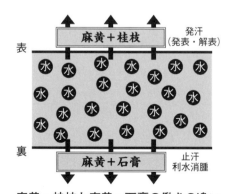

麻黄・桂枝と麻黄・石膏の働きの違い

62　防風通聖散（ぼうふうつうしょうさん）［宣明論］

適応症状

脂肪太りの体質（太鼓腹）で，便秘と尿量減少の傾向のあるものの次の諸症：
　　①高血圧の随伴症状（動悸，のぼせ，肩こり）
　　②便秘，浮腫，肥満症，高脂血症，糖尿病
　　③炎症性皮膚疾患（慢性湿疹，慢性蕁麻疹，成人型アトピー性皮膚炎）

処方解説

石膏	麻黄	白朮	生姜	甘草	大黄	芒硝	当帰	川芎	芍薬	連翹	薄荷	防風	荊芥
越婢加朮湯と共通				調胃承気湯			四物湯と共通			黄芩　桔梗　滑石　山梔子			

　この処方は越婢加朮湯（大棗を除く），調胃承気湯，四物湯（地黄を除く）に薄荷，連翹，防風，黄芩，荊芥，滑石，桔梗，山梔子を加えた十八味からなる．

　石膏，大黄，芒硝，連翹，黄芩，滑石，山梔子は清熱に，麻黄，防風，荊芥は祛風（きょふう）（体表の風邪を発散）に，石膏，麻黄，白朮，滑石は利水に，大黄，芒硝は瀉下に働く．さらに補血薬である当帰，川芎，芍薬や補気薬の白朮を配剤している．また，連翹，薄荷，防風，荊芥は代表的な皮膚疾患の発表薬で，桔梗は排膿作用があることから炎症性皮膚疾患にも効果がある．

　一般に顔が赤く，腹は臍を中心に膨満かつ充実している．太鼓腹の肥満性卒中体質者の体質改善に用いられる．

選択のポイント

　①太鼓腹の肥満性卒中体質者の体質改善に用いられる．
　②ダイエットを目的に使われる場合があるが，証を考慮する必要がある．

［参考処方］
○**防已黄耆湯**（119）：色白でポッチャリとした水太り体質．

注意

　芒硝（硫酸ナトリウム）を含む処方は，治療上食塩制限が必要な患者に継続投与する場合は注意が必要である．

36 木防已湯（もくぼういとう）［金匱要略］

適応症状
みぞおちがつかえ，息切れ，動悸などをともない，口渇，尿量減少の傾向にある次の諸症：
　①心不全，心臓性喘息
　②腎臓疾患，浮腫

処方解説
　石膏　防已　人参　桂枝

この処方で使われる防已は木防已ではなく，より利水消腫の効果が強い漢防已（日本産）を用いるのがよいとされている．石膏は清熱利水に，防已は利水消腫に働き，さらに桂枝で停滞した水分を発散させ，利水作用を高めることで，鬱血性の浮腫や肺水腫などを改善する．人参は補気の効能により体力を補うが，心下部のつかえを治すことを目標にするならば，人参よりも竹節人参の方がより適切といわれている．

選択のポイント
みぞおちがつかえ，呼吸困難，浮腫，動悸などがある人に用いる．

［関連処方］
○**九味檳榔湯**（107）：みぞおちのつかえはなく，動悸，息切れなどを神経症的に訴える．
○**越婢加朮湯**（178）：みぞおちのつかえはなく，顔面の紅潮がある．

備考
局方では防已の基原植物はオオツヅラフジの茎や根茎と規定している．日本では局方品の防已を漢防已（中国名：清風藤）といい，アオツヅラフジの茎や根茎を木防已という．古典の防已は木防已であるとされているが，現在では原典に木防已が処方されている木防已湯でも日本産の防已が用いられおり，木防已の市場性はほとんどない．

中国産の防已であるウマノスズクサ科アリストロキア属の広防已や漢中防已は，いずれも腎毒性や発癌性があり局方の規格に合わない．日本においては，現在，アリストロキア酸を含んでいる生薬や漢方薬は医薬品として製造・輸入されていない．

34 白虎加人参湯 （びゃっこかにんじんとう）[傷寒論・金匱要略]

適応症状

喉のほてりや渇きから，水をむやみに飲むものの次の諸症：
　①糖尿病，カゼなどの熱性疾患
　②皮膚炎，蕁麻疹，乾癬，アトピー性皮膚炎
　③腎炎，尿毒症，胆嚢炎，夜尿症

処方解説

　石膏　知母　人参　粳米　甘草

　熱証で燥証の人に適応する白虎湯（びゃっことう）（傷寒論）に人参を加えた処方で，白虎湯の適応より体液の欠乏が顕著で口渇がはなはだしく疲労感が強いものによい．

　石膏，知母は清熱，止渇に働き，ほてりや口渇から，むやみに水を飲むような熱証で燥証のものに効果がある．粳米は止渇に働き，石膏，知母の過剰な働きを調整する．さらに人参は生津により，体液を潤す働きがあることから，燥証向きである．

選択のポイント

　①強い口渇，多汗，多尿（小便自利（しょうべんじり））の三大症状がある．
　②口渇が強く，多汗で一日に何杯も水を飲み，尿量が多く，下痢をしないものに適応する．
　③カゼ様症状で高熱となり，口渇が激しく，多飲で，汗も尿もよく出る症状に用いる．
　④乾燥性でかゆみが強く，患部が赤く充血する皮膚疾患に適応する．

[関連処方]
○**白虎加桂枝湯**（182）：頭痛やのぼせなどの上衝が激しいもの．

[参考処方]
○**清上防風湯**（167）：皮膚症状は類似するが，口渇はない．

白虎加桂枝湯（びゃっこかけいしとう）［傷寒論・金匱要略］

適応症状

喉のほてりや渇きから，水をむやみに飲むものの次の諸症：
- ①糖尿病，カゼなどの熱性疾患
- ②乾癬，湿疹，蕁麻疹，アトピー性皮膚炎
- ③結膜炎，角膜炎

処方解説

<u>石膏　知母　粳米　甘草</u>　桂枝
　　　　　白虎湯

熱証で燥証の人に適応する白虎湯（傷寒論）に桂枝を加えた処方で，白虎湯の適応よりも表証，上衝が顕著なものによい．

　石膏，知母は清熱，止渇に働き，ほてりや口渇から，むやみに水を飲むような熱証で燥証のものに効果がある．粳米，甘草は補気に働き，石膏，知母の過剰な働きを調整する．桂枝は辛温解表薬で，体を温めて軽く発汗させることで頭痛や発熱の表証を治す．さらに桂枝は気と血のめぐりをよくすることで気の上衝によるのぼせや皮膚疾患などを緩解する．

選択のポイント

- ①口渇が強く，一日に何杯も水を飲むという症状で，のぼせがある場合に用いる．
- ②虫さされなどで発疹が大きく，熱感とかゆみが強い皮膚疾患に適応する．

［関連処方］

○**白虎加人参湯**（181）：口渇がより強い．

22 消風散（しょうふうさん）[外科正宗]

適応症状
分泌物が多く，かゆみの強い慢性の皮膚疾患（湿疹，あせも，蕁麻疹，水虫，たむしなど）

処方解説

石膏　知母　牛蒡子　苦参　木通　蒼朮　防風　荊芥　蝉退　当帰　地黄　胡麻　甘草

　石膏をはじめ，知母，苦参，牛蒡子，木通はいずれも清熱に働く．石膏，牛蒡子，防風，荊芥，蝉退はかゆみや炎症の強い皮膚疾患に欠くことができない．さらに木通と蒼朮は湿を除き，苦参，防風，荊芥も燥性に働くことから，分泌物の多い湿証の皮膚疾患に適する．当帰，地黄，胡麻は補血や滋陰に働き，燥性が過剰にならないように調整している．

選択のポイント
①局所に熱感があって，多くは湿潤し，かゆみが強く，分泌物の多い慢性の皮膚疾患に用いる．
②皮膚は赤く熱感が強く，夏に悪化する傾向のものに適応する．

［参考処方］
○**十味敗毒散**（75）：のぼせや口渇がない皮膚疾患．
○**当帰飲子**（141）：冬に増悪する傾向がある乾燥性の湿疹で，発疹は小さく扁平で熱感が少ない．
○**清上防風湯**（167）：口渇がない上半身にあらわれる皮膚疾患．
○**温清飲**（168）：口渇がなく，皮膚に色つやのない乾性の皮膚疾患．
○**荊芥連翹湯**（169）：温清飲の適応で，処方としては発散性が強い．

104 辛夷清肺湯（しんいせいはいとう）[外科正宗]

適応症状
鼻づまり，肥厚性鼻炎，慢性鼻炎，慢性副鼻腔炎

処方解説
石膏　知母　黄芩　山梔子　升麻　枇杷葉　麦門冬　百合　辛夷

　主薬である辛夷は鼻を開く働きがあり，石膏，知母，山梔子，黄芩，升麻はいずれも清熱作用をもち熱邪を去り炎症や化膿を抑える．これにより鼻閉や炎症による黄色い鼻汁，腫脹などが改善される．
　強い寒性薬の石膏が入っていることから，明らかに熱証用であり，鼻汁が濃く鼻閉が顕著な後鼻漏のある鼻症状に適応する．

選択のポイント
①濃い鼻汁で鼻閉が著しく後鼻漏があり，口渇やほてりをともなうことが多い．
②胃腸虚弱，虚弱体質，冷えのあるものは，食欲不振や冷えを助長することがある．
[参考処方]
○**葛根湯加川芎辛夷**（50）：後鼻漏や口渇がない鼻閉で，悪寒，発熱，項背部のこりをともなう．
○**小青竜湯**（58）：薄い鼻汁や悪寒をともなう初期のカゼ．
○**苓甘姜味辛夏仁湯**（125）：薄い鼻汁をともなう胃腸虚弱者の鼻アレルギー．
○**清上防風湯**（167）：口渇やほてりがなく，温まると鼻症状が悪化．
○**荊芥連翹湯**（169）・**柴胡清肝湯**（170）：口渇がなく血虚症状のある鼻疾患や皮膚疾患．

注意
　山梔子を配合した黄連解毒湯，加味逍遙散，辛夷清肺湯，茵蔯蒿湯は長期間投与により，腸間膜静脈硬化症があらわれることがある．腹痛，下痢，便秘，腹部膨満等が繰り返しあらわれた場合，又は便潜血陽性になった場合には投与を中止し，CT，大腸内視鏡等の検査を実施するとともに，適切な処置を行う．

47 釣藤散（ちょうとうさん）[本事方] [局方]

適応症状
①慢性に続く頭痛で中年以降，または高血圧症の傾向のあるもの
②めまい，肩こり，目の充血
③脳血管性認知症

処方解説
　　石膏　釣藤鈎　菊花　麦門冬　防風　人参　茯苓　甘草　生姜　半夏　陳皮

　主薬である釣藤鈎は肝の機能を調えることにより鎮静，降圧，止痙に働き，めまい，頭痛，耳鳴り，痙攣，ふるえなどを抑える作用（平肝熄風）がある．菊花も同様な作用があり，上衝した気を下げ，特に目の充血や眼痛に効果がある．菊花，陳皮，麦門冬はのぼせをとり，菊花，防風は上部の熱を発散し，さらに石膏によって熱を冷ます．茯苓は半夏，生姜，陳皮とともに，水滞による諸症状を軽減させ，安神により動悸，不安感などを抑える．

　主に中年以降で慢性化した頭痛，めまい，肩こりを主訴するものに用いる．この場合の頭痛は，朝または午前中に強いことが多い．

選択のポイント
①午前中に顕著にあらわれ，時間がたつにつれ軽くなるような慢性化した頭痛に適応する．
②イライラ感，のぼせ，赤ら顔，目の充血，頭痛，めまいなどの頭部の症状に用いる．
［関連処方］
○**七物降下湯**（140）：血虚の症状がある高血圧症およびその随伴症状．
［参考処方］
○**呉茱萸湯**（97）：冷えをともなう片頭痛．

備考
脳血管性認知症に対する有用性が認められている．

駆風解毒湯（くふうげどくとう）［万病回春］

適応症状

咽喉がはれて痛むものの次の諸症：
　　①扁桃炎，扁桃周囲炎，咽頭炎，ベーチェット病
　　②アレルギー性鼻炎

処方解説

　　石膏　牛蒡子　連翹　防風　荊芥　羌活　桔梗　甘草

　古典では駆風解毒散という散剤（桔梗，石膏を含んでいない）であるが，現在では桔梗，石膏を加えた処方（駆風解毒湯加桔梗石膏）を一般に駆風解毒湯と称して用いる．

　石膏は清熱に，牛蒡子，連翹は清熱解毒，辛涼解表に，桔梗は排膿に働くことで炎症や化膿を抑える．さらに羌活，防風は止痛に，防風，荊芥，羌活は化膿症に対し発散に働き，咽喉部の炎症や痛みを緩解するのに適している．

選択のポイント

　熱症状がない亜急性ないしは慢性の扁桃炎，扁桃周囲炎，咽頭炎に用いる．ただし，急性でもこじれて治りにくいものには適応する．

　［関連処方］
　○**葛根湯加桔梗石膏**（本朝経験）：急性の咽頭炎で，発熱をともなう．
　○**小柴胡湯加桔梗石膏**（本朝経験）：亜急性から慢性の咽喉，鼻，耳の炎症性疾患．
　［参考処方］
　○**銀翹散**（60）：熱症状をともなう咽頭痛．
　○**桔梗湯**（188）：慢性化していない咽喉痛．

備考

　エキス剤を水に溶かし，1日に少量ずつ何回もうがいしながら服用すると効果的である．

桔梗石膏（ききょうせっこう） 《生薬製剤》

適応症状
①咳嗽，扁桃炎，気管支炎
②皮膚化膿症

処方解説
　　石膏　桔梗

　この処方は主に加味薬として使われる．石膏は肺熱による咳嗽，咽痛，呼吸促迫などの症状に対し清熱に働く．桔梗は排膿作用とともに，気道の分泌を促進し去痰して気道の通過を改善し止咳に働く．

選択のポイント
　口渇や熱感をともなう急性で炎症が強い咳に適応する．

138　桔梗湯（ききょうとう）［傷寒論］　《参考処方》

[適応症状]
咽喉がはれて痛むものの次の諸症：扁桃炎，扁桃周囲炎

[処方解説]
　　桔梗　甘草

激しい痛みを緩和する作用のある甘草湯（かんぞうとう）（甘草のみからなる処方）に，去痰，止咳，排膿の作用がある桔梗を加えた処方で，炎症や化膿がある喉の疼痛に適応する．

[選択のポイント]
①急性で炎症が強い咽喉の痛みに適応する．
②痰の多いものには適さない．

［関連処方］
○甘草湯（かんぞうとう）（傷寒論）：甘草一味の処方．咽喉痛のみで化膿や炎症症状がほとんどない．

［参考処方］
○葛根湯加桔梗石膏（かっこんとうかききょうせっこう）（日本経験方）：急性の咽頭炎で，発熱をともなう．
○銀翹散（60）：熱症状をともなう咽頭痛．
○駆風解毒湯（186）：亜急性または慢性の咽喉痛．
○小柴胡湯加桔梗石膏（しょうさいことうかききょうせっこう）（本朝経験）：亜急性から慢性の咽喉，鼻，耳の炎症性疾患．

[注意]
禁忌：アルドステロン症の患者，ミオパチーの患者，低カリウム血症の患者．

[備考]
エキス剤を水に溶かし，1日に少量ずつ何回もうがいしながら服用すると効果的である．

排膿散（はいのうさん）［金匱要略］　　《参考処方》

適応症状
化膿性皮膚疾患，歯ぐきの化膿，扁桃炎の初期または軽度なもの

処方解説
　　桔梗　枳実　芍薬　（卵黄）

　桔梗は排膿や解毒により化膿を防ぐ働きがあり，枳実は理気作用により患部の緊張を緩和し，芍薬は止痛，止痙の作用がある．
　したがって，患部が赤く腫れて硬くなって痛む軽度な化膿性疾患に適応する．

選択のポイント
患部が赤く腫れて硬くなって痛む軽度な化膿性疾患に適応する．

［参考処方］
○**排膿散及湯**（はいのうさんきゅうとう）（日本経験方）：患部が発赤，腫脹して疼痛をともなった化膿性疾患．

3-17 竜骨牡蛎剤

安神とは精神不安，不眠，動悸，焦燥感などを治療する方法で，安神薬として鉱物や貝殻などの生薬を用いる重鎮安神薬と，茯苓，遠志，酸棗仁などの植物由来の生薬を用いる養心安神薬がある．竜骨牡蛎剤は重鎮安神薬である竜骨と牡蛎を主構成生薬とする処方群で，腎の熱によって相剋関係にある心の陽気が不安定になることで起きる動悸，不眠，イライラなどの精神神経症状（腎虚とする説もある）を緩解する目的で処方される．牡蛎と竜骨は重鎮安神薬としての効能は類似するが，竜骨の方が作用は強く，臍下部の動悸に有効である．一方，牡蛎は脇腹の動悸に効果があり，両者はしばしば併用される．

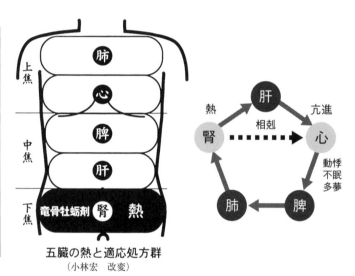

頁	処方	構成生薬								
72	柴胡加竜骨牡蛎湯	竜骨 牡蛎	柴胡	黄芩	半夏	桂枝 大棗	生姜 茯苓	（大黄）	人参（竹節）	
73	柴胡桂枝乾姜湯*	牡蛎	柴胡	黄芩		桂枝	乾姜	甘草		括楼根
66	小柴胡湯* *関連処方		柴胡	黄芩	半夏	大棗	生姜	甘草	人参（竹節）	
191	桂枝加竜骨牡蛎湯	竜骨 牡蛎				桂枝 大棗	生姜	甘草	芍薬	

（小林宏　改変）

26 桂枝加竜骨牡蛎湯 (けいしかりゅうこつぼれいとう) [金匱要略]

適応症状

下腹部腹直筋に緊張のある虚弱体質者の神経症状をともなう次の諸症:
　①神経衰弱, 神経性心悸亢進症, 不眠症
　②精力減退, 性的神経衰弱, 陰萎, 遺精, 多夢, 夢交
　③小児夜驚症, 小児夜尿症
　④円形脱毛症, 更年期障害

処方解説

　竜骨　牡蛎　<u>桂枝　芍薬　生姜　大棗　甘草</u>
　　　　　　　　　　　桂枝湯

この処方は桂枝湯に竜骨, 牡蛎を加えたものであるが, 竜骨, 牡蛎の鎮静効果が強いことから桂枝湯の効能とは異なり, 動悸, 不眠, イライラなどの精神神経症状の緩解を目標とする.

　同じ竜骨牡蛎剤である柴胡加竜骨牡蛎湯と処方の特性は類似するが, 臍上悸は認められるものの, 胸脇苦満はなく, より虚証で腹力がなく, 腹直筋攣急 (桂枝加芍薬湯の腹証) の傾向のあるものに適応する.

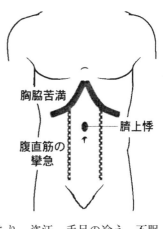

選択のポイント

①精神神経症状 (動悸, 不眠, イライラ) の緩解を目標に用いられる.
②一般にやせて顔色が悪く, 神経過敏, 精神不安などの症状があり, 盗汗, 手足の冷え, 不眠, 多夢などをともなう.
③夢精, 夢交などの性的神経症に適応する.

[関連処方]

○**柴胡加竜骨牡蛎湯** (72)・**柴胡桂枝乾姜湯** (73):ストレスの要素が強く, 臍上悸や胸脇苦満がある.

[参考処方]

○**加味帰脾湯** (96):過度の精神疲労からくる神経症状で, 臍上悸や腹直筋の攣急はない.
○**酸棗仁湯** (101):心身の疲労からくる不眠や精神不安.
○**甘麦大棗湯** (102):体力は中程度で, 臍上悸, 自汗, 性的症状はない.
○**半夏厚朴湯** (123):臍上悸はなく, 咽喉のつまり感がある精神不安.
○**加味逍遙散** (153):愁訴が多く, 症状の変動が激しい.

3-18 附子剤

　附子は漢方薬に処方される生薬の中で例外的に毒性が問題となり，種々の方法で修治される．本来，トリカブトの母根が烏頭，子根が附子であるといわれているが，近年，中国では修治していないものを烏頭，修治したものを附子といい，この分類が日本でも一般的になってきている．修治した附子には，塩附子，白河附子，炮附子，加工附子などがあり，それぞれの特性を十分に理解して用いる必要がある．日本ではオートクレーブで高温処理したほとんど毒性のない加工附子を使用することが多い．附子は冷え，悪寒，頭痛，身体痛，体力低下などの症状がみられる寒証，虚証の著しい陽虚を治す**補陽散寒**の効能がある．石膏が代表的な寒性薬であるのに対し，附子は熱性薬の代表で，これを含む処方はすべて寒証用となる．**附子剤**は附子を主構成生薬とする処方群で，使用にあたっては必ず冷えがあることを確認し，熱証には禁忌である．使用を誤ると心悸亢進，のぼせ，舌の痺れ，頭痛などが起こり，さらに症状が進むと，血圧低下，呼吸麻痺，心臓停止をともなって死につながることもあるので注意が必要である．通常，子供には使用しないが，高齢者には適応が多く，副作用もでにくい．附子剤の誤用によってのぼせや動悸があらわれた場合，竜骨牡蛎剤によって緩解することができる．

実	五臓	虚
柴胡剤	肝	補血剤 (当帰・柴胡)
芩連剤	心	
大黄剤	脾	人参剤
桂麻剤 石膏剤	肺	桂枝湯類
竜骨牡蛎剤	腎	附子剤 地黄丸類

五臓の虚実と適応処方群
（小林宏　改変）

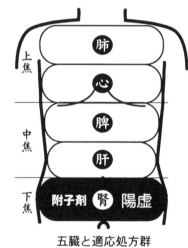

五臓と適応処方群
（小林宏　改変）

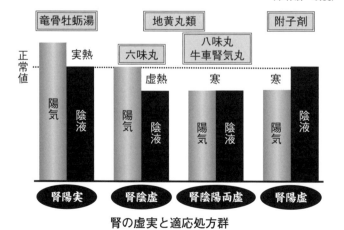

腎の虚実と適応処方群

3-18 附子剤

頁	処方				構成生薬						
194	真武湯（しんぶとう）	附子		芍薬		生姜	白朮	茯苓			
195	四逆湯（しぎゃくとう）	附子			甘草		乾姜				
	芍薬甘草附子湯（しゃくやくかんぞうぶしとう）	附子		芍薬	甘草						
196	桂枝加朮附湯（けいしかじゅつぶとう）	附子	桂枝	芍薬	甘草	大棗	生姜	蒼朮			
	葛根加朮附湯（かっこんとうかじゅつぶとう）	附子	桂枝	芍薬	甘草	大棗	生姜	蒼朮	麻黄	葛根	
197	桂芍知母湯（けいしゃくちもとう）	附子	桂枝	芍薬	甘草		生姜	蒼朮	麻黄	防風	知母
145	大防風湯（だいぼうふうとう）	附子		芍薬	甘草	大棗	生姜	白朮		防風	羌活
				地黄	当帰	川芎	人参	黄耆	杜仲	牛膝	
203	八味地黄丸（はちみじおうがん）	附子	桂枝	地黄	山薬	沢瀉		茯苓	山茱萸	牡丹皮	
204	牛車腎気丸（ごしゃじんきがん）	附子	桂枝	地黄	山薬	沢瀉		茯苓	山茱萸	牡丹皮	
									車前子	牛膝	
198	麻黄附子細辛湯（まおうぶしさいしんとう）	附子					細辛	麻黄			
	【関連処方】										
58	小青竜湯（しょうせいりゅうとう）		桂枝	芍薬	甘草	乾姜	細辛	麻黄	五味子	半夏	

（小林宏　改変）

30 真武湯（しんぶとう）[傷寒論]　　　　[局方]

適応症状

新陳代謝機能の衰えにより，四肢や腰部が冷え，悪寒やめまい感，下痢や腹痛，全身倦怠感を訴えるものの次の諸症：
　　①胃腸虚弱，慢性腸炎，消化不良，胃下垂，慢性下痢
　　②ネフローゼ症候群，腹膜炎
　　③高血圧症，心臓弁膜症，心悸亢進，神経衰弱，脳溢血
　　④運動・知覚麻痺，リウマチ，半身不随

処方解説

　　附子　白朮　茯苓　生姜　芍薬

　古くは北の神（四神）である「玄武」の黒い色と附子の色を関連づけて玄武湯（げんぶとう）と称され，後に真武湯と改名された処方である．

　最も強い熱性薬である附子は，腎陽虚（腰から下のエネルギー不足）に適応する代表薬で，気を補い，めぐらすことで血行を促進して生体機能の衰退を改善し，新陳代謝の衰えによる冷えを除く補陽散寒（ほようさんかん）の効能をもつ．さらに利水，補気健脾に働く茯苓，白朮と協力することで，腎陽虚により低下した利尿の能力を賦活し，浮腫，下痢，腹水を緩解する．腎陽虚の水滞は利水薬だけでは対応できず，附子のような補陽薬を組合せて用いる．附子，生姜にも弱い利水作用があり，寒虚証の著しく湿のある人に適している．補血に働く芍薬には止痛や止痙の効果があり，附子とともに冷えによる疼痛を緩解する．特に裏に働く芍薬によって附子の作用が裏（脾）に導かれるため，この処方は脾の陽気の衰えによる消化器系症状（少陰病の裏寒）に適応する代表的な処方である．

　したがって，代謝機能が低下して生気に乏しく，全身倦怠感や強い冷えがあり，胃腸が水滞して水様性下痢や腹痛をきたし，めまいや動悸などの水滞の症状がある湿証の寒虚証に適応する．

選択のポイント

①虚弱で，寒気を訴え（熱があっても熱感がない），クラッとするめまい感や腹痛をともなう水様性下痢などがあり，いつも横になりたがる症状に適応する．
②ふらつきやまっすぐに歩けないなどの歩行困難に適応する．
③自覚的に熱感がある人や肥満体質の人には用いない．

[関連処方]
○四逆湯（195）：めまいや動悸などの水滞の症状をともなわない．

[参考処方]
○苓姜朮甘湯（87）：下痢やめまい感がない下半身の冷えや腰重感．
○五苓散（112）：冷えや全身倦怠感がなく，口渇のあるめまい，下痢などに適応．
○苓桂朮甘湯（114）：顕著な冷えがない胃内停水をともなうめまい．
○半夏白朮天麻湯（124）：顕著な冷えはなく，めまい，頭痛，嘔吐の3つを主訴とする．

四逆湯（しぎゃくとう）［傷寒論・金匱要略］

適応症状

新陳代謝機能の衰えにより，四肢が冷え，不消化の下痢や嘔吐，全身倦怠感があるものの次の諸症：

①胃腸虚弱，慢性胃腸炎，消化不良，食中毒
②慢性下痢（不消化の下痢）

処方解説

附子　乾姜　甘草

附子は気を補い，めぐらすことで，表，裏のいずれにも作用して新陳代謝の衰えた冷を除く（補陽散寒），陽虚による倦怠感，四肢の冷え，水様性下痢，腹痛，冷えによる疼痛あるいは水滞症状を緩解する．乾姜も熱性が強く，附子と同様に補陽散寒の働きがある．

したがって，附子，乾姜はともに補陽薬として，過度の発汗や下痢などによるショック状態で新陳代謝機能が極度に低下し，四肢の冷え，体温低下，嘔吐，悪心，浮腫などを起こした病態に適応する．

選択のポイント

①不消化の下痢を主徴とし，嘔吐，下痢，四肢の冷えの著しいプレショック状態に適応する．
②誤用で発汗させ四肢が著しく冷えるものや，過度の発汗，下痢による脱水症状に用いる．

［関連処方］
○**真武湯**（194）：めまいや動悸などの水滞の症状をともなう．
○**通脈四逆湯**（金匱要略）：四逆湯の乾姜（9～12 g）と附子（9 g）を増量した処方で，症状がより強い．

注意

四逆散と名称が類似しているので注意を要する．

18　桂枝加朮附湯（けいしかじゅつぶとう）［吉益東洞方］

適応症状

冷え症で四肢関節の痛みや麻痺感があるもの，あるいは屈伸が困難なものの次の諸症：
　　関節痛，神経痛，筋肉痛，関節リウマチ

処方解説

　　　附子　<u>桂枝　芍薬　生姜　大棗　甘草</u>　蒼朮（又は白朮）
　　　　　　　　　　　　桂枝湯

　この処方は自汗のある表虚証に用いる桂枝湯に附子，蒼朮を加えた吉益東洞の経験方である．附子は代表的な熱性薬で，気を補い，めぐらすことで新陳代謝の衰えた寒証に奏効し，湿を除く蒼朮を助け寒湿を緩解する．さらに気をめぐらせる働きがある桂枝が加わることで，寒邪，湿邪を除く働きが増強し，寒湿による関節痛，神経痛，麻痺感など病態によく適応する．また，附子，芍薬はいずれも止痛の効果があり，関節痛，神経痛などに適している．

　したがって，寒がりで冷えやすい人の四肢関節の疼痛，腫脹や運動障害などに適応する．この処方に茯苓を加えた桂枝加苓朮附湯（けいしかりょうじゅつぶとう）（日本経験方）は，茯苓の湿を除く作用と鎮静作用が強化したものである．

選択のポイント

冷え症で体力のない人や汗の出やすい人で寒冷により増悪する神経痛，関節痛，筋肉痛に用いる．

［関連処方］
○**大防風湯**（145）：血色が悪く，倦怠感や体力低下が顕著な慢性化した関節痛や麻痺．
○**桂芍知母湯**（197）：体力低下や胃腸障害がやや軽度で，発汗がない．

［参考処方］
○**麻杏薏甘湯**（55）・**薏苡仁湯**（56）：比較的体力があり，冷えをともなわない関節痛や神経痛．
○**防已黄耆湯**（119）：色白でポッチャリした水太り体質の膝関節症．
○**二朮湯**（126）：比較的体力がある人の水滞による肩，上腕の痛みやしびれ．
○**越婢加朮湯**（178）：冷えがなく，口渇をともなう関節の腫脹．

桂芍知母湯（けいしゃくちもとう）桂枝芍薬知母湯［金匱要略］

適応症状
関節が痛み，膝関節が腫脹し，めまいや悪心のあるものの次の諸症：
　　神経痛，関節リウマチ

処方解説

<u>附子　蒼朮　生姜</u>　芍薬　<u>麻黄　桂枝　甘草</u>　知母　防風
　　真武湯と共通　　　　　　麻黄湯と共通

　真武湯の茯苓，白朮を蒼朮に代え，麻黄湯から杏仁を除き，知母，防風を新たに加えた処方である．附子を主薬とする真武湯がもとになっている寒虚証の湿証向きで，温性の麻黄，桂枝によって冷えを除く働きが強化されている．附子，蒼朮，麻黄，防風は祛風湿に働き，風湿によって起きる関節や筋肉の疼痛，麻痺，浮腫などを軽減し，芍薬の止痛，止痙の効能がこれを補助している．さらに知母は清熱により寒湿による炎症を抑える．

　したがって，汗かきでない人の下肢の運動障害または関節，特に膝関節の腫脹，疼痛に適応する．

選択のポイント
①冬場や冷えにより症状が悪化する神経痛や関節痛に用いる．
②汗かきでない人の下肢の運動障害または関節，特に，膝関節の腫脹，疼痛に適応する．
③胃腸虚弱なものには用いない．

［関連処方］
○**大防風湯**（145）：血色が悪く，倦怠感や体力低下が顕著な慢性化した関節痛や麻痺．
○**桂枝加朮附湯**（196）：汗の出やすい人の神経痛，関節痛，筋肉痛．

［参考処方］
○**麻杏薏甘湯**（55）・**薏苡仁湯**（56）：比較的体力があり，冷えやめまい感をともなわない関節痛．
○**防已黄耆湯**（119）：色白でポッチャリした水太り体質の膝関節症．
○**二朮湯**（126）：比較的体力がある人の水滞による肩，上腕の痛みやしびれ．
○**越婢加朮湯**（178）：冷えがなく，口渇をともなう関節の腫脹．

127 麻黄附子細辛湯（まおうぶしさいしんとう）［傷寒論］

適応症状

悪寒，微熱，全身倦怠，低血圧で，頭痛，めまいがあり，四肢に疼痛冷感のあるものの次の諸症：
　①熱感がなくゾクゾクする寒気が主体で，喉がチクチクするようなカゼや熱性疾患の初期
　②アレルギー性鼻炎，水様性鼻汁，水様鼻漏，慢性副鼻腔炎，気管支炎，咳嗽
　③頭痛，めまい，四肢の冷えや痛み
　④帯状疱疹後の神経痛

処方解説

　　附子　麻黄　細辛

　補陽薬の附子と辛温解表薬の麻黄，細辛からなる処方で，陽虚と表寒の両方を目標に用いられる．附子は熱性薬の代表的な生薬で，補陽散寒により冷えによる頭痛，横になっていたいなどの陽虚の症状を改善する．麻黄は辛温発表薬（温めて表証を治す）として陽虚の表寒による悪寒に効果があり，特に麻黄，附子の組合せは新陳代謝を亢進させる．細辛は冷えによる水様性の鼻汁，くしゃみ，鼻炎，悪寒，咳嗽などを緩解する効能があり，附子，麻黄も湿を除く働きがあることから，水様性の鼻汁やくしゃみなどの湿証によく適応する．さらに麻黄は止咳，細辛は止咳，止痛，附子は止痛の作用があることから，咳や咽痛に奏効する．

　したがって，この熱性の三味からなる処方は著しい寒証向きで，たとえ発熱しても熱感はほとんどまたは全く訴えず，悪寒のみが著しい場合に用いる．この処方は少陰病の裏寒に適応する真武湯に対し，表に働く麻黄，細辛と附子が組合わさることで，肺の陽気の衰えによる少陰病の表寒に適応する．

選択のポイント

　①熱感がなく，悪寒（特に背部）が著しい，頭痛，水様性の鼻汁，手足の冷え，喉がチクチクするなどの症状をともなう高齢者や虚弱者のカゼの初期に用いる．
　②新陳代謝が低下して低血圧傾向にある中高齢者のカゼや神経痛に適応する．
　③冷えをともなうアレルギー性鼻炎のファーストチョイス．

［関連処方］

○**葛根湯**（48）：無汗で熱症状をともなう初期のカゼ．
○**桂麻各半湯**（57）：熱症状が強い喉がチクチクするカゼ．
○**小青竜湯**（58）：悪寒をともなう薄い多量の鼻水．

3-19 地黄丸類

腎は成長発育および生殖機能に深く関与し，体や知能の成長発育および維持，泌尿生殖器系の機能の活動，水分代謝や内分泌系の制御を司っている．したがって，**腎虚**には骨格，知能，運動能力などの先天的な成長発育不足や知能，性機能，運動機能，内分泌機能，代謝機能など加齢にともなう機能低下がある．**地黄丸類**は六味丸（六味地黄丸）の六種の生薬を基本とする処方群で，代表的な処方として六味丸と八味丸（八味地黄丸）がある．いずれも腎の陰液あるいは陽気が不足した腎虚に適応し，六味丸は腎の陰液が不足した**腎陰虚**に，八味丸は腎の陰液だけでなく陽気も不足した**腎陰陽両虚**に用いる．腎気丸の「腎」とは漢方では泌尿生殖機能のことで，腎気丸（地黄丸類）と称するものは，すべて泌尿生殖機能の低下を補う作用がある．

地黄は日本薬局方では特に区別されていないが，本来，修治により違いがあり，日本には中国産の乾地黄（乾燥）と熟地黄（酒蒸し）の2種が流通している．前者が一般に地黄と呼ばれ，エキス製剤に用いられる．日本ではあまり熟地黄を使わないが，地黄は清熱涼血，熟地黄は補血滋陰として働くことから，地黄丸類では補腎作用に優れた熟地黄を用いる方がよい考えられている．

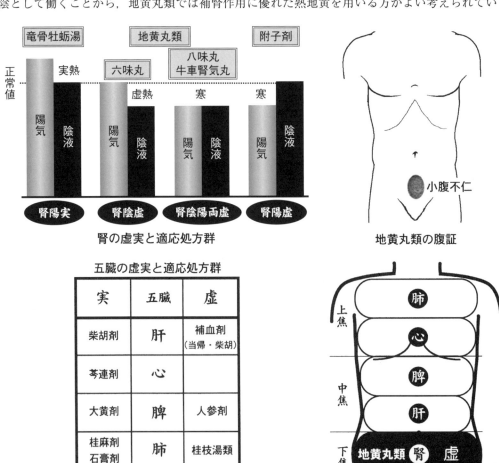

頁	処方	構成生薬									
202	六味丸 （ろくみがん）	地黄	山薬	山茱萸	沢瀉	茯苓	牡丹皮				
	知柏地黄丸 （ちばくじおうがん）	地黄	山薬	山茱萸	沢瀉	茯苓	牡丹皮			知母	黄柏
	杞菊地黄丸 （こぎくじおうがん）	地黄	山薬	山茱萸	沢瀉	茯苓	牡丹皮			枸杞子	菊花
	都気丸 （ときがん）	地黄	山薬	山茱萸	沢瀉	茯苓	牡丹皮			五味子	
	麦味地黄丸 （ばくみじおうがん）	地黄	山薬	山茱萸	沢瀉	茯苓	牡丹皮			五味子	麦門冬
203	八味地黄丸 （はちみじおうがん）	地黄	山薬	山茱萸	沢瀉	茯苓	牡丹皮	附子	桂枝		
204	牛車腎気丸 （ごしゃじんきがん）	地黄	山薬	山茱萸	沢瀉	茯苓	牡丹皮	附子	桂枝	車前子	牛膝

（小林宏　改変）

87 六味丸（ろくみがん）六味地黄丸・六味腎気丸 ［銭仲陽］

【適応症状】

疲れやすくて尿量減少または多尿で，ときに口渇のあるものの次の諸症：
　①排尿困難，頻尿，残尿感，夜間尿，浮腫
　②腎炎，前立腺肥大，膀胱神経症，性機能低下
　③かゆみ，老人性瘙痒症

【処方解説】

　地黄　山茱萸　山薬　茯苓　沢瀉　牡丹皮

　地黄丸類の基本処方で，三つの補性薬（地黄，山茱萸，山薬）と三つの瀉性薬（茯苓，沢瀉，牡丹皮）からなり，六味腎気丸や六味地黄丸とも呼ばれる．

　地黄，山茱萸，山薬は腎陰を補い，山薬は茯苓とともに健脾に働き，消化機能を高め気を補充し，腎虚による足腰の弱さやだるさ，先天性の虚弱，記憶力や性機能の低下などを改善する．さらに茯苓と沢瀉は利水によって腎虚による水滞を除き水分代謝を調える．沢瀉と駆瘀血薬の牡丹皮は清熱に働き，地黄，山茱萸，山薬とともに，腎陰虚による口渇，のぼせ，ほてりなどの虚熱の症候を緩解する．

　したがって，冷えがなく四肢にほてりがみられる腎陰虚の虚熱証に適応する．

【選択のポイント】

①疲れやすい，下半身のしびれ，尿量減少または多尿，遺尿，残尿感，性機能低下，遺精，腰痛などの症状に用いる．
②八味地黄丸と同じように用いるが，冷えがなく四肢にほてりがみられる．

［関連処方］
○八味地黄丸（203）：症状は類似するが，冷えがある．
○知柏地黄丸（ちばくじおうがん）（医宗金鑑）：症状は類似するが，発熱や炎症が強い．

［参考処方］
○清心蓮子飲（99）：熱感をともなう排尿痛や残尿感などの慢性的な泌尿器疾患で胃腸が弱い．
○猪苓湯（113）：排尿痛，排尿時の熱感，尿の混濁をともなう．
○三物黄芩湯（さんもつおうごんとう）（金匱要略）：泌尿器系症状のない手足のほてり．

【注意】

　水分代謝が悪く胃腸の弱い人は，地黄で胃腸障害（食欲不振，下痢）を起こすことがあり，地黄を含む漢方薬は注意が必要である．食前の服用で胃腸障害がある場合，食後に服用することで改善できることがある．

7 　八味地黄丸（はちみじおうがん）**八味丸**［金匱要略］［局方］

適応症状

疲労倦怠感が著しく，四肢に冷えがあり，尿量減少または多尿で，口渇をともなうものの次の諸症：

①排尿困難，頻尿，残尿感，産後の尿失禁，夜間尿，浮腫
②腎炎，膀胱炎，前立腺肥大，性機能低下，膀胱カタル
③腰痛，坐骨神経痛，脚気
④糖尿病，高血圧
⑤かゆみ，老人性瘙痒症

処方解説

<u>地黄　山茱萸　山薬　茯苓　沢瀉　牡丹皮</u>　附子　桂枝
　　　　　　　　六味丸

六味丸に附子，桂枝が加わった処方で，中国には六味丸に二種の生薬を加えて八味とした処方がいくつかあり，日本の八味地黄丸は桂附八味丸（けいぶはちみがん）に相当する．そのほかに杞菊地黄丸（医級），知柏地黄丸（ちばくじおうがん）（医宗金鑑），麦味地黄丸（ばくみじおうがん）（医級）などがある．

　地黄，山茱萸，山薬は腎陰を補い，山薬は茯苓とともに健脾に働き，消化機能を高め気を補充し，腎虚による足腰の弱さやだるさ，先天性の虚弱，記憶力や性機能の低下などを改善する．さらに茯苓と沢瀉は利水によって腎虚による水滞を除き水分代謝を整える．これらに熱性薬の代表である附子と通陽（つうよう）（陽気を疎通する）の効能をもつである桂枝が配剤されており，四肢に冷え（足裏のほてり，熱感や冷感が交互にある場合もある）のある寒証向の処方になっている．滋陰の代表薬である地黄と補陽の代表薬である附子の両方が入っていることから，腎陰陽両虚に用いる．附子は止痛の効果があり，冷えを原因とする手足や腰の痛みに奏効する．通常，口渇や夜間尿をともなうことが多く，腹証として小腹不仁（しょうふくふじん）（臍下不仁（さいかふじん））を認める．

選択のポイント

①高齢者の疾患に広く汎用され，疲れやすく，冷えがあることを条件とする．
②下腹部の脱力や知覚鈍麻（小腹不仁），腰部および下肢の脱力感，冷え，疼痛，しびれなどがある．
③夜間に口の渇きが強い傾向にある．

［関連処方］
○**六味丸**（202）：症状は類似するが，冷えがない．
○**牛車腎気丸**（204）：症状は類似するが，尿量減少や浮腫傾向が強く，関節痛やしびれが顕著．

［参考処方］
○**清心蓮子飲**（99）：熱感をともなう排尿痛や残尿感などの慢性的な泌尿器疾患で胃腸が弱い．
○**猪苓湯**（113）：排尿痛，排尿時の熱感，尿の混濁をともなう．

注意

①胃腸障害を起こしやすいため，胃腸虚弱，胃下垂，胃アトニーがある人には用いない．
②附子剤の誤用でのぼせや動悸があらわれた場合，竜骨牡蛎剤によって改善できる．

107 牛車腎気丸（ごしゃじんきがん）［済生方］　［局方］

適応症状

疲労倦怠感が著しく，四肢に冷えがあり，尿量減少または多尿で，ときに口渇をともなうものの次の諸症：

①下肢痛，腰痛，坐骨神経痛，しびれ
②排尿困難，頻尿，残尿感，夜間尿，浮腫
③腎炎，膀胱炎，前立腺肥大，性機能低下
④糖尿病，高血圧，白内障，高齢者のかすみ目
⑤かゆみ，老人性瘙痒症

処方解説

<u>地黄　山茱萸　山薬　茯苓　沢瀉　牡丹皮　附子　桂枝</u>　牛膝　車前子
　　　　　　　　　　八味地黄丸

八味丸に牛膝，車前子を加えた処方で，牛膝，車前子は利水に働くことから，八味丸より尿量減少や浮腫が顕著なものに適応する．牛膝は牡丹皮とともに駆瘀血に働き血行をよくする．八味丸と同様に，滋陰の代表薬である地黄と補陽の代表薬である附子の両方が入っていることから，腎陰陽両虚に用いる．

したがって，この処方は八味丸と比較して，尿量減少や浮腫がはなはだしい場合に適応する．

選択のポイント

八味地黄丸と比較して，尿量減少や浮腫が強く，関節痛やしびれが顕著な場合に適応する．

［関連処方］
○**六味丸**（202）：症状は類似するが，冷えがない．
○**八味地黄丸**（203）：症状は類似するが，浮腫傾向や関節痛などの症状は軽い．

［参考処方］
○**清心蓮子飲**（99）：熱感をともなう排尿痛や残尿感などの慢性的な泌尿器疾患で胃腸が弱い．

備考

①糖尿病治療における漢方薬の役割：臨床的に漢方薬単独で十分な血糖降下作用は期待できず，食事療法や運動療法を基本とした西洋薬による治療が優先される．漢方薬の役割は糖尿病およびその合併症においてみられる諸症状の緩和・改善に主眼をおいた患者のQOLの改善が目的となる．牛車腎気丸や八味地黄丸は糖尿病性神経障害（下肢の脱力感，しびれ，痛みなど）の自覚症状の改善に効果的で（痛みが強い患者には桂枝加朮附湯を用いる），高齢者にも安心して使え，糖尿病性腎症であっても副作用の点で比較的安全である．

②オキサリプラチンやタキサン系の抗がん剤による末梢神経障害に適用される．

第4章
漢方処方に配剤される生薬

4-1 学名ならびに生薬名

4-1-1 植物の名前

1. 学名

　国や地方によって異なる植物の名称は植物分類学的な統一性に乏しく，国際的に通用する植物名として，リンネの提唱した**二名法**（二命名法）によるリンネ種が学名として用いられる．学名はラテン語であらわすことから**ラテン名**とも呼ばれる．

［学名の構成］　属名　＋　種名（種小名）　＋　命名者名（著者名）

1) **属名**は常に大文字で始まる名詞で，植物の属をあらわす．
2) **種名**は小文字で始まり，植物の特徴や原産地などにちなんで命名されるのが一般的で，人名，地名，地方名に由来するものもある．
3) **命名者名**は学名を命名した人の名で，大文字で始まり，属名，種名とは別の字体にし，著名な命名者の場合は略して書くことが多い．
4) 種の中にはわずかではあるが遺伝する形質に差異が認められるものがある．種をさらにいくつかのグループに分ける必要がある場合，グループ間の形質の違いの程度により，**亜種**（subsp.），**変種**（var.），**亜変種**（subvar.），**品種**（form., f.）の段階をつけて細分化し，学名には（　）内のラテン語略号で示す．**園芸品種**（cv.）は分類の対象外である．
　　亜種以下が明記される場合は小文字で始まる略語を学名の後に入れ，その命名者名を追記する．
　　（例）ホンアンズ　*Prunus armeniaca* L.　　アンズ　*Prunus armeniaca* L. var. ansu Maxim.

2. 和名

　従来から日本に生育している植物については**和名**（標準和名）がある．

4-1-2 生薬の名前

生薬は**ラテン名**（植物の学名とは別），日本名，英名であらわされ，生薬のラテン名や英名には薬用部位をあらわす用語がつく場合が多い．中国から伝承した生薬は日本名の別名として**漢名**（漢字の名称）が使われる．生薬の原料となる植物を**基原植物**（原植物）と呼ぶ．

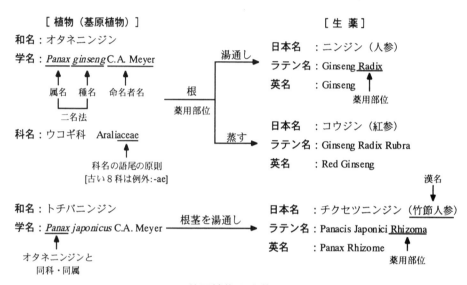

基原植物と生薬

薬用部位のラテン名

Adeps	脂質	Folium	葉	Pulveratum	粉末
Amylum	澱粉	Fructus	果実	Radix	根
Bulbus	鱗茎	Gummi	ゴム	Resina	樹脂
Caulis	茎	Herba	草	Rhizoma	根茎
Cera	蝋	Lignum	木部	Semen	種子
Cortex	皮	Oleum	油	Sevum	脂肪
Flos	花	Pericarpium	果皮	Tuber	塊茎

4-2 生薬各論

アキョウ（阿膠） 208	コウベイ（粳米） 226	センタイ（蝉退） 243	ビャクジュツ（白朮） 262
イレイセン（威霊仙）208	コウボク（厚朴） 226	ソウジュツ（蒼朮） 243	ビワヨウ（枇杷葉） 262
インチンコウ（茵陳蒿・茵蔯蒿） 209	ゴシツ（牛膝） 227	ソウハクヒ（桑白皮） 244	ビンロウジ（檳榔子） 263
ウイキョウ（茴香） 209	ゴシュユ（呉茱萸） 227	ソボク（蘇木） 244	ブクリョウ（茯苓） 263
ウコン（鬱金） 209	ゴボウシ（牛蒡子） 228	ソヨウ（蘇葉） 244	ブシ（附子） 264
ウズ（烏頭） 210	ゴマ（胡麻） 228	ダイオウ（大黄） 245	ボウイ（防已） 265
ウヤク（烏薬） 210	ゴミシ（五味子） 229	タイソウ（大棗） 247	ボウショウ（芒硝） 266
エンゴサク（延胡索） 210	サイコ（柴胡） 229	ダイフクヒ（大腹皮） 247	ボウフウ（防風） 267
オウギ（黄耆） 211	サイシン（細辛） 230	タクシャ（沢瀉） 248	ボクソク（樸樕） 267
オウゴン（黄芩） 211	サンザシ（山査子） 230	タンジン（丹参） 248	ボタンピ（牡丹皮） 268
オウバク（黄柏） 212	サンシシ（山梔子）（梔子） 231	チクジョ（竹茹・竹筎） 248	ボレイ（牡蛎・牡蠣） 268
オウレン（黄連） 213	サンシュユ（山茱萸） 231	チクセツニンジン（竹節人参） 249	マオウ（麻黄） 269
オンジ（遠志） 214	サンショウ（山椒） 232	チモ（知母） 249	マシニン（麻子仁） 270
ガイハク（薤白） 214	サンソウニン（酸棗仁） 232	チョウジ（丁子） 250	モクツウ（木通） 270
ガイヨウ（艾葉） 214	サンヤク（山薬） 232	チョウトウコウ（釣藤鉤・釣藤鈎） 250	モッコウ（木香） 271
カシュウ（何首烏） 215	ジオウ（地黄） 233	チョレイ（猪苓） 250	ヤクモソウ（益母草） 272
カッコウ（藿香） 215	ジコッピ（地骨皮） 234	チンピ（陳皮） 251	ヨクイニン（薏苡仁） 272
カッコン（葛根） 215	シコン（紫根） 234	テンナンショウ（天南星） 252	リュウガンニク（竜眼肉） 273
カッセキ（滑石） 216	シシ（梔子） 235	テンマ（天麻） 252	リュウコツ（竜骨） 273
カロコン（楼根） 217	シソヨウ（紫蘇葉） 235	テンモンドウ（天門冬） 252	リュウタン（竜胆） 273
カロニン（栝楼仁） 217	シツリシ（蒺藜子） 235	トウガシ（冬瓜子） 253	リョウキョウ（良姜） 274
カンキョウ（乾姜） 218	シテイ（柿蒂） 235	トウキ（当帰） 253	レンギョウ（連翹） 274
カンショウキョウ（乾生姜） 218	シャクヤク（芍薬） 235	トウニン（桃仁） 254	レンニク（蓮肉） 274
カンゾウ（甘草） 218	シャジン（沙参） 236	ドクカツ（独活） 254	ロカイ（蘆薈）（アロエ） 275
キキョウ（桔梗） 219	シャゼンシ（車前子） 237	トチュウ（杜仲） 255	
キクカ（菊花） 219	ジュウヤク（十薬） 237	ニンジン（人参） 255	
キジツ（枳実） 220	ジュクジオウ（熟地黄） 238	ニンドウ（忍冬） 258	
キョウカツ（羌活） 221	シュクシャ（縮砂） 238	バイモ（貝母） 258	
キョウニン（杏仁） 221	ショウキョウ（生姜） 238	バクガ（麦芽） 259	
キンギンカ（金銀花）222	ショウバク（小麦） 239	バクモンドウ（麦門冬） 259	
クコシ（枸杞子） 223	ショウマ（升麻） 240	ハッカ（薄荷） 260	
クコヨウ（枸杞葉） 223	ショクショウ（蜀椒） 240	ハンゲ（半夏） 260	
クジン（苦参） 223	シンイ（辛夷） 240	ビャクゴウ（百合） 261	
ケイガイ（荊芥） 223	シンキク（神麹） 241	ビャクシ（白芷） 262	
ケイヒ（桂皮）（桂枝：ケイシ） 224	セッコウ（石膏） 241		
コウイ（膠飴） 225	センキュウ（川芎） 241		
コウカ（紅花） 225	ゼンコ（前胡） 242		
コウジン（紅参） 226	センコツ（川骨） 242		
コウブシ（香附子） 226			

アキョウ（阿膠）

生薬	Asini Gelatinum
基原	ロバ *Equus asinus* L. の毛を去った皮，骨，けんまたはじん帯を水で加熱抽出し，脂肪を去り，濃縮乾燥したもの．膠(にかわ)にしたもので，粗製のゼラチンに相当する．現在はロバ以外にラバ及びウシ（ウシ科）なども用いる．局方のゼラチンを阿膠の代わりに使ってもよい．
品質	新しくて光沢があり，透明なもので，異臭がないものが良品とされる．
性味	甘，平．
効能	止血，補血，滋陰．
処方	猪苓湯，温経湯，芎帰膠艾湯．
成分	ゼラチン．
備考	低温ではゼリー状であるが，加熱すれば溶ける．
注意	①煎じるときに入れるとこびりつくので，煎剤の残渣を除いた後に溶かして服用する． ②タンニンによって沈殿を起こす．

イレイセン（威霊仙）局

生薬	Clematidis Radix （英名：Clematis Root）
基原	サキシマボタンズル *Clematis chinensis* Osbeck, *C. manshurica* Ruprecht または *C. hexapetala* Pallas（キンポウゲ科）の根及び根茎．
品質	黒くて細く土砂の付着していないものが良品とされる．
性味	辛，温．
効能	祛風湿，通経絡，止痛． 痛風，関節リウマチなどによる関節痛，神経痛，筋肉痛などの痛みや手足のしびれ，麻痺などに用いる．
処方	二朮湯，疎経活血湯．
成分	サポニン，クマリン，フラボン．
備考	魚の骨などを軟化させるので，魚骨が喉に刺さったときには，水あるいは米酢の煎液をゆっくり飲めば効果的といわれている．
注意	中国では同属植物のセンニンソウの根を鉄脚(てっきゃく)威霊仙(いれいせん)と称しているが，この植物は毒性があり，生汁が皮膚に付くと発赤や水疱ができることがある．

インチンコウ（茵陳蒿・茵蔯蒿）局

- **生薬** Artemisiae Capillaris Flos （英名：Artemisia Capillaris Flower）
- **基原** カワラヨモギ *Artemisia capillaris* Thunb.（キク科）の頭花（果穂）．
  中国では通常，若葉（綿茵蔯）を用いる．
- **品質** 新しく色鮮やかで，葉や茎が少なく，香りの強いものが良品とされる．
- **性味** 苦，微寒．
- **効能** 清熱燥湿，退黄．
  利胆（退黄）作用があり，黄疸のファーストチョイスである．
- **処方** 茵蔯蒿湯，茵蔯五苓散．
- **成分** 精油，クマリン，フラボノイド，クロモン誘導体．
- **注意** 沖縄には基原植物の異なるカワラヨモギという食用植物がある．

ウイキョウ（茴香）（小茴香：ショウウイキョウ）局

- **生薬** Foeniculi Fructus （英名：Fennel）
- **基原** ウイキョウ *Foeniculum vulgare* Miller（セリ科）の果実．
- **品質** 鮮やかな黄緑色で，芳香性が強く，やや甘みのあるものが良品とされる．
- **性味** 辛，温．
- **効能** 理気，健脾，止痛．
  芳香による消化機能の促進（健胃作用）と腸蠕動運動の亢進（駆風作用：腸管内のガスの排出，防止）．冷えを原因とした胃痛などの内臓痛を温めることで緩和する．
- **処方** 安中散．
- **成分** 精油．
- **備考** 香辛料（フェンネル）や芳香性健胃薬として有名である．

ウコン（鬱金）局

- **生薬** Curcumae Rhizoma （英名：Turmeric）
- **基原** ウコン *Curcuma longa* L.（ショウガ科）の根茎をそのままたはコルク層を除いたものを，通例，湯通ししたもの．
- **品質** 大きくて質が堅く，内部が橙黄色のものが良品とされる．
- **性味** 辛・苦，涼．
- **効能** 理気，活血，止血，退黄．
  気滞と瘀血を改善することで疼痛を緩和する．利胆薬として有名で，唾液分泌や胃運動

の亢進，胃粘液分泌の促進による胃粘膜保護などの芳香性健胃薬としての効果もある．
[処方] 中黄膏．
[備考] 中国では植物名においてハルウコン C. aromatica Salisb.（日本では姜黄）を鬱金と称し，日本のウコン C. longa L.（鬱金）を姜黄と呼ぶ．生薬名に関しては，ウコンやハルウコンの塊根を基原とするものを鬱金，それらの根茎を姜黄といい，日本と中国では植物名と生薬名が異なり混乱を招く．日本に流通している鬱金はウコンの根茎で，中国の生薬名では姜黄に相当する．ハルウコンは沖縄や大分県などで多く生産され健康食品として使われているが，日本では薬用として用いない．秋に花が咲く日本のウコンに対し，春の終わりから初夏に花が咲くことに語源がある大形のハルウコンは，根茎の内部がウコンより薄い黄色（ウコンは黄色～橙色）で樟脳臭がする．

ウコンは熱帯アジア自生の多年草で，*Curcuma* は黄色という意味があり，根茎から黄色色素（クルクミン）が得られることに由来する．ウコンを砕いて繊維を除いた粉末は香辛料（ターメリック）や染料としてカレー粉，たくあん，ピクルスの着色料などに利用され，また，薄切りした根茎は乾燥させてお茶として飲用する．

[注意] 妊婦には禁忌．

ウズ（烏頭）　※附子参照

ウヤク（烏薬）局

[生薬] Linderae Radix　（英名：Lindera Root）
[基原] テンダイウヤク *Lindera strychnifolia* F. Villars（クスノキ科）の根．
[品質] 肥大しにおいが強く，横断面が淡褐色のものが良品とされる．
[性味] 辛，温．
[効能] 理気，止痛．
冷えやストレスなどの気滞や気逆による腹痛や冷えによる頻尿に用いる．
[処方] 芎帰調血飲，烏薬順気散．
[成分] 精油，アルカロイド，タンニン．

エンゴサク（延胡索）局

[生薬] Corydalis Tuber　（英名：Corydalis Tuber）
[基原] *Corydalis turtschaninovii* Bess. forma *yanhusuo* Y. H. Chou et C. C. Hsu（ケシ科）の塊茎．
[品質] よく肥えて大きく，質が堅くて重く，断面が光沢のある黄褐色のものが良品とされる．
[性味] 辛・苦，温．

| 効能 | 活血,理気,止痛.
気血の流れを促進し鎮痛効果が強いことから,気滞や瘀血による胃痛や月経痛の治療に優れている.
| 処方 | 安中散,折衝飲.
| 成分 | アルカロイド.
| 備考 | 安中散は胃痛,胸やけ,胃酸過多,腹部膨満感などに適用され,安中散や延胡索は胃腸薬や婦人薬などOTC薬にしばしば配合される.
| 注意 | 妊婦には禁忌.

オウギ(黄耆) 局

| 生薬 | Astragali Radix (英名:Astragalus Root)
| 基原 | キバナオウギ *Astragalus membranaceus* Bunge または *A. mongholicus* Bunge(マメ科)の根.
局方では認めていないが,中国では *H. polybotrys* の根を晋耆(しんぎ)や紅耆(こうぎ)といい,黄耆の一種として用い,晋耆は品質良好とされる.
| 品質 | 太くて硬く弾力があり,容易に折れにくく,外部が淡褐色,内部は黄白色で,甘くて香気があるものが良品とされる.綿黄耆(めんおうぎ)(山西省綿山産)が上質とされている.
| 性味 | 甘,温.
| 効能 | 補気,利水消腫,托毒,止汗.
代表的な補気薬で,特に体表循環を亢進させることで盗汗,汗かき,浮腫を改善し,皮膚の栄養状態を整え再生を促し,体表における防御機能を高める.
| 処方 | 補中益気湯,十全大補湯,人参養栄湯,防已黄耆湯,黄耆建中湯.
| 成分 | サポニン,フラボノイド.
| 備考 | 人参とともに代表的な補気薬で,人参は主に体内の五臓の気の不足(裏虚)を補うのに対し,黄耆は体表の気の不足(表虚)を補う.この2薬を配合(参耆剤(じんぎざい))すると補気作用が増強され,気虚による神経疲労,食欲不振,自汗などの身体虚弱の諸症状の治療に優れている.
| 注意 | 熱証には用いない.

オウゴン(黄芩) 局

| 生薬 | Scutellariae Radix (英名:Scutellaria Root)
| 基原 | コガネバナ *Scutellaria baicalensis* Georgi(シソ科)の周皮を除いた根.
根が黄色いことに名前の由来がある.
| 品質 | 黄色で長くて質が堅く,苦いものが良品とされている.

| 性味 | 苦，寒．|
| 効能 | 清熱瀉火，清熱燥湿，解毒，安胎．
清熱作用（抗炎症・解熱）が強い．|
処方	小柴胡湯，黄連解毒湯，三黄瀉心湯，半夏瀉心湯，温清飲，辛夷清肺湯．
成分	フラボノイド（バイカリン）．
注意	寒証には用いない．

1. 黄芩を含む主な漢方処方

黄芩は炎症やみぞおちのつかえの緩解などを目標に，柴胡との組合わせで小柴胡湯，柴胡桂枝湯などの柴胡剤として胸脇苦満や往来寒熱などに，黄連との組合わせで黄連解毒湯，半夏瀉心湯，三黄瀉心湯などの芩連剤としてみぞおちのつかえ（心下痞）やのぼせなどの諸症に用いる．

2. バイカリン（フラボノイド配糖体）

黄芩はバイカリン，バイカレイン，オウゴノシド，オウゴニンなどのフラボノイドを主成分とする．バイカリンとバイカレインには抗Ⅰ，Ⅳ型アレルギー，抗アセチルコリン，抗酸化，解毒などの作用，バイカリンにはヒトの肝癌・肺癌細胞に対する細胞毒性などが報告されている．

バイカレインをリード化合物に，気管支喘息，アレルギー性鼻炎，アレルギー性結膜炎，花粉症の治療薬のアンレキサノクスが製品化されている．

	R_1	R_2	R_3
baicalin	OH	GlcA	H
baicalein	OH	H	H
wogonoside	H	GlcA	OCH_3
wogonin	H	H	OCH_3

オウバク（黄柏）局

| 生薬 | Phellodendri Cortex （英名：Phellodendron Bark）|
| 基原 | キハダ *Phellodendron amurense* Ruprecht または *P. chinense* Schneider（ミカン科）の周皮を除いた樹皮．
キハダの名前は樹皮を剥ぐと内側が黄色い（黄肌）ことに由来する．|
| 品質 | 厚くて折れやすく，断面が鮮やかな濃い黄色で，苦味が強く，噛むと粘りけのあるものが良品とされる．|
| 性味 | 苦，寒．|
| 効能 | 清熱瀉火，清熱燥湿，清熱解毒．
抗菌作用が強く，細菌性下痢に有効である．|
| 処方 | 黄連解毒湯，温清飲，荊芥連翹湯，柴胡清肝湯，滋陰降火湯，七物降下湯．|
| 成分 | アルカロイド（ベルベリン）．|
| 備考 | 苦味健胃整腸薬として有名で，日本では古来より重要な民間薬として胃腸薬（陀羅尼助，御百草，練熊など）や捻挫，打撲傷，切り傷，神経痛などの外用薬として用いられてい

る．また，煎液を目薬や口内炎，扁桃腺の咳嗽薬として用いる．
塩化ベルベリンの製造原料として重要な生薬である．

|関連| 黄連．
|注意| 寒証には用いない．

オウレン（黄連）局

|生薬| Coptidis Rhizoma （英名：Coptis Rhizome）
|基原| オウレン *Coptis japonica* Makino，*C. chinensis* Franchet，*C. deltoidea* C. Y. Cheng et Hsiao または *C. teeta* Wallich（キンポウゲ科）の根をほとんど除いた根茎．
|品質| 濃い黄色で肥大し，節が密にあり，毛根が除かれ，苦味が強いものが良品とされる．日本産の黄連が良質といわれている．
|性味| 苦，寒．
|効能| 清熱瀉火，清熱燥湿，清熱解毒．
下痢，嘔吐，腹痛のほかに，炎症や精神不安などに用いる．黄芩と効能が似るが，主に黄芩が肺・胆に作用するのに対し，黄連は心・胃に作用する．
|処方| 三黄瀉心湯，半夏瀉心湯，黄連解毒湯，温清飲，荊芥連翹湯，柴胡清肝湯．
|関連| 黄柏．
|注意| 寒証には用いない．

1. 黄連を含む主な漢方処方

黄連はのぼせをとることを目標に，黄芩との組合わせで黄連解毒湯，半夏瀉心湯，三黄瀉心湯などの芩連剤に配剤され，のぼせ，上半身の炎症，精神不安，心下部のつかえなどを緩解する．精神不安や興奮鎮静など中枢抑制作用が推定される点で，同じベルベリンを主成分に含む黄柏とは異なる．

2. ベルベリン型アルカロイド

黄連はイソキノリンアルカロイドであるベルベリン，コプチシン，ヤテオリチン，パルマチンなどのベルベリン型アルカロイドを含む．ベルベリン，コプチシンはコレラ菌や赤痢菌をはじめ，黄色ブドウ球菌などのグラム陽性菌，腸チフス菌などのグラム陰性菌と抗菌スペクトルが広く，強い殺菌作用によって止瀉作用を発現する．そのためオウレンやベルベリン（塩化ベルベリン，硫酸ベルベリン，タンニン酸ベルベリン）は西洋医学的には苦味健胃整腸薬として下痢症に用いられる．

	R_1	R_2	R_3	R_4
berberine	$O-CH_2-O$		OCH_3	OCH_3
coptisine	$O-CH_2-O$		$O-CH_2-O$	
palmatine	OCH_3	OCH_3	OCH_3	OCH_3
jateorrhizine	OH	OCH_3	OCH_3	OCH_3

オンジ（遠志）局

生薬	Polygalae Radix　（英名：Polygala Root）
基原	イトヒメハギ *Polygala tenuifolia* Willdenow（ヒメハギ科）の根．
性味	苦・辛，温．
効能	安神，去痰，消腫． 特に精神の安定（安神：養心安神薬）や健忘の改善作用がある．
処方	加味帰脾湯，人参養栄湯．
成分	トリテルペノイドサポニン．
備考	同属植物の北アメリカ産のセネガ *P. senega* L.（英名：Senega，局方：根）と類似の成分が含まれており，去痰薬として知られている．

ガイハク（薤白）

生薬	Allii Chinensis Bulbus　（英名：Rakkyo）
基原	ラッキョウ *Allium chinense* G. Don またはノビル *Allium grayi* Regel（ユリ科）の鱗茎．食用部分を乾燥したもの．
性味	苦・辛，温．
効能	理気，止痛，通陽，活血． 気を巡らせて陽気を通じる作用（通陽）や胃腸を温めて胃腸の気滞を除く作用がある．
処方	枳実薤白桂枝湯．
成分	辛味成分．
備考	市場品のエシャロットは，通常，早い時期のラッキョウを商品化したもの．

ガイヨウ（艾葉）

生薬	Artemisiae Folium　（英名：Mugwort Leaf）
基原	ヨモギ *Artemisia princeps* Pampanini またはヤマヨモギ *A. montana* Pampanini（キク科）の葉．
品質	ヨモギ臭が強く，絨毛が多く，茎の混入していないものが良品とされる．
性味	苦・辛，温．
効能	止血，止痛，安胎． 婦人科の要薬として止血薬や安胎薬として知られている．
処方	芎帰膠艾湯．
成分	精油，カフェタンニン類．

| 備考 | 夏に乾燥した葉を細かく砕き，葉の裏の綿毛を集めたものがモグサ（熟艾）である．民間薬としては，全草の煎液を腹痛，下痢，貧血，痔出血に，生の葉の汁を湿疹，虫刺され，切り傷の止血に用いる．冷え症や腰痛などの治療に浴剤として全草を利用する． |

カシュウ（何首烏）㊛

生薬	Polygoni Multiflori Radix　（英名：Polygonum Root）
基原	ツルドクダミ *Polygonum multiflorum* Thunberg（タデ科）の塊根で，しばしば輪切される．ドクダミの葉に似ていることからツルドクダミと呼ばれている．
品質	表面がゴツゴツして肥大したものが良品とされる．
性味	苦・辛・渋，微温．
効能	滋陰，補血，強壮，潤腸通便． 皮膚の栄養を高めることから皮膚瘙痒に用いられる．陰虚による便秘に有効である．
処方	当帰飲子．
成分	アントラキノン，スチルベン，タンニン．

カッコウ（藿香・広藿香）㊛

生薬	Pogostemoni Herba　（英名：Patchouly）
基原	*Pogostemon cablin* Bentham［パチョリ（広藿香）］（シソ科）の地上部．
品質	茎が太く，葉が厚く，香気が強いものが良品とされる．
性味	辛，微温．
効能	解暑，理気，健脾，止瀉，止嘔． 強い健胃整腸作用があり，夏の時期のカゼや暑気あたりなどの消化器系症状に用いる．
処方	藿香正気散．
成分	精油．
注意	長時間煎じると精油成分が消失する．

カッコン（葛根）㊛

生薬	Puerariae Radix　（英名：Pueraria Root）
基原	クズ *Pueraria lobata* Ohwi（マメ科）の周皮を除いた根． 漢方薬に用いられるカッコンには，中国産に多い板葛根（長さ20〜30 cm，幅5〜10 cmの板状に縦切りしたもの）と国内産に多い角葛根（5 mm角のさいの目状に刻んだもの）がある．

216　第4章　漢方処方に配剤される生薬

|品質| 長く肥大して内部が白く充実したものを夏から秋に採取し，デンプンを豊富に含んだものが良品とされるが，市場ではデンプンが少ないものほど薬効が優れていると考えられている．
|性味| 甘・辛，平．
|効能| 辛温解表，透疹，止渇，止瀉，潤筋．
項背部のこりをとる効果がある．
|処方| 葛根湯，葛根湯加川芎辛夷，参蘇飲．

1）葛根を含む主な漢方処方

　葛根は発汗，発散，解熱を目的に処方され，自然発汗がないカゼの初期の急性熱性症状や項背部のこりをともなう疾患に用いられる葛根湯がよく知られている．

2）食用や民間薬としてのクズの利用

　クズは秋の七草の一つで日本各地に自生する．葛粉（かっぷん）は，クズの根を水の中で粉砕し，繊維質を除いた後に沈殿してきたクズデンプンを集めたもので，葛饅頭や葛餅などとして食用にされる．現在，葛粉として販売されているものは，ほとんどがバレイショデンプンを用いている（吉野葛は葛粉）．カゼの初期には葛粉でつくる葛湯（くずゆ）が用いられ，クズの花である葛花（かっか）は二日酔に効果があるといわれている．

3）イソフラボノイドのC-配糖体

　葛根にはデンプン以外に，プエラリン（C-配糖体），ダイジン，ダイゼイン，ゲニステインなどのイソフラボン類が含まれる．ダイゼインやゲニステインなどのイソフラボン類は大豆に豊富に含まれ，大豆製品の摂取量が多い地域では大腸癌，乳癌，卵巣癌の死亡率が低く，これらの成分に癌抑制効果があると考えられている．これらのイソフラボノイドをリード化合物として，骨粗鬆症の治療薬であるイプリフラボンが製品化されている．

	R_1	R_2	R_3
puerarin	H	Glc	H
daidzin	Glc	H	H
daidzein	H	H	H
genistein	H	H	OH

カッセキ（滑石）局

|生薬| Kasseki（英名：Aluminum Silicate Hydrate with Silicon Dioxide）
|基原| 主として含水ケイ酸アルミニウム及び二酸化ケイ素からなる鉱物生薬．
市場には軟滑石と硬滑石の2種があり，日本では軟滑石を用いるが，中国では硬滑石を使う．軟滑石は天然の含水ケイ酸アルミニウムを主成分とする粘土鉱物で，硬滑石は天然の含水ケイ酸マグネシウム（タルク：局方）を主成分とし，鉱物学上の滑石に相当する．

品質	白くて滑らかで，水で潤すと全体が軟化し崩壊する唐滑石(からかっせき)が良品とされる．
性味	甘，寒．
効能	利水，清熱，止瀉．
	炎症をともなう尿道炎や膀胱炎の利尿や止瀉などに用いる．
処方	猪苓湯，防風通聖散．
成分	天然の含水ケイ酸アルミニウム．
注意	①寒証，胃腸虚弱者，妊婦には用いない．　②抗生物質の併用．

カロコン（楼根）（瓜呂根）局

生薬	Trichosanthis Radix　（英名：Trichosanthes Root）
基原	*Trichosanthes kirilowii* Maximowicz，キカラスウリ *T. kirilowii* Maximowicz var. *japonicum* Kitamura またはオオカラスウリ *T. bracteata* Voigt（ウリ科）の皮層を除いた根．
	日本産はキカラスウリであるが，市場では中国産のシナカラスウリ *T. kirilowii* Maximowicz が使われている．カラスウリ *T. cucumeroides* Maximowicz は代用にならない．
品質	肥大し白色で苦味が少なく，きめ細かな粉性のものが良品とされる．
性味	甘・苦・酸，寒．
効能	止渇，清熱，潤肺，排膿．
	潤す作用のほかに，消炎，排膿，催乳などの効果がある．
処方	柴胡桂枝乾姜湯，柴胡清肝湯．
成分	デンプン．
関連	栝楼仁．

カロニン（栝楼仁）

生薬	Trichosanthis Semen　（英名：Trichosanthes Seed）
基原	*Trichosanthes kirilowii* Maximowicz，キカラスウリ *T. kirilowii* Maximowicz var. *japonicum* Kitamura またはオオカラスウリ *T. bracteata* Voigt（ウリ科）の種子．
	日本産はキカラスウリであるが，市場では中国産のシナカラスウリ *T. kirilowii* Maximowicz が使われている．
品質	皮つきの種子でよく充実し，油分の多いものが良品とされる．
性味	甘，寒．
効能	清熱，潤肺，潤腸通便，排膿．
処方	柴陥湯．
成分	脂肪油．
備考	民間では煎液を尿や母乳の出をよくする目的で用いる．

関連　栝楼根.

カンキョウ（乾姜）局　※生姜参照

- 生薬　Zingiberis Processum Rhizoma　（英名：Processed Ginger）
- 基原　ショウガ *Zingiber officinale* Roscoe（ショウガ科）の根茎を湯通しまたは蒸したもの.
- 品質　肥大して辛味の強いものが良品とされる.
- 性味　大辛，大熱.
- 効能　補陽散寒.
- 処方　苓姜朮甘湯，人参湯，大建中湯，小青竜湯，苓甘姜味辛夏仁湯，半夏瀉心湯.

カンショウキョウ（乾生姜）局　※生姜参照

カンゾウ（甘草）局

- 生薬　Glycyrrhizae Radix　（英名：Glycyrrhiza）
- 基原　*Glycyrrhiza uralensis* Fisher または *G. glabra* L.（マメ科）の根およびストロンで，ときには周皮を除いたもの（皮去りカンゾウ）.
　　　これらの植物は東アジアから欧州にかけて広く分布する多年草（30種以上）で日本に自生していない．わが国では *G. uralensis* Fisher を基原とする東北甘草が主に用いられる.
- 品質　甘味が強く苦味の少ないもので，外皮がしっかりと付き，質が堅く充実し，黄色が強いものが良品とされる.
- 性味　甘，平.
- 効能　調和薬性，清熱解毒，補気，止痛，止咳.
　　　処方全体の調和や副作用を防止する目的で多数の漢方薬に配合されている．切断したカンゾウをかき混ぜながらしみ込む程度のハチミツと少量の水を加えて数分間炒めたものが炙甘草（しゃくかんぞう）で，補気作用が強くなるといわれている.
- 処方　甘草湯，芍薬甘草湯をはじめ，70％以上の漢方処方に配剤されている.
- 注意　甘草の過量服用（2.5 g／日量以上）または長期連用により，偽アルドステロン症（低カリウム血症，高血圧症，浮腫，脱力感など）やミオパチー（筋疾患）を誘発することがある.

1）東西医学の要薬

　甘草は漢方薬に最も多く処方される生薬で，処方全体の作用を緩和・調和する目的で処方されている．一方，西洋においても甘草は 2000 年以上前から去痰や咽喉炎の薬あるいは矯味薬とし

て使われ，西洋医学の領域でも甘草の用途は多い．甘味のある甘草は，味噌，醬油，ソースなどの加工食品の甘味料をはじめ食品分野の用途も広く，中国から大量に輸入されている．

2）グリチルリチンの作用

甘草はショ糖の約150倍の甘味があるグリチルリチン（グリチルリチン酸）を主成分とする．その他にリクイリチンなどのフラボノイドが多く存在する．

グルクロン酸の配糖体であるグリチルリチンは，アグリコンであるグリチルレチン酸とともに副腎皮質ホルモン様作用，抗炎症作用，抗アレルギー作用などの数多くの薬理作用を有する．これらは臨床において肝機能障害の改善，炎症やアレルギー性結膜炎の治療薬として使われている．副腎皮質ホルモン様作用のメカニズムは内因性ステロイドの代謝を抑制するためだと考えられている．

グリチルリチンを主成分とする製剤が，慢性肝疾患による肝機能障害，中毒症，蕁麻疹，湿疹などの改善に汎用されている．

キキョウ（桔梗）局

生薬	Platycodi Radix （英名：Platycodon Root）（局方）
基原	キキョウ *Platycodon grandiflorum* A. De Candolle．（キキョウ科）の根．
品質	外皮を付け充実し，えぐ味の強いものが良品とされる．
性味	苦・辛，平．
効能	止咳，肺潤，排膿，去痰． 膿の混ざった痰がある喉の痛みが主な適応となる．
処方	桔梗湯，排膿散，柴胡清肝湯，荊芥連翹湯，十味敗毒散，五積散，清肺湯．
成分	トリテルペンサポニン，多糖類（イヌリン）．
備考	鎮咳去痰薬としてトローチ剤などの一般用医薬品に配合されている． 秋の七草の朝顔の花はキキョウの花といわれている．

キクカ（菊花）局

生薬	Chrysanthemi Flos （英名：Chrysanthemum Flower）
基原	キク *Chrysanthemum morifolium* Ramatulle またはシマカンギク *C. indicum* L.（キク科）の頭花．

|品質| 新鮮なものほど良品とされ，色が鮮明で芳香性に富み，味の甘いものが良い．菊花，蘇葉，薄荷，桃花，槐花（かいか），沢蘭（たくらん），赤小豆，款冬花（かんとうか）は八新（はっしん）と呼ばれ，新鮮なものを用いる．
|性味| 甘・微苦，微寒．
|効能| 清熱解毒，明目，解表．
　　　頭痛，眼の炎症または視力障害の改善（明目）に用いる．
|処方| 釣藤散，杞菊地黄丸．
|成分| 精油，フラボノイド．

キジツ（枳実）局・キコク（枳殻）

|生薬| Aurantii Fructus Immaturus　（英名：Immature Orange）
|基原| ダイダイ *Citrus aurantium* L. var. *daidai* Makino, *C. aurantium* L. またはナツミカン *C. natsudaidai* Hayata（ミカン科）の未熟果実をそのまままたはそれを半分に横切したもの．日本では枳実と枳殻（きこく）の区別は明確ではない．中国では枳実（5～6月に自然落下した幼果）のやや成熟したものを枳殻（7月のまだ緑色の未成熟な果実）と称して区別しているが，薬効には差がない．市場では枳実と枳殻は大きさで区別されて流通している．
|品質| 古いものほど良く，果皮が厚く，質が充実し，芳香性で苦味が強いものが良品とされる．枳実，呉茱萸，陳皮，半夏，麻黄，狼毒（ろうどく）は六陳（ろくちん）と呼ばれ，古いものを用いる．
|性味| 苦，微寒．
|効能| 理気，健脾，去痰，消積，排膿．
　　　気をめぐらす作用があり，気の滞りによる腹部や胸の疼痛，つかえ，膨満などを除く．
|処方| 大柴胡湯，小承気湯，潤腸湯，麻子仁丸，排膿散，清上防風湯，茯苓飲．
|成分| 精油（*d*-リモネン），*l*-シネフリン，フラボノイド（ナリンギン，ネオヘスペリジン）．
|関連| 陳皮．

1) 枳実を含む主な漢方処方

　気をめぐらし，つかえを除く働きのある枳実は，気の流れの失調（気滞，気鬱）を改善する理気薬の代表的な生薬である．大黄との組合せで，気滞によって食物が消化されずに停滞して起こる腹部膨満感のある便秘に効果がある．さらに理気薬の厚朴が加わることで，充満した胃気を下降させる働きを強め大黄の瀉下作用を強化している処方が，大承気湯，小承気湯，潤腸湯，麻子仁丸である．

2) フラバノン配糖体による Citrus 属植物の分類

　枳実は *d*-リモネンなどの精油やナリンギン，ネオヘスペリジンなどのフラバノン配糖体を主に含んでいる．その他に交感神経作動薬である *l*-シネフリンを含有する．
　枳実，陳皮，橙皮などのミカン科の生薬はいずれも Citrus 属植物に属し，これらの基原植物を果皮の厚さで分類すると，枳実や橙皮などの皮の厚いもの（厚皮系）はネオヘスペリドース系

配糖体（グルコースの2位にラムノースが結合）であるナリンギンやネオヘスペリジンを多く含んでいる．一方，陳皮のように皮の薄いもの（薄皮系）はルチノース系配糖体（グルコースの6位にラムノースが結合）であるナリルチンやヘスペリジンを主に含んでおり，Citrus属植物の果皮の厚皮系，薄皮系でフラバノン配糖体の成分組成が明確に異なる．

キョウカツ（羌活）局

生薬	Notopterygii Rhizoma　（英名：Notopterygium Rhizome）
基原	*Notopterygium incisum* Ting ex H. T. Chang または *N. forbesii* Boissieu（セリ科）の根茎及び根． ウド *Aralia cordata* Thunberg（ウコギ科）の若根や側根は和羌活（わきょうかつ）と呼ばれ，羌活の代用にされた時期もあったが，現在ではこれらは明確に区別されている．ウドの根茎は独活という．
品質	香りの高いものが良く，四川省産（川羌（せんぎょう））が良品とされる．
性味	辛・苦，温．
効能	散寒解表，祛風湿，止痛． 羌活と独活は同時に用いることが多く効能は類似するが，羌活は上半身に，独活は下半身に有効とされる．
処方	疎経活血湯．
成分	ポリアセチレン系化合物，クマリン類．
備考	神農本草経では羌活を独活の別名としているが，現在では両者は明確に区別されている．
関連	独活．

キョウニン（杏仁）局

生薬	Armeniacae Semen　（英名：Apricot Kernel）
基原	ホンアンズ *Prunus armeniaca* L. またはアンズ *P. armeniaca* L. var. *ansu* Maximowicz（バラ科）の種子．
品質	皮は薄くて褐色が濃く，中味は赤味が少なく潤いのあるものが良品とされいる．砕くとベンズアルデヒド臭が強いものほど良い．
性味	苦・甘，温．
効能	止咳，去痰，潤腸通便． 咳嗽，喘息を緩和し，豊富に含まれる脂肪油が腸内を潤滑にして排便を容易にする．
処方	麻黄湯，麻杏甘石湯，五虎湯，苓甘姜味辛夏仁湯，麻子仁丸，潤腸湯．
注意	多量に服用するとシアン中毒を起こすことがあるので，注意を要する．
関連	桃仁．

1）杏仁を含む主な漢方処方

杏仁は麻黄湯，麻杏甘石湯などに配合され，麻黄の鎮咳作用と杏仁の鎮咳去痰作用が合わさり，咳嗽や喘鳴（ゼイゼイという呼吸にともなう雑音）のあるものに奏効する．特に麻杏甘石湯の鎮咳作用は麻黄のエフェドリンと杏仁のアミグダリンが協力作用を示すと報告されている．

2）青酸配糖体とキョウニン水

杏仁とモモの種子である桃仁は形態的によく似ており，いずれも青酸配糖体アミグダリンを主成分とするが，漢方の薬能は大きく異なる．アミグダリンはそれ自体には毒性がないが，エムルシンによって酵素加水分解を受けマンデロニトリル（ベンズアルデヒドシアンヒドリン）となり，さらに容易にベンズアルデヒドに変化し，猛毒のシアン化水素（青酸：致死量0.5〜1.5 mg/kg）を発生する．

製剤としては古くから鎮咳去痰薬として用いるキョウニン水㊋が有名で，マンデロニトリルを主成分とするが，その作用機序は不明である．現在ではベンズアルデヒドとシアン化水素を混合した合成キョウニン水がつくられている．

amygdalin $\xrightarrow{\beta\text{-glucosidase}}$ [mandelonitrile] + D-glucose → benzaldehyde + HCN

キンギンカ（金銀花）　※忍冬参照

生薬	Lonicerae Flos （英名：Lonicera Flower）
基原	スイカズラ *Lonicera japonica* Thunberg（スイカズラ科）のつぼみ．スイカズラの葉や茎を薬用とする生薬を忍冬と称する．
品質	葉が混ざらず，黄白色が多く，開花したものが少ない香気のよい新しいものが良品とされる．
性味	甘，寒．
効能	清熱解毒，解表．化膿性皮膚疾患やカゼ，扁桃炎，腸炎などの感染症に用いられる．
処方	銀翹散．
成分	フラボン配糖体，サポニン，イリドイド配糖体，タンニン．

クコシ（枸杞子）局 ※地骨皮参照

- 生薬 Lycii Fructus （英名：Lycium Fruit）
- 基原 クコ *Lycium chinense* Miller または *L. barbarum* L.（ナス科）の果実．
- 性味 甘，平．
- 効能 補腎，養肝明目．
  目がかすむ，目がくらむ，視力低下など目の症状改善に用いられる．
- 処方 杞菊地黄丸，左帰丸，一貫煎．
- 成分 カロチノイド．

クコヨウ（枸杞葉） ※地骨皮参照

クジン（苦参）局

- 生薬 Sophorae Radix （英名：Sophora Root）
- 基原 クララ *Sophora flavescens* Aiton（マメ科）の根で，しばしば周皮を除いたもの．
- 品質 内部が充実し，苦味が極めて強いものが良品とされる．
- 性味 苦，寒．
- 効能 清熱燥湿，止痒，利水．
- 処方 消風散，三物黄芩湯．
- 成分 アルカロイド（マトリン，オキシマトリンなど），フラボノイド，サポニン．
- 備考 皮膚感染症，あせも，ただれ，湿疹などのさまざまな皮膚疾患に対して外用するほか，口内炎，細菌性下痢，腸炎，排尿障害などにも内服される．中国では細菌性腸炎や肺炎，扁桃炎などに注射液，急性肝炎などにカプセル，白癬症に軟膏がつくられている．また，クララの葉や茎の抽出液は農業用の殺虫剤としても応用されている．

ケイガイ（荊芥）局

- 生薬 Schizonepetae Spica （英名：Schizonepeta Spike）
- 基原 ケイガイ *Schizonepeta tenuifolia* Briquet（シソ科）の花穂．
  中国では花穂のついた地上部を用い，花穂を荊芥穂（けいがいすい），茎葉を荊芥梗（けいがいこう）と呼んでいる．
- 品質 茎葉の混在が少なく，香気の強く，青臭くないものが良品とされる．
- 性味 辛，温．
- 効能 祛風解表，消腫，止痒，止血，利咽．

|処方| 荊芥連翹湯,十味敗毒湯,清上防風湯,防風通聖散,銀翹散.
|成分| 精油.

ケイヒ（桂皮）（桂枝：ケイシ）局

|生薬| Cinnamomi Cortex　（英名：Cinnamon Bark）
|基原| ケイ *Cinnamomum cassia* Blume（クスノキ科）の樹皮または周皮の一部を除いたもの.
|品質| 紫黒色で，ピリッと辛く甘い香気のよいものが良品とされる.
|性味| 桂枝：辛・甘，温.　　　　　　　　肉桂：辛・甘，大熱.
|効能| 桂枝：辛温解表，止痛，通陽.　　　肉桂：散寒止痛，補陽.
中医学では桂枝は体表を温める解表薬，肉桂は体内を温める温裏薬に分類される．桂皮は肉桂とほぼ同じ薬効をもつと考えられており，辛温解表を目的とした処方には，桂枝を用いる方が効果的であるといわれている．
|処方| 桂枝湯，葛根湯，麻黄湯，小青竜湯，五苓散，桂枝茯苓丸，八味地黄丸など多数.
|注意| 妊婦や出血には禁忌.

1）桂皮を含む主な漢方処方

温性薬である桂皮は皮膚表面でのエネルギーの発散，発汗，解熱などを目的に，桂枝湯，葛根湯，小青竜湯，柴胡桂枝湯など30％以上の漢方薬に処方される．桂皮に強い発汗作用のある麻黄が加わることで，体表面を温める効果と発汗作用が強まり，相乗効果によって強い発汗作用をもたらす．

2）桂皮と桂枝

中国では若い細枝を桂枝，樹皮の部分を肉桂と称し区別しているが，医療用漢方エキス製剤は肉桂に準ずるといわれている局方品の桂皮が用いられている．『傷寒論』や『金匱要略』ではすべて桂枝と記載されているが，この桂枝は小枝そのものではなく，小枝の皮を用いた桂皮に相当するという説もある．

基原植物の桂樹は中国南部（広東，広西省）およびベトナム北部などに自生または栽培され，局方品としては広南桂皮 *C. cassia* Blume と同じ基原とされるベトナム桂皮がある．日本で産出されるニッケイ *C. sieboldii* Meissn.（肉桂）は，中国の肉桂とはまったく基原が異なる．ニッケイは薬用としては用いないが，根皮は香りが優れており，古くからお菓子などの食品の香料として用いられてきた．今日ではほとんど絶滅し，市場ではみることができない珍しい樹木になりつつある．

3）ケイヒアルデヒド（精油成分）

桂皮には特異な芳香があり，味は甘く，辛く，後にやや粘液性で，わずかに収れん性がある．芳香性の精油成分としてケイヒアルデヒド（シンナムアルデヒド）を含み，解熱，末梢血管拡張，

中枢抑制，胆汁分泌促進，抗カビなどの作用が認められる．

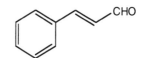

4）香料やスパイスとしてのシナモン

　中国から大量に輸入される桂皮の大部分は香辛料として用いられている．シナモンとして市販されているセイロン桂皮 *C. zeylanicum* Nees（スリランカ，インド南部：局方外）は辛味がほとんどなく，上品な香りと爽快な甘味があり，製菓や紅茶など各種加工品の香りづけやスパイスとして用いられる．

コウイ（膠飴）局

生薬	Koi（英名：Koi）
基原	トウモロコシ，キャッサバ，ジャガイモ，サツマイモ若しくはイネのデンプン又はイネの種皮を除いた種子を加水分解し，糖化したもの．
品質	米を原料として麦芽汁を用いて糖化して調製したもの（米飴）が良く，赤褐色軟膏様で，ショ糖の入らないものが良品とされる．
性味	甘，微温．
効能	健脾，止痛，止咳．
処方	小建中湯，大建中湯，黄耆建中湯，当帰建中湯．
成分	主にマルトースを含む．
注意	腹部膨満を起こしやすいので，腹部膨満や嘔吐がある場合は用いない．

コウカ（紅花）局

生薬	Carthami Flos　（英名：Safflower）
基原	ベニバナ *Carthamus tinctorius* L.（キク科）の管状花をそのまま，または黄色色素の大部分を除き，圧搾して板状にしたもの． 薬用には圧搾せずに風乾したものを用いる．
品質	大きく鮮やかな紅色で黄色が少なく，香りのよいしっとりとしたものが良品とされる．
性味	辛，温．
効能	通経，活血化瘀，止血，止痛． 瘀血などを目標に産後の諸疾患に用いる．
処方	通導散，折衝飲．
成分	紅色色素（カルタミン），黄色色素（サフロールイエロー）．
備考	染料や口紅などの色素として広く用いられる．また，種子からとれるサフラワー油は，サラダ油やマーガリン，セッケン，塗料などの原料として使われている．
注意	妊婦には禁忌．

コウジン（紅参）局　※人参参照

コウブシ（香附子）局

生薬	Cyperi Rhizoma　（英名：Crperus Rhizome）
基原	ハマスゲ *Cyperus rotundus* L.（カヤツリグサ科）の根茎.
品質	外皮が除かれ大粒で質が充実し，芳香性の強いものが良品とされる.
性味	辛・微苦・微甘，平.
効能	理気，止痛，調経，疏肝. 理気薬として気をめぐらし，気滞による上腹部痛や月経痛など疼痛の緩和に用いる.
処方	香蘇散，女神散，芎帰調血飲.
成分	精油.
備考	毒性の強い附子と名が類似するが，全く基原を異にするので混同しないように注意する.

コウベイ（粳米）局

生薬	Oryzae Fructus　（英名：Brown Rice）
基原	イネ *Oryza sativa* L.（イネ科）のえい果. 食用米（粳米）のもみ殻を除いた玄米の状態である.
品質	充実した重いものが良品とされる.
性味	甘，平.
効能	補気，健脾，止渇.
処方	麦門冬湯，白虎湯.
成分	デンプン，タンパク質，脂肪.

コウボク（厚朴）局

生薬	Magnoliae Cortex　（英名：magnolia Bark）
基原	ホウノキ *Magnolia obovata* Thunb., *M. officinalis* Rehder et Wilson または *M. officinalis* Rehder et Wilson var. *biloba* Rehder et Wilson（モクレン科）の樹皮. 日本ではホウノキを和厚朴，中国産を唐厚朴（からこうぼく）と呼び，主として和厚朴（わこうぼく）が用いられ，中国産の輸入量は全体の数％ほどに過ぎない.
品質	厚くて潤いがあり，香気の強いものが良品とされる.
性味	苦・辛，温.

|効能| 理気，化痰，降気．
代表的な理気薬で，筋の緊張や痙攣を緩和し，気の滞りを改善する働きがあり，悪心，嘔吐，腹部膨満感などの消化器疾患だけでなく，咳嗽や喘息などの呼吸器疾患にも用いられる．

|処方| 半夏厚朴湯，柴朴湯，平胃散，五積散，大承気湯，潤腸湯，麻子仁丸．

|成分| アルカロイド（マグノクラリン，マグノフロリン），リグナン（マグノロール，ホオノキオール），精油（オイデスモール）．

|備考| 唐厚朴は切断面にセスキテルペンの結晶がカビ状に析出するが，和厚朴にはみられない．香りも唐厚朴の方が強い．

|注意| 妊婦には慎重に用いる．

ゴシツ（牛膝）局

|生薬| Achyranthis Radix （英名：Achyranthes Root）

|基原| ヒナタイノコズチ *Achyranthes fauriei* Leveille et Vaniot または *A. bidentata* Blume（ヒユ科）の根．
中国（広東省）から *Cyathula officinalis* Kuan の根を基原とする川牛膝(せんごしつ)が輸入されているが，局方の規格に適合しない．

|品質| 太くて質の軟らかいものが良品とされる．

|性味| 苦・酸，平．

|効能| 活血，通経，利水，補腎，止痛．
婦人科疾患や関節痛，打撲，神経痛などに用いる．

|処方| 牛車腎気丸，疎経活血湯，折衝飲．

|成分| サポニン．

|注意| 妊婦，不正性器出血，下痢などには用いない．

ゴシュユ（呉茱萸）局

|生薬| Evodiae Fructus （英名：Evodia Fruit）

|基原| ゴシュユ *Evodia rutaecarpa* Bentham, *E. officinalis* Dode または *E. bodinieri* Dode（ミカン科）の果実．

|品質| 古くて（1年以上経過）粒が小さく黒色で，辛味が強いものが良品とされる．

|性味| 辛・苦，大熱，小毒．

|効能| 散寒止痛，止嘔，止瀉，疎肝．
温める作用や鎮痛作用をもち（散寒止痛），冷えと生つばをともなう頭痛（片頭痛，側頭部の疼痛），腹痛，嘔吐，しゃっくり，肩こりに有効である．

| 処方 | 呉茱萸湯，当帰四逆加呉茱萸生姜湯，温経湯．
| 成分 | アルカロイド（エボジアミン，シネフリンなど）．
| 注意 | 新鮮な果実は嘔吐を起こすので，少なくと採取後1年以上経過したものを用い，古いものほど良品とされる（六陳）．

ゴボウシ（牛蒡子）局

| 生薬 | Arctii Fructus（英名：Burdock Fruit）
| 基原 | ゴボウ *Arctium lappa* L.（キク科）の果実．
食用にするゴボウの果実（そう果）から取り出した種子である．
| 品質 | よく熟した新しいものが良品とされる．
| 性味 | 辛・苦，寒．
| 効能 | 疏散風熱，清熱解毒，去痰，止咳．
咽喉の腫脹・疼痛によい．
| 処方 | 柴胡清肝湯，駆風解毒湯，消風散，銀翹散．
| 成分 | 脂肪油，リグナン．
| 注意 | 下痢傾向にあるものには用いない．

ゴマ（**胡麻**）（胡麻仁）局

| 生薬 | Sesami Semen （英名：Sesame）
| 基原 | ゴマ *Sesamum indicum* L.（ゴマ科）の種子．
ゴマの種子は色によって黒ゴマ，白ゴマ，黄ゴマがあるが，薬用には薬効が高い黒ゴマを用いる．食用にされるゴマを乾燥したもの．
| 品質 | 大きく充実した光沢のある重く新しいものが良品とされる．
| 性味 | 甘，平．
| 効能 | 潤腸通便，滋陰．
| 処方 | 消風散．
| 成分 | 脂肪油（オレイン酸，リノール酸）リグナン（セサミン）．
| 備考 | ゴマの種子から得た脂肪油がゴマ油（局方）で軟膏基剤，リニメント剤，食用などに用いる．ゴマ油は強い抗酸化作用のあるリグナンを含むため，他の植物油に比べ酸化変敗が起こりにくい．

ゴミシ（五味子）㊚

生薬	Schisandrae Fructus （英名：Schisandra Fruit）
基原	チョウセンゴミシ *Schisandra chinensis* Baillon（マツブサ科）の果実．中国のゴミシには北五味子と南五味子 *S. sphenanthera* Rehd. et Wils. の2種があるが，南五味子は局方に適合しない．
品質	紫黒色の大粒で光沢があり酸味のあるものが良品とされる．
性味	酸，温．五味（酸・苦・甘・辛・鹹）を有することから名づけられ，酸味が最も強い．
効能	止咳，止汗，止渇，止瀉．鎮咳去痰薬として咳嗽や喘息に用いられる．
処方	小青竜湯，苓甘姜味辛夏仁湯，人参養栄湯，清肺湯．
成分	精油（シトラール），リグナン（シザンドリン，ゴミシン類），有機酸（クエン酸など）．

サイコ（柴胡）㊚

生薬	Bupleuri Radix （英名：Bupleurum Root）
基原	ミシマサイコ *Bupleurum falcatum* L.（セリ科）の根．
品質	香気が強く，潤いがあり，脂肪様の手触り，少し苦味があるものが良品とされる．ミシマサイコが最も品質が良いといわれてきたが，現在では流通していない．
性味	苦，微寒．
効能	疏肝，清熱，理気，疏肝肝鬱．
処方	小柴胡湯，大柴胡湯，柴胡桂枝湯などの柴胡剤，補中益気湯，加味逍遥散．

1）柴胡を含む主な漢方処方

日本では柴胡を主薬とする処方の使用頻度は非常に高く，黄芩と組合せた小柴胡湯，柴胡桂枝湯，柴朴湯などが有名である．柴胡に黄芩を加えることで清熱作用（炎症などの熱をとる）を相乗的に強くした処方群は柴胡剤と呼ばれ，カゼ症候群などの急性熱性疾患が遷延化した諸症に用いられる．柴胡の作用は麻黄や桂枝のような積極的に病毒を追い出す（発汗法）ものではなく，病毒を和解し機能のバランスを調節（和法）すると考えられている．

2）ミシマサイコ

柴胡の中で最良品とされるミシマサイコ（三島柴胡）は，かつて富士，箱根，伊豆周辺の暖地の草原の緩斜面にきわめて良質なものが自生し，柴胡を配剤する漢方薬が日本で汎用される一因となったといわれている．現在では山口（秋吉台），熊本・大分（阿蘇，九重），宮崎・鹿児島（霧島高原）などごく一部に野生しているだけで，市場にはほとんど供給されていない．1970年

3）サイコサポニン

柴胡に含まれるサイコサポニン a，b などのトリテルペンサポニンの多くは内因性ステロイドホルモン惹起作用を有する．これらサポニンは経口投与すると，胃酸で分解され，さらに腸内細菌により加水分解され，多彩な代謝産物に変化して血中に取り込まれる．このように生薬や漢方薬を経口的に服用した場合，サポニンをはじめとする種々の配糖体成分は消化管内で代謝を受け，構造が変化することで活性の発現や増強あるいは失活などを受ける．

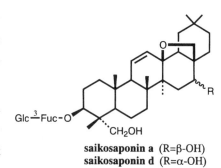

saikosaponin a (R=β-OH)
saikosaponin d (R=α-OH)

サイシン（細辛）㊂

生薬	Asiasari Radix　（英名：Asiasarum Root）
基原	ウスバサイシン *Asiasarum sieboldii* F. Maekawa またはケイリンサイシン *A. heterotropoides* F. Maekawa var. *mandshuricum* F. Maekawa（ウマノスズクサ科）の根及び根茎．細辛の名前の由来は根が細く，痺れるような辛さがあるためといわれている．
品質	細くてにおいが強く，辛いものが良品とされる．
性味	辛，温．
効能	散寒解表，温裏，止痛，止咳，去痰．
処方	小青竜湯，苓甘姜味辛夏仁湯，当帰四逆加呉茱萸生姜湯，麻黄附子細辛湯．
成分	精油，辛味成分．
注意	中国では全草を用いるが，葉柄や花などの地上部にアリストロキア腎症を引き起こすアリストロキア酸が含まれることから，地上部の混入を極力避ける必要がある．

サンザシ（山査子）㊂

生薬	Crataegi Fructus　（英名：Crataegus Fruit）
基原	サンザシ *Crataegus cuneata* Siebold et Zuccarini またはオオミサンザシ *C. pinnatifida* Bunge var. major N.E. Brown（バラ科）の偽果をそのまま又は縦切若しくは横切したもの．
品質	大粒で充実し，赤色を呈するものが良品とされる．暗色のものは不可．
性味	酸・甘，微温．

| 効能 | 消食，止瀉．
| | 主に消化不良や下痢に用いる．
| 処方 | 啓脾湯．
| 成分 | 有機酸（酒石酸，クエン酸），フラボノイド，タンニン．
| 備考 | 魚を煮る際に用いると骨が軟らかくなり，肉料理の後に食べると消化を助けるといわれている．ヨーロッパではセイヨウサンザシの葉，花，果実を強心薬として用いている．日本でもそのエキス剤であるクラテグット（医療用医薬品）が心筋代謝賦活薬として軽度の心不全の治療薬として使われている．

サンシシ（山梔子）（梔子）局

| 生薬 | Gardeniae Fructus （英名：Gardenia Fruit）
| 基原 | クチナシ *Gardenia jasminoides* Ellis（アカネ科）の果実．
| | 八重咲きのオオヤエクチナシ（ハナクチナシ）は実を結ばないので，一重咲きのクチナシから山梔子を得る．
| 品質 | 赤褐色で円形の形が揃ったものが良品とされる．
| 性味 | 苦，寒．
| 効能 | 清熱燥湿，清熱解毒，清熱瀉火，退黄．
| | 精神不安，充血，黄疸，出血などに用いる．
| 処方 | 黄連解毒湯，加味逍遙散，辛夷清肺湯，茵蔯蒿湯，防風通聖散，加味帰脾湯．
| 成分 | カロチノイド色素（クロシン），イリドイド配糖体（ゲニポシド）
| 備考 | 外用として打撲や捻挫に用いる．
| | 古くからきんとんや沢庵などの食品の黄色染料として使われている．
| 注意 | ①寒証には禁忌．
| | ②ゲニポシドの腸内代謝産物であるゲニピンが腸間膜静脈硬化症の原因物質と考えられている．

サンシュユ（山茱萸）局

| 生薬 | Corni Fructus （英名：Cornus Fruit）
| 基原 | サンシュユ *Cornus officinalis* Siebold et Zuccarini（ミズキ科）の偽果の果肉．
| 品質 | 果肉が厚く，酸味と渋味の強い潤いのあるものが良品とされる．
| 性味 | 苦・渋，微温．
| 効能 | 補腎，滋陰，固精，止汗．
| | 腎虚による足腰のだるさ，疼痛，盗汗，頻尿，性機能低下に用いる．
| 処方 | 六味丸，八味地黄丸，牛車腎気丸．
| 成分 | イリドイド配糖体，有機酸（リンゴ酸，酒石酸，没食子酸など），タンニン．

サンショウ（山椒）（蜀椒：ショクショウ）局

|生薬| Zanthoxyli Fructus （英名：Zanthoxylum Fruit）
|基原| サンショウ *Zanthoxylum piperitum* DC.（ミカン科）の成熟果皮で，果皮から分離した種子をできるだけ除いたもの．
蜀椒は中国ではカホクザンショウ *Z. bungeanum* Maxim の果皮（花椒(かしょう)）を用いるが，日本では花椒より良品とされる山椒で代用し，花椒は医薬品として認められていない．
|品質| よく熟していて果皮が割れ，粒が赤褐色で大きく，辛く舌を麻痺させる感じがあり，香りのよい新しいものが良品とされる．保存期間が長くなると辛味成分が減少するので注意する．
|性味| 辛，大熱，小毒．
|効能| 散寒止痛，健脾，殺虫．
冷えによる腹痛や下痢，回虫症などに用いる．
|処方| 大建中湯．
|成分| 精油，辛味成分（サンショール）．
|備考| サンショウは日本固有の香辛料で，春先の新芽や若葉，花，果実（完熟すると辛味が弱まる）が用いられる．花椒は代表的なスパイスとして四川料理に使われる．
|注意| 陰虚・熱証には禁忌．

サンソウニン（酸棗仁）局

|生薬| Zizyphi Semen （英名：Jujube Seed）
|基原| サネブトナツメ *Zizyphus jujuba* Miller var. *spinosa* Hu ex H. F. Chou（クロウメモドキ科）の種子．
|品質| 大粒で太っている新しいものが良品とされる．
|性味| 甘・酸，平．
|効能| 安神（養心安神薬），止汗．
不眠症や神経症に用いる．
|処方| 酸棗仁湯，帰脾湯，加味帰脾湯．
|成分| サポニン．

サンヤク（山薬）局

|生薬| Dioscoreae Rhizoma （英名：Dioscorea Rhizome）
|基原| ヤマノイモ *Dioscorea japonica* Thunberg またはナガイモ *D. batatas* Decaisne の周皮を除

いた根茎.
自然生(じねんじょ)は粘りけがあり良品とされるが,流通品はない.

|品質| 表面が白く滑らかで,噛んで粘りがあり,質は重く充実しているものが良品とされる.
|性味| 甘,平.
|効能| 補気健脾,補腎,潤肺,強壮,止瀉.
補気薬として胃腸虚弱や体力低下の改善,さらには糖尿病や夜尿症などに用いる.
|処方| 六味丸,八味地黄丸,牛車腎気丸.
|成分| 多糖類(デンプンなど).
|備考| つる性の多年草で各地の山野に野生するのでヤマノイモ(ヤマイモ)または自然生(自然薯)といい,ナガイモはヤマノイモと同類で,中国から渡来した栽培品種である.いずれもとろろ芋として食用とされるが,市場ではナガイモが流通している.

ジオウ(地黄)㊁

|生薬| Rehmanniae Radix (英名:Rehmannia Root)(局方)
|基原| アカヤジオウ *Rehmannia glutinosa* Libosch. var. *purpurea* Makino または *R. glutinosa* Liboschitz(ゴマノハグサ科)の根またはそれを蒸したもの.
|品質| 地黄:肥大して丸みがあり皮が薄く柔軟で,やや甘く後に苦いものが良品とされる.
熟地黄:外面が漆黒色のものが良品とされる.
|性味| 地黄:甘・苦,寒.　　　　　　熟地黄:甘,微温.
|効能| 滋陰,補血,補腎,潤腸通便.
地黄:清熱涼血,潤腸通便.　　熟地黄:補血,滋陰,潤腸通便.
体内に水分を保持し,血の量や機能を高める代表的な滋潤薬である.
|処方| 四物湯,温清飲,当帰飲子,十全大補湯,人参養栄湯,六味丸,八味地黄丸.
|注意| 湿証や胃腸虚弱の人に用いると消化器系の副作用を起こすことがある.

1) 地黄を含む主な漢方処方

地黄を配剤する漢方薬には,貧血や皮膚の枯燥に対して血を補う四物湯を代表とする補血剤や津液を補う滋陰剤(補陰剤)である麦門冬湯,滋陰降火湯などがある.さらに補腎剤である六味丸,八味地黄丸などの地黄丸類があり,加齢にともなう生殖泌尿器系の機能低下,下半身の冷えや脱力感,疲労倦怠などの腎陰虚の症状に用いられる.

2) 乾地黄と熟地黄

地黄は鮮度・修治の違いにより,中国では鮮地黄(せんじおう)(特に新鮮なものあるいは泥土をかぶせて保存したもの),生地黄(しょうじおう)(乾燥したもの),熟地黄(じゅくじおう)(酒で蒸し日干しする過程を繰り返して真っ黒になるまで加工したもの)に明確に区別し,鮮地黄と生地黄を清熱涼血薬,熟地黄を補血滋陰薬として使い分けている.局方では地黄を区別していないが,日本の市場には中国産の乾地黄(かんじおう)(生地

黄に相当）と熟地黄の2種が流通しており，前者が一般に地黄と呼ばれ，エキス製剤に用いられる．日本ではあまり熟地黄を用いないが，中国では熟地黄の方が広く用いられている．

ジコッピ（地骨皮）局　※枸杞子参照

生薬	Lycii Cortex　（英名：Lycium Root Bark）
基原	クコ *Lycium chinense* Miller または *L. barbarum* L.（ナス科）の根皮．
品質	肥厚し，木心のないものが良品とされる．
性味	甘・淡，寒．
効能	清熱涼血，清虚熱，止血．
処方	滋陰至宝湯．清心蓮子飲．
成分	脂肪酸，芳香族酸，ステロイド．
備考	クコの果実である枸杞子は視力の低下やめまい，下半身の倦怠感，性機能障害の改善にクコ酒として，葉は枸杞葉といい，クコ茶として動脈硬化や高血圧の予防に用いられる．

シコン（紫根）局

生薬	Lithospermi Radix　（英名：Lithospermum Root）
基原	ムラサキ *Lithospermum erythrorhizon* Siebold et Zuccarini（ムラサキ科）の根．中国ではムラサキの根を硬紫根（こうしこん）といい，*L. euchroma* Pauls の根を軟紫根（なんしこん）と呼んでいる．局方では硬紫根と規定しているが，中国産の紫根はほとんどが軟紫根で，日本でもかなりの量が流通している．
品質	薬用には硬紫根を用い，外面が濃紫色で，皮部の厚いものが良品とされる．
性味	甘，寒．
効能	清熱涼血，透疹，解毒．
処方	紫雲膏．

1）紫根を含む主な漢方処方

紫根を主薬とした紫雲膏は漢方薬では数少ない外用薬（軟膏製剤）として知られ，火傷，凍傷，痔疾，湿疹，水虫，水疱などの治療に用いられる．

2）紫色色素としてのナフトキノン誘導体

ムラサキは日本各地の山野で自生していたが，乱獲により今日では野生のムラサキをみることは少ない．ムラサキの名は根の色が紫色であることに由来し，その根は天平の頃から紫色の染料（江戸紫）に用いられていた．この紫色はナフトキノン誘

shikonin　R　H
acetylsnikonin　　COCH3

導体のシコニン，アセチルシコニンなど紫色色素によるもので，これらに抗炎症，肉芽増殖促進，殺菌，抗腫瘍などの作用が認められている．

シシ（梔子）　※山梔子参照

シソヨウ（紫蘇葉）　※蘇葉参照

シツリシ（蒺藜子）局

生薬	Tribuli Fructus　（英名：Tribulus Fruit）
基原	ハマビシ *Tribulus terrestris* L.（ハマビシ科）の果実． 生薬には一般に未熟な果実を用いる．
品質	よく充実したものが良品とされる．
性味	辛・苦，微温．
効能	平肝，明目，止痒． めまい，眼科疾患，皮膚瘙痒感，腹痛などに用いる．
処方	当帰飲子．
成分	アルカロイド，フラボノイド．

シテイ（柿蒂）

生薬	Kaki Calyx　（英名：Persimmon Calyx）
基原	カキノキ *Diospyros kaki* Thunberg（カキノキ科）の成熟した果実の宿存したがく（へた）．
品質	新鮮で帯緑色を呈し，渋いものが良品とされる．
性味	苦，平．
効能	止嘔，降気，止逆．
処方	柿蒂湯．
成分	トリテルペノイド，タンニン．
備考	しゃっくりを止める特効薬として用いられる．

シャクヤク（芍薬）局

生薬	Paeoniae Radix　（英名：Peony Root）

| 基原 | シャクヤク *Paeonia lactiflora* Pallas（ボタン科）の根.
| 品質 | 通常，表皮を軽く除いたもので，肥大して充実し，香りの強く，外観が淡灰褐色，切面が白色で緻密に仕上がったものが良品とされる．切断面が暗赤色のものは劣品とされている．
| 性味 | 白芍：酸・苦，微寒．　　　　赤芍：苦，微寒．
| 効能 | 白芍：補血，調経，止痛．　　赤芍：清熱涼血，活血，止痛．
腹直筋などの緊張緩解や腹痛，婦人科系疾患などに用いる．
| 処方 | 芍薬甘草湯，葛根湯，当帰芍薬散など，33％の漢方処方に配剤されている．
| 関連 | 牡丹皮

1) 芍薬を含む主な漢方処方

芍薬は主に鎮痛，鎮痙薬として婦人病や腹痛などの疼痛の緩和を目的に，芍薬甘草湯，当帰芍薬散，四物湯，柴胡桂枝湯，葛根湯など多くの漢方薬に処方される汎用生薬である．芍薬には平滑筋に対する弛緩作用や抗潰瘍，抗炎症，鎮痛など多彩な生理活性が知られ，特に甘草との組合せ（芍薬甘草湯）による骨格筋および平滑筋の痙攣性疼痛に対して優れた効果を示す．

2) 白芍と赤芍

東南アジア原産の多年草で，日本でも広く栽培される．ただし，薬用に栽培されるシャクヤクは観賞用の八重咲きのものとは品種が異なる．芍薬には白芍と赤芍があり，古くは白い花のシャクヤクを白芍，赤い花を赤芍，または根の色で区別したともいわれている．現在の中国では，*P. lactiflora* Pallas の栽培品の外皮を除き乾燥させたものを白芍，野生の *P. lactiflora* Pallas または *P. veitchii* Lynch の皮付きの根を乾燥させたものを赤芍と呼んでいる．日本市場では白芍，赤芍を厳密には区別しないが，赤芍には局方規格に合わないものが多いといわれている．白芍や赤芍はいずれも腹直筋などの緊張緩解，腹痛や婦人科系疾患に用い，駆瘀血効果を期待する場合は赤芍を用いる．

3) ペオニフロリン（モノテルペン配糖体）とタンニン

芍薬はペオニフロリンやタンニンを主に含んでいる．モノテルペノイドの配糖体であるペオニフロリンは，鎮静，鎮痛，鎮痙，平滑筋弛緩，抗炎症，血圧降下，血管拡張などの作用が認められている．ペオニフロリンは腸内細菌によって糖部とベンゾイル基の切れたペオニメタボリンに代謝変換される．また，タンニンには血中尿素量の顕著な低下作用などが報告されている．

paeoniflorin

シャジン（沙参）

| 生薬 | Adenophorae Radix　（英名：Adenophora Root）

|基原| サイヨウシャジン *Adenophora teraphylla* Fischer またはその他近縁植物（キキョウ科）の根.

日本で用いられる沙参は，ツリガネニンジン *A. triphylla* A. DC. var. *japonica*（キキョウ科）の根で，中国では南沙参（なんしゃじん）という.

中国ではハマボウフウ *Glehnia littoralis* Fr. Schmidt ex Miquel（セリ科）の根及び根茎の皮を除いたものを北沙参（ほくしゃじん）と呼ぶが，これは日本の浜防風（はまぼうふう）（局方）に相当する.

|性味| 甘・苦，微寒.
|効能| 止咳，去痰.
|処方| 一貫煎.
|成分| サポニン，イヌリン.

シャゼンシ（車前子）㊐

|生薬| Plantaginis Semen　（英名：Plantago Seed）
|基原| オオバコ *Plantago asiatica* L.（オオバコ科）の種子.
|品質| 黒褐色で充実した光沢のあるものが良品とされる.
|性味| 甘，寒.
|効能| 清熱，去痰，消炎，利水，補腎，止瀉，止咳，明目，通淋.
|処方| 清心蓮子飲，牛車腎気丸.
|成分| 粘質物，イリドイド配糖体，フラボノイド.
|備考| オオバコは牛，馬の車のわだちのある所によく生えることから，全草を車前草（Plantaginis Herba㊐）といい，清熱，利水，去痰などの効果がある．車前子も車前草も同じような症状に適応するが，一般に車前子は利水作用，車前草は清熱，去痰作用が優れているといわれている．車前草エキス（フスタギン：医療用医薬品）は呼吸中枢を介した鎮咳作用や気道粘膜の分泌促進による去痰作用をもつことから，咳嗽及び喀痰喀出困難，急性気管支炎，気管支喘息，感冒，上気道炎，肺炎，肺結核の治療に用いられる.

ジュウヤク（十薬）（魚腥草：ギョセイソウ）㊐

|生薬| Houttuyniae Herba　（英名：Houttuynia Herb）
|基原| ドクダミ *Houttuynia cordata* Thunberg（ドクダミ科）の花期の全草.
|品質| 葉と花穂が多く，地下茎をつけないものが良品とされる.
|性味| 辛，微寒.
|効能| 清熱，解毒，利水，消腫.
|処方| 五物解毒湯，魚腥草桔梗湯.
|成分| 精油，フラボノイド.

|備考| ドクダミは日本の代表的な民間薬の一つである．乾燥させたり，長時間煎じると酸化分解や揮発により失効するため，生の葉や汁を腫れ物，湿疹，水虫などの外用に用いる．ドクダミ茶として便秘，高血圧，皮膚病などの改善に用いられる．

ジュクジオウ（熟地黄）　※地黄参照

シュクシャ（縮砂）局

|生薬| Amomi Semen　（英名：Amomum Seed）
|基原| *Amomum xanthioides* Wallich（ショウガ科）の種子の塊．
|品質| 香りがあり，ピリッと辛いものが良品とされる．
|性味| 辛，温．
|効能| 理気，止痛，化湿，止瀉，安胎．
　　　気滞による腹部膨満感や腹痛に用いられる．
|処方| 安中散．
|成分| 精油．

ショウキョウ（生姜）（乾生姜）局　※乾姜参照

|生薬| Zingiberis Rhizoma　（英名：Ginger）
|基原| ショウガ *Zingiber officinale* Roscoe（ショウガ科）の根茎．
|品質| 黄白色の肉厚で，粉性に冨み，辛く香気の強いものが良品とされる．
|性味| 生姜：辛，微温．
|効能| 生姜：辛温解表，止嘔，解毒．
|処方| 葛根湯，小柴胡湯をはじめ多数．
|成分| 辛味成分（ジンゲロール類），精油．
|注意| 『傷寒論』などの古典や中国では生姜は生のショウガ，乾姜は生姜の乾燥品である局方の生姜に相当し，日本と中国における生姜と乾姜の規定は異なる．

1）生姜と乾姜

　中国では生のヒネショウガを生姜，乾燥したものを乾姜と称す．一方，日本では生のヒネショウガを鮮姜，乾燥したものを生姜または乾生姜と呼び，これが局方の生姜・乾生姜にあたる．さらに乾姜はヒネショウガの皮を去り蒸

日本と中国における生姜と乾姜の違い

	生の根茎	乾燥した根茎	蒸した根茎
日本	鮮姜	生姜・乾生姜	乾姜
局方		生姜・乾生姜	乾姜
中国	生姜	乾姜	

して乾燥したものをさす．エキス製剤において，生姜として局方の生姜が，乾姜とし日本の乾姜が用いられ，生のヒネショウガに相当する鮮姜はほとんど使われない．

2) ショウキョウを含む主な漢方処方

生姜と乾姜は50％以上の漢方薬に処方される汎用生薬で，いずれも温める働きがある．生姜は発汗や制吐の目的で葛根湯，小柴胡湯，六君子湯，小半夏加茯苓湯，半夏厚朴湯などに用いられるのに対し，乾姜は温性が強く，体内の冷えによる病態に温性，補陽（補陽散寒）の目的で人参湯，苓甘姜味辛夏仁湯，苓姜朮甘湯，大建中湯などに処方される．

『傷寒論』などの古典に記載されている生姜は生のヒネショウガ，乾姜は局方の生姜に相当する．そのため古典の生姜の代わりに局方の生姜を用いるときは，本来の処方量の1/3～1/4にする必要があるといわれている．

3) 食中毒を予防するショウガの効果

ショウガはカゼの諸症状に効果的で，ショウガ湯は汗を出し，熱を下げ，新陳代謝を促進するので，体の芯から温めてくれる民間薬として有名である．ショウガの独特な香り（精油）と辛味は，食欲亢進とともに消化を促進する芳香辛味の健胃作用がある．料理においてもショウガは肉や魚の生臭さを消すのに最適で，寿司に添えるガリは食欲増進のためだけでなく，抗菌・抗酸化作用により生魚の保存性を高め食中毒を予防するのに役立っている．『嘔気の聖薬』といわれるように鎮吐作用が強く，アメリカでは子供の自家中毒による嘔吐にジンジャー・エールを飲ませる．

4) 生姜に含まれる精油成分

生姜にはα-ジンギベレンなどのイソプレノイド系の精油成分や［6］-ギンゲロールとその同族体から生じる二次産物（ショーガオール）の辛味成分を含んでいる．［6］-ギンゲロールはショウガを乾燥する過程で［6］-ショーガオールに変化する．これらは解熱，鎮痛，鎮咳などの作用を示すが，［6］-ショーガオールの方が効果は強い．このことは生の生姜の代わりに局方の生姜を用いるときに1/3～1/4量に減量することと関連があると考えられる．

α-zingiberene

[6]-gingerol 鮮姜 —加熱乾燥→ **[6]-shogaol** 生姜・乾姜

ショウバク（小麦）

| 生薬 | Tritici Semen （英名：Wheat Seed） |
| 基原 | コムギ *Triticum aestivum* L.（イネ科）の種子． |

品質	充実した新しいものが良品とされる．
性味	甘，微寒．
効能	安神，清虚熱，止汗．
処方	甘麦大棗湯．
成分	デンプン．

ショウマ（升麻）局

生薬	Cimicifugae Rhizoma　（英名：Cimicifuga Rhizome）
基原	サラシナショウマ *Cimicifuga simplex* Wormskjord，*C. dahurica* Maximowicz，*C. foetida* L. または *C. heracleifolia* Komarov（キンポウゲ科）の根茎．
品質	外皮は紫黒色で，内部は淡褐色で縞模様がある太ったものが良品とされる．
性味	甘・辛，微寒．
効能	昇挙陽気，透疹，清熱解毒，止痛． 発疹性熱性疾患，咽喉腫痛に用いる．また，内臓などの下垂を引き上げる作用があり，胃下垂や痔核に適応する．
処方	補中益気湯，乙字湯，辛夷清肺湯．
成分	トリテルペノイド．

ショクショウ（蜀椒）　※山椒参照

シンイ（辛夷）局

生薬	Magnoliae Flos　（英名：Magnolia Flower）
基原	タムシバ *Magnolia salicifolia* Maximowicz，コブシ *M. kobus* De Candolle，*M. biondii* Pampanini，*M. sprengeri* Pampanini またはハクモクレン *M. denudata* Desrousseaux（モクレン科）のつぼみ．日本ではタムシバやコブシを辛夷として用いる．日本産はほとんどタムシバであるが，中国の辛夷はモクレン（シモクレン）やハクモクレンを使う．
品質	花柄がなく，大きく充実した芳香の強いものが良品とされる．
性味	辛，温．
効能	解表，通鼻． 頭痛，頭重をともなう鼻炎，慢性副鼻腔炎によい．特に鼻閉に対して有効である．
処方	辛夷清肺湯，葛根湯加川芎辛夷．
成分	精油，アルカロイド．
備考	中国の植物名の辛夷は紫色の花のモクレン（シモクレン）をさす．

シンキク（神麹）（神曲：シンキョク）

- 生薬 Massa Medicata Fermental
- 基原 米を蒸して酵母菌により発酵させた麹．
  中国では小麦粉，杏仁泥など5種の品を混合して発酵させたものをいう．
- 品質 なるべく新しく，虫やカビの害のないものが良品とされる．
- 性味 辛・甘，温．
- 効能 消食，健脾，止瀉．
  酵母による消化酵素薬として，消化不良，食欲不振，腹部膨満感，下痢などの症状に用いる．
- 処方 人参健脾丸．
- 成分 酵素（アミラーゼ，プロテアーゼ）

セッコウ（石膏）局

- 生薬 Gypsum Fibrosum （英名：Gypsum）
- 基原 天然の含水硫酸カルシウム $CaSO_4 \cdot 2H_2O$ からなる鉱物生薬．
- 品質 光沢のある白色で，砕けやすいものが良品とされ，砕きと粉末がある．
- 性味 辛・甘，大寒．
- 効能 清熱瀉火，止渇，除煩．
  代表的な寒性薬で熱をとる作用が強く（清熱瀉火），高熱，口渇，咽痛などに用いる．
- 処方 白虎湯，消風散，麻杏甘石湯，辛夷清肺湯，釣藤散，防風通聖散．
- 成分 硫酸カルシウム・2水塩．
- 備考 硫酸カルシウム・2水塩は水に難溶性で，溶解度は 0.21 g/100 g 水（42℃）である．砕き石膏は石綿などに包み煎じることで，何度でも繰り返して利用できる．
- 注意 ①寒証には用いない．　②抗生物質の併用．

センキュウ（川芎）局

- 生薬 Cnidii Rhizoma （英名：Cnidium Rhizome）
- 基原 センキュウ *Cnidium officinale* Makino（セリ科）の根茎で，通例，湯通ししたもの．
  中国産のものは *Ligusticum chuanxiong* Hortorum を基原とし，植物が全く異なり，局方では日本産のセンキュウのみが適合する．
- 品質 肥大し，充実して重く，芳香性の強いものが良品とされる．
- 性味 辛，温．

| 効能 | 活血, 理気, 調経, 止痛.
頭痛, 腹痛, 月経痛などに用い, 特に婦人科疾患の要薬として有名である. |
処方	当帰芍薬散, 清心蓮子飲, 抑肝散, 温清飲, 芎帰膠艾湯, 葛根湯加川芎辛夷.
成分	精油（フタリド誘導体）.
備考	川芎は当帰とともに婦人科疾患の要薬として有名で, 理気, 補血, 鎮痛を目的に頭痛, 腹痛, 冷え症, 月経困難症, 更年期障害などの治療に処方される. 川芎と当帰は植物学的にも成分化学的にも類似性が高く, いずれも補血に働くが, 川芎は当帰に比べ末梢血液循環障害の改善する作用（駆瘀血作用）が強いと考えられており, 婦人科疾患のみならず感冒による頭痛, 関節痛, 四肢のしびれや麻痺などにも用いられる.
関連	当帰.

ゼンコ（前胡）局

| 生薬 | Peucedani Radix （英名：Peucedanum Root） |
| 基原 | *Peucedanum praeruptorum* Dunn またはノダケ *Angelica decursiva* Franchet et Savatier（*P. decursivum* Maximowicz）（セリ科）の根.
中国の *P. praeruptorum* Dunn は白い花をつけ白花前胡（びゃっかぜんこ）, 日本でみられるノダケは紫色の花をつけ紫花前胡（しかぜんこ）と呼ばれる. |
品質	肥大し, 芳香性の強いものが良品とされる.
性味	苦・辛, 微寒.
効能	降気平喘, 疏散風熱, 止咳, 去痰.
処方	参蘇飲.
成分	クマリン.

センコツ（川骨）局

生薬	Nupharis Rhizoma （英名：Nuphar Rhizome）
基原	コウホネ *Nuphar japonicum* De Candolle（スイレン科）の根茎を縦割りしたもの.
品質	肥大し, 充実した新鮮なものが良品とされる.
効能	活血, 利水, 止血, 強壮.
微小循環改善薬（駆瘀血薬）として, 打撲や婦人科疾患の鬱血による腫痛に用いる.
処方	治打撲一方.
成分	アルカロイド.

センタイ（蝉退）

生薬	Cicadae Periostracum （英名：Cicada Shell）
基原	スジアカクマゼミ *Cryptotympana atrata* Fabricius またはその他近縁動物（セミ科）の幼虫の抜け殻. 日本ではアブラゼミやクマゼミの抜け殻を用いる.
品質	光沢があり，全形が揃ったものが良品とされる.
性味	甘，寒.
効能	疏散風熱，透疹，止痙，止痒.
処方	消風散.
成分	キチン質.

ソウジュツ（蒼朮）局

生薬	Atractylodis Lanceae Rhizoma （英名：Atractylodes Lancea Rhizome）
基原	ホソバオケラ *Atractylodes lancea* De Candolle または *A. chinensis* Koidzumi（キク科）の根茎.
品質	切断した蒼朮は，半密閉状態で長期保存すればオイデスモールとヒネソールの混晶が生薬の表面にカビのように析出する．香りがよく，結晶が析出したものが良品とされる.
性味	苦・辛，温.
効能	燥湿，健脾，祛風湿.
処方	朮として多くの漢方処方（29％）に配剤される.
成分	精油（ヒネソール，β-オイデスモール，アトラクチロジンなど）
備考	『神農本草経』に収載されている朮には局方の蒼朮と白朮があるが，中国の蒼朮にはオケラ（局方の白朮）を基原とする関蒼朮が含まれ，日本と中国における朮の分類に違いがある．また，朮の使い分けは諸説があり，蒼朮と白朮の選択はまちまちである．蒼朮を配合している漢方薬には平胃散，治頭瘡一方などがあり，胃苓湯，五積散，二朮湯は蒼朮と白朮の両方が同時に配剤されている．いずれも消化管内や組織間の過剰な水分を除くことで病的な水分代謝を改善する働きがあるが，特に蒼朮は発汗による体表部の水分，白朮は利水による消化管の水分を除くのに優れている．白朮が胃腸の働きを助けるような補気薬として使われるのに対し，蒼朮は祛風湿薬として，風湿（風邪・湿邪）が経絡に阻滞して起きる関節や筋肉の疼痛，麻痺，浮腫などの改善に効果がある.
関連	白朮.

ソウハクヒ（桑白皮）㊁

生薬	Mori Cortex （英名：Mulberry Bark）
基原	マグワ *Morus alba* L.（クワ科）の根皮.
品質	皮が薄く，白色で柔軟なものが良品とされる.
性味	甘・辛，寒.
効能	清熱，止咳，利水消腫. 鎮咳・去痰薬として用いられる.
処方	五虎湯，清肺湯.
成分	フラボノイド，トリテルペノイド.

ソボク（蘇木）㊁

生薬	Sappan Lignum （英名：Sappan Wood）
基原	*Caesalpinia sappan* L.（マメ科）の心材.
品質	堅く紅黄色の強いものが良品とされる.
性味	甘・鹹・辛，平.
効能	止血，活血，止痛.
処方	通導散.
成分	赤色色素，精油，フラボノイド.

ソヨウ（蘇葉）（紫蘇葉：シソヨウ）㊁

生薬	Perillae Herba （英名：Perilla Herb）
基原	シソ *Perilla frutescens* Britton var. *acuta* Kudo またはチリメンジソ *P. frutescens* Britton var. *crispa* Decaisne（シソ科）の葉及び枝先. シソには赤ジソと青ジソがあるが，薬用には赤ジソを用いる.
品質	葉の両面が紫色で芳香が強いシソまたは葉面にしわがある新しいチリメンジソが良品とされ，新鮮なものを用いる八新の一つである.
性味	辛，温.
効能	理気，解毒，辛温解表，止嘔，安胎. 理気薬として胸のつかえや悪心，嘔吐などを改善することから，胃腸型の感冒に用いる．魚介類の中毒予防および治療に効果がある.
処方	半夏厚朴湯，柴朴湯，香蘇散，参蘇飲.
成分	精油（ペリラアルデヒド），紫紅色色素（アントシアン系色素）.

|備考| 赤ジソは日本独特の保存食である梅干しの着色に用いられる．赤ジソに含まれるアントシアン系の紫紅色色素は，梅のクエン酸などにより酸化を受け梅干しの赤紅色に変化する．
|注意| 長時間煎じない．

ダイオウ（大黄）（将軍）局

|生薬| Rhei Rhizoma （英名：Rhubarb）
|基原| *Rheum palmatum* L., *R. tanguticum* Maximowicz, *R. officinale* Baillon, *R. coreanum* Nakai またはそれらの種間雑種（タデ科）の根茎．
|品質| 一般に錦紋系の重質品である西寧大黄（せいねいだいおう）が最上品とされている．雅黄（がおう）は馬蹄形をした大きくて軽質なものが良質とされ，虫に食われて海綿状になったものを『古渡り大黄』と呼び賞用する．これは胃腸粘膜を刺激する成分が空気酸化され，嘔吐や腹痛の副作用が少なくなるためといわれている．
|性味| 苦，寒．
|効能| 瀉下通便，活血化瘀，清熱瀉火．
|処方| 大黄甘草湯，小承気湯，三黄瀉心湯，大柴胡湯，防風通聖散，桃核承気湯．
|注意| ①月経期，妊娠中，授乳期には用いない．
② センノシド類が熱分解を受けやすいことから，瀉下活性を期待する場合，大黄は短時間で煎じる方が良いとされていたが，最近の研究では常煎法で良いことが報告されている．

1）大黄を含む主な漢方処方

大黄は『神農本草経』の下品に収載され，非常に古くから薬用に用いられている．ヨーロッパでも『ギリシア本草』（ディオスコリデス）に収載され，中国からヨーロッパに輸出された数少

Ⅰ．錦紋系（薬用大黄）
 1．北大黄
   〇掌葉大黄 *R. palmatum* L.（ショヨウダイオウ）
   〇唐古特大黄 *R. tanguticum* Maximowicz（タングートダイオウ）
  ［製品名］西寧大黄（セイネイダイオウ）：重質錦紋大黄で最上品
      銓水大黄（センスイダイオウ）：微重質錦紋大黄
 2．南大黄（馬蹄大黄，四川大黄）：軽質大黄
   〇薬用大黄 *R. officinale* Baillon（ヤクヨウダイオウ）
  ［製品名］雅黄（ガオウ）
 3．その他
   〇朝鮮大黄 *R. coreanum* Nakai（チョウセンダイオウ）
   〇信州大黄 *R. palmatum* × *R. coreanum* 交配種（シンシュウダイオウ）
Ⅱ．土大黄系（非薬用大黄）
 1．インド大黄　*R. emodi* Wallich, *R. speciforme* Royle
 2．和大黄：唐大黄 *R. undulatum* L.（カラダイオウ）
 3．トルコ大黄，芋大黄：*R. rhaponticum* L., *R. collinianum* Bail

ない生薬である．大黄は緩下剤として用いられ，附子とともに使用量の加減が必要な生薬の一つである．大黄を含む処方群を大黄剤と称し，西洋医学的な緩下剤に類似した大黄甘草湯や調胃承気湯を基本処方に，気滞をともなう病態に大承気湯，小承気湯，瘀血をともなう病態に桃核承気湯，大黄牡丹皮湯，通導散，血虚をともなう病態に潤腸湯，麻子仁丸，のぼせをともなう病態に三黄瀉心湯など，単なる下剤にとどまらない多岐にわたる効果が期待されている．

2）薬用大黄と非薬用大黄

大黄は高山に生育する錦紋系（薬用大黄）と低地に生育する土大黄系（非薬用大黄）に分けられる．エキス製剤の原料としては中国から輸入される雅黄が主体で，日本で育種栽培された信州大黄は一般用医薬品に用いられる．和大黄（唐大黄）や芋大黄は腹痛などの副作用を生じやすく，薬効的にも薬用大黄に比べて劣るとされ，瀉下活性成分であるセンノシド類の含量が少なく，ラポンチシン（スチルベン化合物）を多く含む特徴があり，局方規格に適合しない．

3）瀉下活性成分

大黄はアントラキノン類としてクリソファノール，エモジン，アロエ・エモジンなど，アントロン類としてレイノシドA～D（アントロン配糖体），センノシドA～F（ビアントロン配糖体）を含み，これらは一般にアントラキノン誘導体と呼ばれる．そのほかにタンニンやスチルベン誘導体などの多種のフェノール成分を含有している．

大黄の瀉下成分はセンナの活性成分と同じセンノシド類とアロエの瀉下成分に類似したレイノシド類などの配糖体で，遊離型のアントラキノン類にはあまり強い瀉下作用はない．センノシド類には直接的な瀉下作用がなく，腸内細菌によって代謝されたレインアンスロンを真の活性成分とするプロドラッグとして知られている．

sennoside A (threo)
sennoside B (erythro)
→ β-glucosidase, reductase, 腸内細菌 → rheinanthrone（活性本体）

4）緩下薬としての大黄の作用機序

大黄の緩下薬としての作用機序は，大腸内の水分や電解質の吸収抑制および分泌促進ならびに腸管蠕動運動や腸管内輸送の亢進と考えられている．特にレインアンスロンは大腸のシクロオキシゲナーゼを活性化し，生じたプロスタグランジンが腸の蠕動運動を亢進して瀉下作用を発現することから，アスピリンなどの抗炎症薬の併用により，大黄の瀉下活性は抑制されるといわれている．

大黄エキスは投与量によってタンニンに由来する止瀉作用を発現することがあるといわれており，瀉下と止瀉という相反する作用をもっている．また，プルゼニド（医療用医薬品）などのセンノシド製剤が無効な症例に対し，大黄単独で良好な結果が得られており，大黄の緩下作用をセンノシド類だけで説明できない面がある．

5）向精神作用のある大黄のタンニン

将軍湯は大黄単味の漢方薬で精神病様の症状に適応され，大黄の水製エキスにクロルプロマジンなどの抗精神病薬と類似した作用のあることが判明している．活性本体として単離された縮合型タンニンである RG-タンニンは，従来のクロルプロマジンやハロペリドールと異なり，大量投与による筋弛緩，運動失調あるいは強度の鎮静を起こさない新しいタイプの抗精神病作用薬であり，精神作用を目標にした大黄配剤の漢方薬の薬効を裏付けるものである．

タイソウ（大棗）局

生薬	Zizyphi Fructus （英名：Jujube）
基原	ナツメ *Zizyphus jujuba* Miller var. *inermis* Rehder（クロウメモドキ科）の果実．成熟しきらず赤くなったころに採取し，加工によって色が変化するため紅棗（こうそう）と黒棗（こくそう）があるが，薬用には主に紅棗を用いる．
品質	シワの少ない赤色の大粒で弾力があり，核が小さく果肉が厚い粘着性で甘いものが良品とされる．
性味	甘，温．
効能	補脾益胃，安神，薬性緩和． 滋養，強壮，緩和，鎮静作用があり，処方全体の作用の緩和や副作用防止を目的に，生姜と組合わせて配剤される．
処方	甘麦大棗湯，桂枝湯，小柴胡湯，六君子湯，半夏瀉心湯など多くの漢方薬に配剤．
成分	糖類（果糖など），サポニン，cyclicAMP，cyclicGMP．
備考	ナツメの枝には刺はほとんどないが，この母種といわれるサネブトナツメ（酸棗仁：局方）には刺がある．ナツメの名は初夏に芽をふくので夏芽，あるいは果実が抹茶用の茶入れの形をしていることに由来するという説がある．

ダイフクヒ（大腹皮）

生薬	Arecae Pericarpium （英名：Areca Pericarp）
基原	ビンロウ *Areca catechu* L. またはその他近縁植物（ヤシ科）の果皮．
品質	繊維性で，特異なにおいのあるものが良品とされる．
性味	辛，微温．

| 効能 | 理気，利水消腫，止瀉．
消化不良，腹部膨満感や浮腫，腹水などに用いる． |
処方	藿香正気散．
成分	未詳
関連	檳榔子（ビンロウの種子）

タクシャ（沢瀉）局

生薬	Alismatis Rhizoma　（英名：Alisma Rhizome）
基原	サジオモダカ Alisma orientale Juzepczuk（オモダカ科）の塊茎で，通例，周皮を除いたもの．
品質	肥大して，硬くて割った切面の白いものが良品とされる．
性味	甘，寒．
効能	利水，清熱燥湿，止瀉．
体内に水分が停滞した病態の改善に用いられる代表的な利水薬で，『除湿の聖薬』といわれる．
処方	五苓散，猪苓湯，当帰芍薬散，半夏白朮天麻湯，八味地黄丸．
成分	デンプン，トリテルペノイド．
備考	代表的な利水薬として沢瀉，茯苓，猪苓がある．

タンジン（丹参）

生薬	Salviae miltiorrhizae Radix
基原	*Salvia miltiorrhiza* Bunge（シソ科）の根．
性味	苦，微寒．
効能	清熱涼血，活血，安神．
処方	丹参散，丹参飲，冠心Ⅱ号方．
月経困難症，月経不順などの婦人科疾患のほかに，心筋梗塞や狭心症などに用いる．
成分	タンシノン類（赤色色素）．
備考	中国では丹参の注射剤を心筋梗塞や慢性肝炎などの治療に応用し，冠心Ⅱ号方は心筋梗塞や狭心症の治療薬として有名である．

チクジョ（竹茹・竹筎）

| 生薬 | Bambusae Caulis　（英名：Bamboo Caulis） |
| 基原 | Bambusa tuldoides Munro, ハチク *Phyllostachys nigra* Munro var. *henonis* Stapf ex Rendle |

またはマダケ *P. bambusoides* Siebold et Zuccarini（イネ科）の稈の内層.
品質	緑黄白色で新鮮なものが良品とされる.
性味	甘，微寒.
効能	清熱，去痰，止嘔.
	肺熱を清して痰を除き，胃熱を清して嘔吐を止める.
処方	竹茹温胆湯，清肺湯.
成分	トリテルペノイド.
備考	ハチクの葉を竹葉といい，口渇や煩熱の症状改善を目標に銀翹散などに配剤される.

チクセツニンジン（竹節人参）局

生薬	Panacis Japonici Rhizoma （英名：Panax Rhizome）
基原	トチバニンジン *Panax japonicus* C.A. Meyer（ウコギ科）の根茎で，通例，湯通ししたもの.
品質	淡い黄色で太く肥え，苦みが強いものが良品とされる.
性味	甘・苦，温.
効能	止咳，去痰.
処方	人参の代用として小柴胡湯などの柴胡剤や半夏瀉心湯，黄連湯に配剤される.
成分	サポニン，多糖類.
備考	トチバニンジンは地上部がオタネニンジンによく似ているが，地下茎が横に走り，これが竹の地下茎に似ていることから竹節人参と名づけられ，江戸時代に人参の代用品として用いられるようになった．人参と竹節人参の漢方用途はやや異なり，人参が補気薬として，気を補い，脾胃の働きを助けるのに対し，竹節人参は心下部のつかえを治すことを目標に用いられる．心下部のつかえがある場合は人参よりも竹節人参の方が効果的であると考え，古方派の吉益東洞は竹節人参を好んで代用した．しかし，気を補い脾胃の働きを助ける補気薬としての作用は人参よりも劣る.
関連	人参.

チモ（知母）局

生薬	Anemarrhenae Rhizoma （英名：Anemarrhena Rhizome）
基原	ハナスゲ *Anemarrhena asphodeloides* Bunge（ユリ科）の根茎.
品質	充実肥大して潤いがあり，苦甘く感じるものが良品とされる.
性味	苦，寒.
効能	清熱瀉火，滋陰清熱，止渇.
	実熱と虚熱の区別なく適応できる特徴がある．また，滋潤作用があるため，熱病による

脱水症状や陰虚による口渇，のぼせ，四肢のほてりなどにも効果がある．
|処方| 白虎加人参湯，滋陰降火湯，酸棗仁湯，辛夷清肺湯，消風散．
|成分| ステロイドサポニン，キサントン配糖体（マンギフェリン），タンニン．

チョウジ（丁子）（丁香：チョウコウ）局

|生薬| Caryophylli Flos （英名：Clove）
|基原| *Syzygium aromaticum* Merrill et Perry（フトモモ科）の蕾．
|品質| 肥大し，芳香性の強いものが良品とされる．
|性味| 辛，温．
|効能| 温裏，健脾，補陽，止嘔．
芳香性健胃薬として用いられ，胃腸を温めることで腹痛，下痢，嘔吐，しゃっくりを鎮める．
|処方| 女神散，柿蔕湯．
|成分| 精油（オイゲノール）．
|備考| チョウジ油（局方）は口腔内殺菌剤として，虫歯の局所麻酔または鎮痛薬を兼ねて滴剤として用いる．丁子は古くから香料として有名で，スパイスとして肉料理やケーキなどによく用いられる．びんつけ油のにおいも丁子である．

チョウトウコウ（釣藤鈎・釣藤鉤）局

|生薬| Uncariae Uncis Cum Ramulus （英名：Uncaria Hook）
|基原| カギカズラ *Uncaria rhynchophylla* Miquel，*U. sinensis* Haviland または *U. macrophylla* Wallich（アカネ科）の通例とげ．
|品質| 肥大し，茎の混入が少ないものが良品とされる．
|性味| 甘，微寒．
|効能| 平肝，止痙，降圧．
高血圧の随伴症状，精神的な興奮，不眠，心悸亢進などに用いる．
|処方| 釣藤散，七物降下湯，抑肝散，抑肝散加陳皮半夏．
|成分| アルカロイド，タンニン．
|注意| 長時間煎じると効力が弱まるため，後入れする．

チョレイ（猪苓）局

|生薬| Polyporus （英名：Polyporus Sclerotium）

| 基原 | チョレイマイタケ *Polyporus umbellatus* Fries（サルノコシカケ科）の菌核．
ブナ，ミズナラ，クヌギなどの腐食した根に寄生するキノコの菌核（菌糸の塊）で，落葉の堆積した浅い地中に生じる．地上部は食用になる．
| 品質 | なるべく肥大し充実するが，質は軽く，外面は黒褐色で，内面は白いものが良品とされ，新鮮なものは内部は白色であるが，経時的に褐色を帯びる．
| 性味 | 甘，平．
| 効能 | 利水消腫，通淋，止瀉．
代表的な利水薬の一つで，排尿減少，浮腫，下痢などに用いる．
| 処方 | 猪苓湯，五苓散，胃苓湯．
| 成分 | 多糖類（グルカン），ステロール．
| 備考 | 同じサルノコシカケ科の菌核をもちいる生薬に茯苓がある．いずれも利尿作用はあるが，猪苓の方がその作用は強いといわれている．
| 関連 | 茯苓．

チンピ（陳皮）局

| 生薬 | Aurantii Nobilis Pericarpium　（英名：Citrus Unshiu Peel）
| 基原 | ウンシュウミカン *Citrus unshiu* Markovich または *C. reticulata* Blanco（ミカン科）の成熟した果皮．
本来は新鮮なものを橘皮といい，局方外生薬規格集ではタチバナ *C. tachibana* Tanaka または近縁植物の成熟した果皮と規定されているが，日本では陳皮で代用されている．ウンシュウミカンは日本原産で，まだ青く成熟していない果皮を青皮という．
| 品質 | 採取後少なくとも1年以上のものを使用し，長く保存（2〜3年以上）された古いものほど良品とされる．ただし，古すぎて精油含量の規定に適合しないものは不適である．
陳皮，枳実，呉茱萸，半夏，麻黄，狼毒は六陳と呼ばれ，古いものほど良品とされる．
| 性味 | 辛・苦，温．
| 効能 | 理気，健脾，去痰，止嘔．
| 処方 | 六君子湯，香蘇散，補中益気湯，茯苓飲，抑肝散加陳皮半夏，通導散．
| 成分 | 精油（*d*-リモネン），フラバノン配糖体（ナリルチン，ヘスペリジン），*l*-シネフリン．
| 備考 | 橘皮と陳皮の効能はほぼ同じで，消化不良による胃のもたれ，膨満感，吐き気のほかに神経が疲れたときに用いる．一方，青皮は陳皮よりも理気作用が強く，胸やみぞおちが張ったような痛みや消化不良による下腹部痛などに適応する．臨床的には陳皮は上中二焦に，青皮は中下二焦に使うとされている．
| 関連 | 枳実，橙皮．

hesperidin

テンナンショウ（天南星）

生薬	Arisaematis Tuber （英名：Arisaema Tuber）
基原	マイヅルテンナンショウ *Arisaema heterophyllum* Blume，*A. erubescens* Schott またはその他近縁植物（サトイモ科）の塊茎．
品質	肥大し内部は白色で，味の辛辣なものが良品とされる．
性味	苦・辛，微温．
効能	燥湿化痰，止痒．
	めまい，麻痺，痙攣，ひきつけなどに用いる．
処方	二朮湯．
成分	サポニン，アミノ酸．
注意	乾燥した咳や血虚・陰虚には禁忌．妊婦には用いない．

テンマ（天麻）局

生薬	Gastrodiae Tuber （英名：Gastrodia Tuber）
基原	オニノヤガラ *Gastrodia elata* Blume（ラン科）の塊茎を蒸したもの．
品質	色が白く透明なものが良品とされる．
性味	微辛・甘，平．
効能	平肝，定驚，止痙，止痛．
	めまい，意識障害，痙攣，ヒステリー，頭痛などに用いる．
処方	半夏白朮天麻湯．
成分	バニリルアルコール，バニリン．
備考	天麻は高価なため，ジャガイモを乾燥させた洋天麻（ようてんま）と称する偽物も出まわっている．

テンモンドウ（天門冬）局

生薬	Asparagi Tuber （英名：Asparagus Tuber）
基原	クサスギカズラ *Asparagus cochinchinensis* Merrill（ユリ科）のコルク化した外層の大部分を除いた根を，通例，蒸したもの．
品質	肥大し，潤いのあるものが良品とされる．
性味	甘・苦，大寒．
効能	滋陰，去痰，潤肺止咳，滋腎．
	発熱，咳嗽，口渇咽喉の腫痛などに用いる．
処方	滋陰降火湯，清肺湯．

| 成分 | 粘液質,サポニン.
| 備考 | 麦門冬と効能(滋陰薬)が類似するが,麦門冬が口渇,口唇の乾燥などの改善に優れるのに対し,天門冬の性味はより苦寒で,滋陰によって清熱する働きが強く虚熱を下げる.肺・胃・心には麦門冬が,肺・腎には天門冬が適する.

トウガシ(冬瓜子)(冬瓜仁:トウガニン) 局

| 生薬 | Benincasae Semen (英名:Benincasa Seed)
| 基原 | トウガ *Benincasa cerifera* Savi または *B. cerifera* Savi forma *emarginata* K. Kimura et Sugiyama(ウリ科)の種子.
トウガンとも呼ばれ,果実は冬瓜,果皮は冬瓜皮といい薬用に用いられる.
| 品質 | 灰白色で充実したものが良品とされる.腐敗すると暗色を呈する.
| 性味 | 甘,寒.
| 効能 | 清熱去痰,排膿.
鎮咳,去痰,消炎,利尿,瀉下,排膿作用がある.
| 処方 | 大黄牡丹皮湯,腸癰湯.
| 成分 | 脂肪,サポニン,タンパク.
| 備考 | 秋に収穫されるトウガンは貯蔵性に優れており,冬の食べ物としてスープ,煮物,漬け物などに利用されることから,冬瓜の名がある.

トウキ(当帰) 局

| 生薬 | Angelicae Radix (英名:Japanese Angelica Root)
| 基原 | トウキ *Angelica acutiloba* Kitagawa またはホッカイトウキ *A. acutiloba* Kitagawa var. *sugiyamae* Hikino(セリ科)の根を,通例,湯通ししたもの.
当帰は日本で自給できる数少ない生薬の一つで,現在では基原植物は日本の種に限定されている.中国産の当帰(唐当帰)は *A. sinensis* Diels を基原とし,局方規格に合わない.
| 品質 | 柔軟にして芳香があり,辛味の強いものが良品とされる.
| 性味 | 甘・辛,温.
| 効能 | 補血,調経,活血,潤腸通便.
補血と月経調整作用がある婦人の冷え症の要薬.
| 処方 | 当帰芍薬散,加味逍遥散,温清飲,十全大補湯,人参養栄湯,当帰建中湯,防風通聖散,乙字湯,紫雲膏など多くの漢方処方に配剤.
| 成分 | 精油(フタリド誘導体).
| 備考 | 当帰は川芎とともに四物湯を基本処方に当帰芍薬散,加味逍遥散,女神散,温経湯など数多くの婦人科系疾患の漢方薬に配剤される代表的な生薬である.当帰の補血,調経作

用は婦人科領域のみならず，大防風湯や疎経活血湯などの関節炎，関節痛，腰痛，十全大補湯や人参養栄湯の補剤，当帰飲子，温清飲，消風散などの皮膚疾患，乙字湯や潤腸湯などの大黄剤など非常に多彩な処方に配剤されている．

|関連| 川芎．

トウニン（桃仁）局

|生薬| Persicae Semen （英名：Peach Kernel）
|基原| モモ *Prunus persica* Batsch または *P. persica* Batsch var. *davidiana* Maximowicz（バラ科）の種子．
日本で食用，観賞用として栽培されている品種（白桃，水蜜桃など）は種子が小さく桃仁としては不適当であり，主に中国から輸入されている．
|品質| 肥大し，油分の多いものが良品とされる．
|性味| 苦・甘，平．
|効能| 活血化瘀，排膿，潤腸通便．
月経調整，駆瘀血，緩下，排膿作用がある．牡丹皮とともに代表的な駆瘀血薬である．
|処方| 桂枝茯苓丸，桃核承気湯，大黄牡丹皮湯，疎経活血湯，潤腸湯．
|成分| 青酸配糖体（アミグダリン），脂肪油．
|備考| 花は白桃花と称し利尿や緩下薬に，葉は桃葉といい，あせもや湿疹の皮膚病の浴剤に用いる．
|関連| 杏仁．
|注意| 妊婦には禁忌．

ドクカツ（独活：ドッカツ）局

|生薬| Araliae Cordatae Rhizoma （英名：Aralia Rhizome）
|基原| ウド *Aralia cordata* Thunberg（セリ科）の，通例，根茎．
日本ではウドの根茎を独活（和独活），側根あるいは若い根を和羌活と呼び，羌活の代用に和羌活が使用された時期もあったが，現在では和羌活と羌活は明確に区別されている．市場には日本産の独活と中国産の唐独活（シシウド *Angelica pubescens* Maximowicz の根）が流通しているが，単に独活といえば和独活のことである．
|品質| 内部が充実し，香気の強いものが良品とされる．
|性味| 辛・苦，微温．
|効能| 散寒解表，祛風湿，止痛．
発汗，鎮痛，鎮痙作用がある．
|処方| 十味敗毒湯．

| 成分 | ジテルペン，精油成分，クマリン．
| 備考 | 『神農本草経』は独活の別名として羌活を用いていたが，次第に別の生薬として扱われるようになり，日本では中国産の代用品としてウドを用いるようになったといわれている．独活と羌活の効能は類似するが，風湿の邪のうちで風を主とするときは独活，湿を兼ねるときは羌活がよく，独活は下半身，羌活は上半身に有効とされる．
| 関連 | 羌活

トチュウ（杜仲）局

| 生薬 | Eucommiae Cortex　（英名：Eucommia Bark）
| 基原 | トチュウ *Eucommia ulmoides* Oliver（トチュウ科）の樹皮．
日本産の和杜仲はマサキ *Euonymus japonica*（ニシキギ科）で成分や薬効が異なり，代用にならない．
| 品質 | 折ると白糸を引くものが良品とされている．
| 性味 | 甘・微辛，温．
| 効能 | 補肝腎，安胎．
足腰の萎弱や腰膝の疼痛，排尿困難，流産予防に用いる．
| 処方 | 大防風湯，杜仲丸．
| 成分 | ゴム質（グッタペルカ 2 ～ 6.5％），リグナン．
| 備考 | 中国では滋養，強壮，鎮痛薬として多く用いる．日本では葉を健康茶（杜仲茶）として市販し，高血圧や動脈硬化の予防効果が期待され話題になった．

ニンジン（人参）局

| 生薬 | Ginseng Radix　（英名：Ginseng）
| 基原 | オタネニンジン *Panax ginseng* C. A. Meyer（ウコギ科）の細根を除いた根またはこれを軽く湯通ししたもの．
| 品質 | やや黄色の潤いがあり，太く重いものが良品とされる．
| 性味 | 甘・微苦，微温．
| 効能 | 補気，健脾，生津，安神．
主に消化器系の機能亢進を目的に用いる．
| 処方 | 人参湯，六君子湯，補中益気湯，麦門冬湯，白虎加人参湯など多くの漢方薬に配剤．
| 成分 | サポニン（ギンセノシド類）．
| 注意 | 抗疲労薬として多用される傾向があり，体力のある人に用いると，のぼせ，頭痛，興奮，睡眠障害，血圧上昇などを起こすことがあり，下痢，鼻出血，皮膚湿疹，胃腸障害などの副作用の報告がある．アメリカでは気分の高揚，運動量・認識能力の増加，朝の下痢，

発疹，不眠などが長期連用によって起こると報告されている．人参は補気作用が強いことから一般に高血圧や実熱証の人には使用しない．

関連　竹節人参．

1）人参を含む主な漢方処方

　補気薬とは，気力がない，全身の倦怠感，疲れやすい，食欲不振などの生体の活力が低下した状態（気虚）を改善するもので，人参は最も代表的な補気薬で，全身に対する強い補気の効能をもつ．特に脾胃気虚による食欲不振，食後の胃腸のもたれ，食後の眠気・疲労感，軟便・下痢傾向などの新陳代謝機能の低下した疾患に対し，消化機能を助け生体の活性化をはかる目的で，四君子湯，六君子湯，人参湯，補中益気湯，十全大補湯など多数の漢方薬に処方される．

2）オタネニンジン（御種人参）

　人参は朝鮮人参，高麗人参，薬用人参などとも呼ばれ，『神農本草経』の上品に収載され，多くの漢方薬に配剤される最も重要な補気薬である．天平11年（739年）にわが国に渡来して以来，中国や朝鮮から献上品として持ち込まれ，貴重な薬として珍重されてきた．人参は漢名の音読みで，根がときどき人体の形に似ていることから名づけられた．オタネニンジン（御種人参）の名は，江戸時代に朝鮮から取り寄せ幕府の日光の御薬園で栽培した種子を各藩に分け与えたことに由来する．

　中国東北部，朝鮮半島北部，シベリア南部の原産の多年草で，朝鮮半島，中国で栽培され，野生品は極めて少ない．日本では島根県（大根島），長野県（丸子），福島県（会津若松）などで栽培されている．通常，播種後4～6年生の秋の葉が枯れるころ根を収穫し，部位や修治によりさまざまな名称がある．市場品は調製法の違いにより次のように区別され，1～2年生のものの間引き人参や細根を乾燥したヒゲ人参は，局方の規格外で健康飲料などに用いられている．

［人参の分類］
①生干人参（きぼしにんじん）：細根を除いて，周皮を付けたまま乾燥したもので，エキス剤の原料に用いる．
②湯通し人参（御種人参）：細根を除いて，周皮を付けたまま軽く湯通ししたもの．
③白参（はくさん）：細根と周皮を除いて乾燥したもので，直参（ちょくさん），曲参（きょくさん），半曲参（はんきょくさん）に分類される．
④紅参（こうじん）：細根を除いて，周皮を付けたまま蒸した後乾燥したもの．

3）コウジン（紅参）Ginseng Radix Rubra 局

　オタネニンジンは加工法によって，人参と紅参の2種の生薬があり，前者は細根を除いた根またはこれを軽く湯通ししたもので，後者は根を蒸したものである．最良品である6年ものは根が太く，周皮を付けたまま乾燥させると中から腐りやすい．そのため腐らずに早く乾燥させるために，周皮を付けたまま蒸す加工法が中国で主流になり，朝鮮半島でもこの方法がとられ，わが国でも江戸時代から行われるようになった．紅参は周皮を剥離する白参よりも成分の損失が少なく，蒸すことで腐りにくいだけでなく，有効成分が溶出しやすいといわれている．

　紅参は皮膚血流の促進，血液凝固の抑制，血栓溶解の促進作用などに優れ，冷えや自律神経失

調症に対する効果が強いといわれている．これらは紅参の調製の際に生じる二次的生成物によると考えられており，人参を単独で服用するときには紅参末がよく利用される．

4）人参・紅参のサポニン成分

　人参ならびに紅参はトリテルペン系サポニンであるギンセノシド類を多種含んでいる．総サポニン量は3年目までは経時的に増加し，4年めにオタネニンジンが急速に太くなるため3年目の半量になり，5，6年目から再度増加する．周皮を付けたままの太い人参は乾燥が難しいため，白参のように周皮を剥いで乾燥させたものがあるが，人参サポニンは周皮の付近に多く存在することから，白参のサポニン含量は人参や紅参に比べては低い．人参サポニンは，ギンセノシド Rb_1 が中枢神経系に対して抑制的に，ギンセノシド Rg_1 が興奮的に作用するといった二面性をもっており，このような点が harmony drug と呼ばれる所以である．また人参の

	R1	R2	R3
ginsenoside Rb_1	Glc$\overset{2}{-}$Glc	H	Glc$\overset{6}{-}$Glc
ginsenoside Rg_1	H	O-Glc	Glc

成分は蒸すことによって二次的な変化を受けることから，紅参にはギンセノシド Rg_3 などの特徴的なギンセノシド類が存在する．このことからオタネニンジンの修治は保存性を高めるだけでなく，薬効の増強にも寄与していると考えられる．

5）チクセツニンジン（竹節人参）Panacis Japonici Rhizoma

　竹節人参の基原植物であるトチバニンジンは地上部がオタネニンジンとよく似ている同属植物である．江戸時代の古方派の大家である吉益東洞は，「薬徴」の中で人参よりも竹節人参の方を推奨している．これは傷寒論に収載されている人参を含む主要な漢方薬が心下痞硬（みぞおちの痞え）を目標に用いられおり，心下痞硬に無効な人参ではなく，効果のある竹節人参を使うべきと考えたからである．神農本草経では人参は補気薬として位置付けられているが，吉益東洞はこれを否定し，心下痞硬をともなう胃腸症状を治すことを目標に竹節人参を好んで代用した．正倉院の薬物調査によると，鑑真和上が伝えたといわれる人参のサポニン成分がオタネニンジンを基原とする人参とは全く異なり，竹節人参のサポニン成分と類似していたと報告されている．このことは神農本草経と傷寒論が揚子江文化圏と江南文化圏という異なった植物自生地域で編纂されており，それぞれの地方で人参の基原植物が異なっていた可能性を示唆している．現在の日本漢方では人参を代表的な補気薬と捉え，人参剤を脾胃気虚に適応することが一般的である．

6）関連生薬

[1] サンシチニンジン（三七人参）Notoginseng Radix

　三七，田七，田三七，田七人参，雲南田七などともいわれ，*P. notoginseng*（Burk.）F. H. Chen の主根を半乾した後，黒褐色の光沢がでるまでもみながら乾燥したものである．オタネニンジンやトチバニンジンによく類似した植物で，三七の名は地上葉の3つの葉柄にそれぞれ7枚の葉が付くことに由来している．民間では古くから『止血の神薬』とも呼ばれ，止血，消腫，鎮痛効果

に優れており，外傷による出血や内出血，消化性潰瘍の出血や疼痛，性器出血などに用いる．

[2] セイヨウニンジン（西洋人参）American Ginseng

北アメリカ原産のアメリカニンジン（西洋参）*P. quinquefolium* L. の根で，18 世紀の初めにカナダの宣教師が人参によく似た植物として発見し，薬用として広まった．広東経由で中国に輸出されたことから広東人参とも呼ばれ，西洋参，洋参ともいう．人参に比べて補気の効能は弱いが，滋陰清熱の作用に優れており，熱証の患者に対して人参の代用として用いられる．

[3] トウジン（党参）Codonopsitis Radix

ヒカゲノツルニンジン *Codonopsis pilosula* Nannf.（キキョウ科）またはトウジン *C. tangshen* Oliv. の根で，中国では人参の代用品として用いられ，むしろ高価な人参よりも一般的である．補気，益気の作用は類似するといわれているが，その作用は弱く人参の 2〜3 倍の量を必要とする．人参と党参には成分的な類似はない．

ニンドウ（忍冬）（金銀藤：キンギントウ）局　※金銀花参照

生薬	Lonicerae Folium Cum Caulis　（英名：Lonicera Leaf and Stem）
基原	スイカズラ *Lonicera japonica* Thunberg（スイカズラ科）の葉及び茎．
品質	葉の上面が緑色，下面が灰褐色を呈する新しいものが良品とされる．多量の茎を混在するものは除いてから使用する．
性味	甘，寒．
効能	清熱解毒，止痛．
処方	治頭瘡一方．
成分	フラボノイド，タンニン．
備考	中国では主にスイカズラの花蕾（金銀花）を用いるが，日本では葉や茎（忍冬）を民間薬や漢方薬に用いる．咽喉痛，腫れ物，筋肉や関節の痛みなどに内服だけでなく，扁桃炎などのうがい薬，皮膚の湿疹や化膿症，痔，関節炎などの外用薬，腰痛や冷え症，痔，あせもなどの浴剤としても用いる．

バイモ（貝母）局

生薬	Fritillariae Bulbus　（英名：Fritillaria Bulb）
基原	アミガサユリ *Fritillaria verticillata* Willdenow var. *thunbergii* Baker（ユリ科）のりん茎．中国の貝母はアミガサユリを基原植物とする浙貝母と *F. cirrhosa* D. Don を基原とする川貝母とに区別される．日本に輸入される貝母はほとんどが浙貝母で，日本ではこれを単に貝母と呼んでいる．奈良県や兵庫県で栽培されており，奈良県産のものを大和貝母と

|品質| 新鮮で白色の充実したものが良品とされる.
|性味| 浙貝母：苦, 寒.
　　　川貝母：苦・甘, 微寒.
|効能| 清熱, 去痰, 止咳, 解毒.
　　　鎮咳, 去痰, 排膿作用があり, 咳嗽や黄色い粘稠痰のある喀痰などの呼吸器疾患に用いる.
|処方| 清肺湯, 滋陰至宝湯.
|成分| アルカロイド, ステロイド.

バクガ（麦芽）

|生薬| Hordei Germinatus Fructus　（英名：Malt）
|基原| オオムギ *Hordeum vulgare* L. var. *hexastichon* Aschers（イネ科）のもやし.
|品質| かすかに香気があり, もやしのよくついている新鮮なものが良品とされる.
|性味| 甘, 平.
|効能| 消食, 健脾, 退乳.
　　　消化不良や食欲不振, 腹部膨満感, 嘔吐, 下痢, 乳房の腫れなどに用いる.
|処方| 半夏白朮天麻湯.
|成分| デンプン, 麦芽糖, 蛋白質.

バクモンドウ（麦門冬）局

|生薬| Ophiopogonis Tuber　（英名：Ophiopogon Tuber）
|基原| ジャノヒゲ *Ophiopogon japonicus* Ker-Gawler（ユリ科）の根の膨大部.
　　　ジャノヒゲは秋になると美しい青紫の果実をつける. これによく似たヤブランは黒色の果実で, 根を土麦冬といい, 麦門冬の代用にされることもある.
|品質| 淡黄色の柔軟性のある大きく重い潤いあるものが良品とされる.
|性味| 甘・微苦, 微寒.
|効能| 滋陰, 潤肺止咳.
　　　代表的な滋陰薬で虚熱の咳嗽や陰虚症状に用いる. 痰のない乾咳に適応する.
|処方| 麦門冬湯, 滋陰降火湯, 炙甘草湯, 清肺湯, 辛夷清肺湯, 温経湯.
|成分| ステロイドサポニン（オフィオポゴニン）, ホモイソフラボノイド, 糖質.
|備考| 天門冬と効能（滋陰薬）が類似するが, 麦門冬が口渇, 口唇の乾燥などの改善に優れるのに対し, 天門冬の性味はより苦寒で, 清熱の働きが強く虚熱を下げる. 肺・胃・心には麦門冬が, 肺・腎には天門冬が適する. 気道粘膜の炎症による誘発される病的な咳に

対し，オフィオポゴニンが気道粘膜の被刺激性亢進を抑制することにより，末梢性の鎮咳作用を示すことが証明されている．

ハッカ（薄荷）（薄荷葉）⬚

- **生薬** Menthae Herba （英名：Mentha Herb）
- **基原** ハッカ *Mentha arvensis* L. var. *piperascens* Malinvaud（シソ科）の地上部．この種を母種とする交配品種も含まれる．
- **品質** 香気が強く，新鮮なものが良品とされ，新鮮なものを用いる八新の一つである．
- **性味** 辛，涼．
- **効能** 理気，疏散風熱，利咽，透疹，明目．
清涼，発汗，解熱，健胃などの目的で精神神経用剤や消炎排膿剤に処方される．
- **処方** 加味逍遙散，清上防風湯，防風通聖散，柴胡清肝湯，滋陰至宝湯，銀翹散．
- **成分** 精油（*l*-メントール）．
- **備考** ハッカ（ジャパニーズミント）の近縁植物としてヨーロッパ原産のセイヨウハッカ（ペパーミント）や北米原産のミドリハッカ（スペアミント）がある．ハッカとセイヨウハッカはいずれも *l*-メントールを主成分とするが，セイヨウハッカの方が香気に優れている．ミドリハッカは *l*-カルボンを主成分とするため香気が異なる．ハッカを水蒸気蒸留して得た精油がハッカ油⬚で，*l*-メントールを 30～40％程度含んでいる．メントールは皮膚刺激性により知覚を鈍麻させ，鎮痛や止痒の効果があり，外用の局所刺激剤に用いられる．また，芳香や清涼味により反射的に消化管の運動，分泌，吸収などの諸機能を亢進したり，胃粘膜感覚を鈍麻させることで健胃，鎮痛，鎮吐作用を示すことから，ハッカ油は芳香性健胃薬や駆風薬（胃腸内のガスを排出させる薬）としても古くから利用されている．

l-menthol

ハンゲ（半夏）⬚

- **生薬** Pinelliae Tuber （英名：Pinellia Tuber）
- **基原** カラスビシャク *Pinellia ternata* Breitenbach（サトイモ科）のコルク層を除いた塊茎．
半夏にはヘソクリという別名があるが，これは塊茎から茎を抜いた跡がくぼんで残り，ヘソのようであるという説と，繁殖力が旺盛な畑の雑草である半夏は農家の主婦の小遣い稼ぎになるという説の2つがある．
- **品質** 外皮が除かれ純白で，大きく丸く質が堅く充実したものが良品とされ，古いものを用いる六陳の一つである．
- **性味** 辛，温・有毒．

| 効能 | 降逆止嘔，理気，去痰，燥湿．
気を下げることで上焦の水滞によって起こる悪心，嘔吐を治す働きがある．半夏が入る処方には通常，生姜または乾姜を配剤し，半夏の不快なえぐ味を消失させる． |
| 処方 | 小半夏加茯苓湯，小柴胡湯，小青竜湯，苓甘姜味辛夏仁湯など多くの漢方薬に配剤． |
| 成分 | 多糖類，えぐ味物質． |

1. 半夏を含む主な漢方処方

『傷寒論』や『金匱要略』では嘔吐を嘔と吐に分離して，嘔は声があって物がないもので，吐は声がなくて物があるもの，声と物とがともにあるものを嘔吐と呼んで区別している．半夏は上焦の水滞によって起こる悪心，嘔吐を緩解する利水薬の一つで，半夏を主薬とする半夏剤は口渇がなく吐き気や悪心が主になる嘔に近い症状に用いられる．一方，五苓散に代表される苓朮剤は口渇をともない水様物を直ぐに吐くような場合に適応する．半夏は，つわりや悪心に小半夏加茯苓湯，めまいや起立性調節障害に半夏白朮天麻湯，心下部のつかえ感に半夏瀉心湯，咽喉頭異常感症に半夏厚朴湯や柴朴湯，機能性ディスペプシア（FD）に六君子湯など数多くの漢方薬に配剤される．

半夏の鎮吐成分として，アラビノースを主鎖としたガラクトロン酸カルシウムを含む水溶性多糖体が明らかにされている．

2. えぐ味物質と修治

半夏を直接食べると口唇や咽頭の粘膜に激しい痛みが起きる．この原因としてシュウ酸カルシウムの針晶による物理的な刺激という説と，ホモゲンチジン酸やその配糖体などによる化学的な刺激という説がある．このえぐ味は煎液にすることで消失する．また，生姜のしぼり汁と服用することでえぐ味が軽減するといわれている．

ビャクゴウ（百合）局

生薬	Lilii Bulbus （英名：Lily Bulb）
基原	オニユリ *Lilium lancifolium* Thunberg，ハカタユリ *L. brownii* F. E. Brown var. *colchesteri* Wilson，*L. brownii* F. E. Brown 又は *L. pumilum* De Candolle（ユリ科）のりん片葉を，通例，蒸したもの．
品質	黄白色で半透明なものが良品とされる．
性味	甘・微苦，微寒．
効能	潤肺，止咳，安神．
処方	辛夷清肺湯．
成分	デンプン，蛋白質，脂肪．

ビャクシ（白芷）〔局〕

生薬	Angelicae Dahuricae Radix （英名：Angelica Dahurica Root）
基原	ヨロイグサ *Angelica dahurica* Bentham et Hook.（セリ科）の根．
品質	白く肥大し，芳香の強いものが良品とされる．
性味	辛，温．
効能	散寒解表，止痛，排膿，止帯．
処方	疎経活血湯，清上防風湯，荊芥連翹湯，通仙散．
成分	フロクマリン誘導体，クマリン誘導体．

ビャクジュツ（白朮）〔局〕

生薬	Atractylodis Rhizoma （英名：Atractylodes Rhizome）
基原	オケラ *Atractylodes japonica* Koidzumi ex Kitamura（ワビャクジュツ）またはオオバナオケラ *A. ovata* De Candolle（カラビャクジュツ）（キク科）の根茎．
品質	白く柔らかな新しいものが良品とされる．
性味	苦・甘，温．
効能	補気，健脾，利水消腫，止瀉． 補気薬や利水薬として代表的な生薬である．
処方	朮として五苓散，六君子湯，防已黄耆湯，苓姜朮甘湯など多くの漢方薬に配剤．
成分	精油（アトラクチロンは蒼朮との化学的な判別の指標成分として用いる）．
備考	朮の名で『神農本草経』に収載されている生薬は，現在，局方の規定を準用して白朮と蒼朮との2種に区別されている．古典に収載されている朮の使い分けは明確でなく，エキス製剤の製造において朮の選択はまちまちである．また，日本と中国における朮に違いがあり，局方の白朮と基原が同じ関蒼朮は中国では蒼朮に分類される． 白朮は代表的な補気薬，利水薬の一つであり，補気として胃腸の働きを助け消化管の水分を除くことで利水作用を発揮する．一方，蒼朮は祛風湿に働き，風湿（風邪・湿邪）が経絡に阻滞して起きる関節や筋肉の疼痛，麻痺，浮腫などの改善に効果がある．
関連	蒼朮．

ビワヨウ（枇杷葉）〔局〕

生薬	Eriobotryae Folium （英名：Loquat Leaf）
基原	ビワ *Eriobotrya japonica* Lindley（バラ科）の葉．
品質	新鮮で青味を帯び，葉の裏面の毛を除いたものが良品とされる．

性味	苦，平（涼）．
効能	止咳，止嘔．
	鎮咳，去痰，鎮吐作用がある．
処方	辛夷清肺湯，枇杷葉湯．
成分	精油，トリテルペノイド，有機酸，青酸配糖体（アミグダリン）．
備考	江戸末期から明治の中頃にかけて枇杷葉湯（枇杷葉，甘草，肉桂など7種の生薬を配合）が庶民の暑気払いの薬として使われた．枇杷葉の煎液が咳止め，食中毒，下痢などに服用され，アセモや湿疹には外用剤や浴剤としても用いられた．また，あぶったビワの葉の表面を患部に圧し当てたり，ビワの葉の上から温灸する『ビワの葉療法』がある．

ビンロウジ（檳榔子）（檳榔）局

生薬	Arecae Semen （英名：Areca）
基原	ビンロウ *Areca catechu* L.（ヤシ科）の種子．
品質	偏平な球状のものをヒラデといい良品とされる．
性味	辛・苦，温．
効能	消積，駆虫，理気，利水．
	消化不良や腹痛，寄生虫症，便秘などに用いる．
処方	九味檳榔湯，女神散．
成分	アルカロイド，タンニン．
関連	大腹皮（ビンロウの果実）．

ブクリョウ（茯苓）局

生薬	Poria（Hoelen）（英名：Poria Sclerotium, Hoelen）
基原	マツホド *Poria cocos* Wolf（サルノコシカケ科）の菌核で，通例，外層をほとんど除いたもの．
	アカマツやクロマツなどの根に寄生する菌で，菌核とは菌糸の塊である．
品質	やや赤みを帯びた白色で，潤いと粘りけがあり質の重く感じられ，断面が純白できめ細かく，かんで歯に粘着するものが良品とされる．
性味	甘・淡，平．
効能	利水消腫，健脾，安神．
	体内に水分が停滞した病態（水滞）の改善に用いられる代表的な利水薬で，同時に脾胃を補い消化機能の働きを活発にし，精神安定（安神）にも効果がある．
処方	茯苓飲，五苓散，小半夏加茯苓湯，苓桂朮甘湯，苓姜朮甘湯など多くの漢方薬に配剤．
成分	多糖類（パキマン），トリテルペノイド．

| 備考 | 同じサルノコシカケ科の菌核をもちいる生薬に猪苓がある．いずれも利尿作用があるが，猪苓の方がその作用は強く，健胃の働きはない．
| 関連 | 猪苓．

ブシ（附子）（加工附子）局

| 生薬 | Aconiti Tuber （英名：Aconite Root）
| 基原 | ハナトリカブト *Acoitum carmichaeli* Debeaux またはオクトリカブト *A. japonicum* Thunberg（キンポウゲ科）の塊根を 1, 2 または 3 の加工法により製したもの．
1. 高圧蒸気処理
2. 食塩，岩塩または塩化カルシウムの水溶液に浸漬した後，加熱または高圧蒸気処理
3. 食塩の水溶液に浸漬した後，石灰を塗布

1〜3 の加工法により製したものを，それぞれブシ 1，ブシ 2 及びブシ 3 とする．
| 性味 | 大辛，大熱・有毒．
| 効能 | 散寒，補陽，止痛．
代表的な熱性薬で，新陳代謝の賦活，鎮痛，強心，利尿作用がある．
| 処方 | 真武湯，四逆湯，桂枝加朮附湯，桂芍知母湯，麻黄附子細辛湯，八味地黄丸．
| 成分 | アルカロイド（アコニチンなど）．
| 備考 | 香附子と名前が類似するが，全く異なる生薬である．
| 注意 | ①附子は老化や疾病により全身の機能が衰退し，脈の微弱，冷え，疼痛，悪寒がある陽虚を補う最も強い熱性薬で，必ず冷えがあることを確認し，通常，子供には用いない．
②中毒症状は，口舌のしびれ，めまい，発汗，嘔吐，よだれが出るなどで，動悸，不整脈，けいれん，呼吸困難，意識障害などが出現し，死に至ることも少なくない．重症には一般的な救急処置と硫酸アトロピン，ステロイドの投与を行い，軽症には生姜・甘草あるいは緑豆の煎液を服用させる．

1）附子を含む主な漢方処方

熱性薬の代表である附子は温める作用が非常に強く，新陳代謝の亢進，鎮痛，強心，さらには余分な水分の除去を目標に用いられる．附子は真武湯，四逆湯，桂芍知母湯，麻黄附子細辛湯などの附子剤に加え，八味地黄丸，牛車腎気丸などの地黄丸類や大防風湯などの重要処方に配剤される．

2）修治による減毒処理

トリカブトは有名な有毒植物で古くから矢毒として利用されていた．母根が烏の頭に似ていることから烏頭，子根を母根に付いた根の意味で附子というが，日本では一般にこれらを区別せずに附子と呼んでいる．附子は漢方薬に処方される生薬の中で例外的に毒性が問題になる劇薬で，種々の方法で修治される．近年，中国では修治していないものを烏頭，修治したものを附子と称

している．

　附子は適用を誤ると強い毒性により不測の急性中毒を起こすことがあり，古くから中毒を予防する目的でさまざまな修治が考案されてきたが，現在では減毒処理された炮附子（ほうぶし）や加工附子が用いられる．

[附子の分類]
①烏頭：母根を乾燥させたもので，毒性が非常に強い．
②附子：子根を乾燥させたもので，毒性が非常に強い．
③塩附子（えんぶし）：塩水とニガリ汁の混液に数回漬けた後に半乾燥させたもので，表面に塩分が析出している．毒性が強いため，日本ではほとんど流通していない．
④白河附子（しらかわぶし）：塩水に漬けた後，石灰をまぶして乾燥した日本独自の修治品で，毒性が強い．
⑤炮附子：塩附子を水で脱塩後，蒸す，煮るなどの処理を繰り返したもので，毒性は弱い．
⑥加工附子（末）：日本で最も一般的に使われている修治法で，オートクレーブで加圧加熱処理したもので，毒性は 1/150 以下に低減化されている．

3）アルカロイド成分

　トリカブトの有毒成分はジテルペンアルカロイドであるアコニチンやメサコニチンなどで，アコニチン系アルカロイドと呼ばれる．これらの成分は少量で呼吸運動増大，血圧上昇を起こし，大量では呼吸麻痺，血圧降下を起こす（ヒト致死量：2～5 mg）．アコニチン系アルカロイドは修治により，ベンゾイルアコニンやベンゾイルメサコニンなどの低毒性のアルカロイドになる．附子の強心成分としアコニチン系アルカロイド以外のアルカロイドである，ヒゲナミンやコリネインが含まれている．採取時期は毒性の最も低い 11 月頃が最適とされ，この時期のヒゲナミン含量は高い．

aconitine　　**higenamine**

ボウイ（防已）（漢防已：カンボウイ）局

生薬	Sinomeni Caulis et Rhizoma　（英名：Sinomenium Stem）
基原	オオツヅラフジ *Sinomenium acutum* Rehder et Wilson（ツヅラフジ科）のつる性の茎及び根茎．
品質	横切面が暗褐色で菊花紋理のあるもの，とりわけ導管が著しいものが良品とされる．
性味	苦・辛，寒．
効能	利水消腫，祛風湿，止痛． 浮腫や関節水腫，関節痛，腫れ物，リウマチなどに用いられる．

|処方| 防已黄耆湯，疎経活血湯，木防已湯．
|成分| アルカロイド（シノメニンなど）．

1) 防已の同名異物

日本では局方の防已を漢防已（中国名：清風藤）といい，アオツヅラフジの茎や根茎を木防已という．古典の防已は木防已であるとされているが，原典に木防已を用いる木防已湯などの処方についても日本では局方の防已を用いる．

本来，漢防已は中国の粉防已（シマハスノハカズラ *Stephania tetrandra* S. Moore の根：ツヅラフジ科）のことであり，日本のオオツヅラフジを基原とする漢防已とは明らかに基原植物が違う．その他に中国の防已として広防已（*Aristolochia fanchi* Wu の根：ウマノスズクサ科）や漢中防已（*Aristolochia heterophylla* Hemsl. の根：ウマノスズクサ科）があるが，いずれも毒性が強く，局方の規格に合わない．このように中国には日本の局方品とは同名異物の生薬や基原植物が異なる市場品が多数存在する．

2) アリストロキア酸を含有する生薬

ベルギーにおいて広防已を含む製剤の服用により9人に腎機能障害が発生し（1991〜1992），ヨーロッパではチャイニーズ・ハーブ・ネプロパティ（漢方薬腎症：現在ではアリストロキア腎症と改名）と呼ばれ，広く漢方薬の副作用として認識されるに及んだ．日本に中国産の防已は輸入されていないが，防已を配剤した中国製の製剤には，アリストロキア腎症の原因物質であるアリストロキア酸（アリストロキア酸Ⅰ，Ⅱなどの混合物）を含むウマノスズクサ科の広防已や漢中防已が使用されている可能性があり注意を要する．ウマノスズクサ科のアリストロキア属植物にはアリストロキア酸が含まれており，この物質は腎障害以外に発癌性の疑いがもたれている．日本においては，現在，アリストロキア酸を含んでいる生薬や漢方薬は医薬品として製造，輸入されていない．

［アリストロキア酸を含有するウマノスズクサ科のアリストロキア属植物を基原とする生薬］
① 防已：広防已，漢中防已．
② 木通：関木通（*Aristolochia manshuriensis* Komarov のつる性の茎）．
③ 木香：青木香（*A. contorta* Bunge, *A. debilis* Siebold et Zuccarini の根），南木香（*A. yunnanensis* Franch の根）．
④ 細辛：ウマノスズクサ科のウスバサイシン *A. siebolii* F. Maekawa またはケイリンサイシン *A. heterotropoides* F. Maekawa var. *mandshuricum* F. Maekawa の根及び根茎が細辛㊇として薬用に用いられるが，地上部にはアリストロキア酸が含まれる．

ボウショウ（芒硝）

|生薬| Sal Mirabilis （英名：Sodium Sulfate Hydrate）

基原	天然の含水硫酸ナトリウム Na$_2$SO$_4$・10H$_2$O または Na$_2$SO$_4$・10H$_2$O からなる鉱物生薬.
性味	鹹・苦,寒.
効能	瀉熱瀉火,通便,軟堅. 硫酸マグネシウム（塩類下剤）と類似の瀉下作用がある.
処方	調胃承気湯,大承気湯,大黄牡丹皮湯.
成分	含水硫酸ナトリウム.
備考	正倉院薬物の研究から，その時代の芒硝は天然の含水硫酸マグネシウムであると確認されている．硫酸ナトリウムや硫酸マグネシウムなどの塩類下剤は腸管から吸収されにくく，体内から腸管へ水分を移行させ腸管内に多量の水分を保持することから，腸管内の容積の増大が腸管の蠕動運動を機械的に刺激し，排便を促進する.
注意	①妊婦には禁忌. ②治療上食塩制限が必要な患者に継続投与する場合は注意が必要である.

ボウフウ（防風）局

生薬	Saposhnikoviae Radix　（英名：Saposhnikovia Root）
基原	*Saposhnikovia divaricata* Schischkin（セリ科）の根及び根茎. 代用品としてハマボウフウ（浜防風局）が使用されていたが，本来は代用にならない.
品質	根頭に毛状の残茎があり，質が充実し，潤いがあって香気が強く新鮮なものが良品とされる.
性味	辛・甘,微温.
効能	祛風解表,祛風湿,止痛,止瀉,止血. 発汗,発散,鎮痛などの作用がある.
処方	清上防風湯,荊芥連翹湯,大防風湯,桂芍知母湯,防風通聖散,消風散.
成分	フロクマリン.

ボクソク（樸樕）局

生薬	Quercus Cortex　（英名：Japanese Oak Bark）
基原	クヌギ *Quercus acutissima* Carruthers, コナラ *Q. serrate* Murray, ミズナラ *Q. mongolica* Fischer ex Ledebour var. *crispula* Ohashi 又はアベマキ *Q. variabilis* Blume（ブナ科）の樹皮. 桜皮（ヤマザクラ又はその近縁植物の周皮を除いた樹皮）で代用できる.
品質	厚く渋みの強いものが良品とされる.
効能	収斂,駆瘀血,解毒,止瀉作用がある.
処方	治打撲一方,十味敗毒湯（桜皮で代用）.

| 成分 | タンニン，フラボノイド．
| 備考 | 浅田宗伯は華岡青洲の十味敗毒散の桜皮を樸樕に代えて十味敗毒湯と称した．

ボタンピ（牡丹皮）局

| 生薬 | Moutan Cortex　（英名：Moutan Bark）
| 基原 | ボタン *Paeonia suffruticosa* Andrews（ボタン科）の根皮．
| 品質 | 管状で皮が薄く，肉厚で色が白く粉っぽいもので，香気の強いものが良品とされ，赤味のあるものは質が落ちる．木心のついたものは不良品である．
| 性味 | 辛・苦，微寒．
| 効能 | 清熱涼血，活血化瘀．
| | 桃仁とともに代表的な駆瘀血薬で，駆瘀血，鎮痙，鎮痛，抗炎症などの作用がある．
| 処方 | 桂枝茯苓丸，大黄牡丹皮湯，加味逍遥散，八味地黄丸，牛車腎気丸．
| 成分 | フェノール類（ペオノール），モノテルペン配糖体（ペオニフロリン）．
| 注意 | 月経過多や妊婦には禁忌．
| 備考 | ボタンとシャクヤクは古くから高貴な花として親しまれ，中国ではボタンは百花の王（花王）と称され国花になっている．シャクヤクは多年草の草本で冬には地上部が枯れるが，木本のボタンは冬でも地上部が残る．ボタンの薬用品種としては単弁紅花がよいとされ，開花前のつぼみを取り去った4〜5年目の根を採取し，木心を抜き取ったものが牡丹皮である．
| 関連 | 芍薬．

ボレイ（牡蛎・牡蠣）局

| 生薬 | Ostreae Testa　（英名：Oyster Shell）
| 基原 | カキ *Ostrea gigas* Thunb.（イタボガキ科）の貝殻．
| | 食用のマガキの貝殻からなる動物生薬．
| 品質 | 古く，外面が青白色のものほど良品とされる．
| 性味 | 鹹・渋，微寒．
| 効能 | 安神，平肝，収斂固渋．
| | 精神不安を改善する代表的な安神薬で，竜骨としばしば併用される．
| 処方 | 柴胡桂枝乾姜湯，柴胡加竜骨牡蛎湯，桂枝加竜骨牡蛎湯．
| 成分 | 炭酸カルシウム．
| 備考 | カキは牡蛎と書くが，牡蛎とは本来，カキの貝殻のことである．カキ肉と呼ばれるものは生薬の牡蛎肉（ぼれいにく）に相当し，滋養，強肝，強心薬として用いられる．ボレイ末局は単にカルシウム剤として使用されているが，漢方では牡蛎は代表的な安神薬として用いられ

る．安神とは精神不安，不眠，動悸，焦燥感などを治療する方法で，鉱物や貝殻などの生薬を用いる重鎮安神薬と，植物性生薬を用いる養心安神薬がある．牡蛎と竜骨は重鎮安神薬としての効能は類似するが，竜骨の方が作用は強く，臍下部の動悸に有効である．一方，牡蛎は脇腹の動悸に効果があり，両者はしばしば併用される．

注意　抗生物質の併用．

マオウ（麻黄）局

生薬　Ephedrae Herba （英名：Ephedra Herb）

基原　*Ephedra sinica* Stapf, *E. intermedia* Schrenk et C. A. Meyer または *E. equisetina* Bunge（マオウ科）の地上茎．
Ephedra 属の植物は草本状の小低木で，現在 70 種ほどがアジア，ヨーロッパ，アフリカ，アメリカなどに広く分布．

品質　やや青く，渋みがありのちに舌を麻痺させるものが良品とされる．『傷寒論』では節を除いて用いるように指示されている．古いものを用いる六陳の一つである．

性味　辛・微苦，温．

効能　発汗解表，止咳，利水消腫．
代表的な発汗薬である．

処方　葛根湯，麻黄湯，桂麻各半湯，小青竜湯，麻黄附子細辛湯，防風通聖散．

注意　①交感神経や中枢神経に興奮作用があるエフェドリンやプソイドエフェドリンなどエフェドリン系アルカロイドを含んでおり，循環器系の既往歴のある人には特に注意を要する．
②発汗作用が強いことから，汗をかいている患者には用いない．
③胃腸虚弱者は胃腸障害を起こすことがある．

1）麻黄を含む主な漢方処方

『神農本草経』の中品に収載される麻黄は，強い発汗作用があり，桂皮と組合わせることで相乗的に発汗作用が強まる．また，麻黄には鎮咳作用があり，杏仁の鎮咳去痰作用と合わさることで咳嗽や喘鳴のあるものに奏効する．

漢方では発汗，解熱，鎮咳を目標に，桂麻剤と呼ばれる麻黄湯，葛根湯，小青竜湯などに配剤される．咳嗽のような呼吸器疾患に用いられる麻黄は『肺家の要薬』とされる．五臓において肺は水分代謝と深く関わることから，麻黄は水の停滞や偏在による病態（水滞）に対して利水消腫（排尿を促進して浮腫を改善する）を目標に，越婢加朮湯，防風通聖散，麻杏薏甘湯などに処方されている．

2）エフェドリン系アルカロイド

麻黄は *l*-エフェドリン（主成分），*d*-プソイドエフェドリン，*l*-メチルエフェドリン，*l*-ノルエフェドリンなどのエフェドリン系アルカロイドを含んでいる．麻黄の発汗，解熱，鎮咳には，エフェドリン系アルカロイドによる体温上昇作用や持続的気管支拡張作用が主として寄与していると考えられている．一方，麻黄の根は麻黄根と呼ばれ，古くから地上部とは逆に止汗を目的に用いられ，止汗や血圧降下作用のあるエフェドラジンA〜Dがみつかっている．

***l*-ephedrine**

3）気管支喘息の治療薬

エキスには交感神経興奮，中枢興奮，鎮咳，気管支分泌促進，抗炎症などの作用が認められ，これらはいずれもエフェドリン系アルカロイドによる作用である．エフェドリンは交感神経興奮と中枢神経興奮とを合わせもつ代表的な薬物で，交感神経興奮は心拍数，心拍出量の増加，血管収縮，血圧上昇，気管支拡張，散瞳などの作用を示し，中枢神経興奮は自発運動の増加，脳波上の覚醒波の出現，呼吸興奮作用などを惹起する．特に気管支拡張作用と呼吸量の亢進作用が，エフェドリンやメチルエフェドリンを気管支喘息の治療薬として用いる理由である．プソイドエフェドリンはエフェドリンよりも抗炎症作用が強い．医薬品としては塩酸エフェドリンと塩酸メチルエフェドリンがある．

マシニン（麻子仁）（火麻仁：カマニン）局

生薬	Cannabis Fructus （英名：Hemp Fruit）
基原	アサ *Cannabis sativa* L.（クワ科）の果実．
品質	よく充実し，白いものが良品とされる．
性味	甘，平．
効能	潤腸通便． 高齢者や虚弱者に用いることができる緩和な瀉下薬である．
処方	麻子仁丸，潤腸湯，炙甘草湯．
成分	脂肪油，糖類，蛋白質，ビタミンE，レシチン．
備考	麻子仁はリノール酸，リノレン酸，オレイン酸などからなる脂肪油やビタミンE，レシチンなど含んでおり，この油性成分により便を軟らかくし，腸管との潤滑によって排便を促進すると考えられている．日本では老人や子供，妊婦などの便が硬く乾燥した慢性的な便秘に適応するとされているが，中国では体力が著しく低下した人や老人への使用は注意を要するといわれている．大黄，枳実，当帰，地黄などと組合わせた麻子仁丸や潤腸湯は高齢者や虚弱者の習慣性便秘（硬い便，コロコロ便）に用いられる．

モクツウ（木通）局

生薬	Akebiae Caulis （英名：Akebia Stem）
基原	アケビ *Akebia quinata* Decaisne またはミツバアケビ *A. trifoliata* Koidzumi（アケビ科）のつる性の茎を，通例，横切したもの．
品質	放射状の紋理が著明で，横切面の灰白色ないし黄白色のものが良品とされる．
性味	苦，寒．
効能	清熱，利水，通淋，通乳． 消炎，利尿，鎮痛などの作用がある．
処方	当帰四逆加呉茱萸生姜湯，通導散，消風散，竜胆瀉肝湯．
成分	トリテルペノイドサポニン．
備考	中国で製造され日本に輸出された当帰四逆加呉茱萸生姜湯（医療用漢方エキス製剤）による腎障害の副作用が発生した（1992〜1995）．中国産の木通は地方によって基原植物が異なり，ウマノスズクサ科のキダチウマノスズクサ（関木通：かんもくつう）やキンポウゲ科の *Clematis armandi* Franch（川木通：せんもくつう）が一般に木通として流通している．この製剤は木通の代わりに関木通が使われていた．関木通には腎障害を引き起こすアリストロキア酸が含まれていることが判明している．［アリストロキア腎症についてはボウイを参照］

モッコウ（木香）局

生薬	Saussureae Radix （英名：Saussurea Root）
基原	*Saussurea lappa* Clarke（キク科）の根． インド産の唐木香（からもっこう）（インド木香）が正品の木香である．
品質	川木香，土木香，青木香，土青木香などの類似生薬があるが，薫じてその香気で区別できる．
性味	辛・苦，温．
効能	理気，止痛，止瀉，健脾． 理気，健胃，整腸作用がある．
処方	清心蓮子飲，加味帰脾湯，九味檳榔湯，女神散，参蘇飲．
成分	精油．
備考	昔は唐木香を青木香（せいもっこう）と呼んでいたが，現在ではウマノスズクサ科のウマノスズクサ（馬兜鈴：ばとうれい：*Aristolochia debilis* Siebold et Zuccarini）やマルバウマノスズクサ（*A. contorta* Bunge）の根を青木香と称し区別している．中国では唐木香（局方の木香），川木香（せんもっこう）（キク科の *Vladimiria souliei* Ling の根），土木香（どもっこう）（キク科のオオグルマ *Inula helenium* L. の根）と青木香の4種類の木香がある．青木香や南木香（*A. yunnanensis* Franch の根）は，腎機能障害を起こすアリストロキア酸を含んでおり，この生薬の混入や誤用に注意を払

ヤクモソウ（益母草）局

生薬	Leonuri Herba （英名：Leonurus Herb）
基原	メハジキ *Leonurus japonicus* Houttuyn 又は *L. sibiricus* L.（シソ科）の花期の地上部.
品質	葉の多い枝の部分が緑色のものが良品とされる.
性味	辛・微苦，微寒.
効能	活血化瘀，調経. 駆瘀血作用がある.
処方	芎帰調血飲，益母丸.
成分	フラボノイド（ルチン），アルカロイド.
備考	中国では古くから婦人用薬として使われ，特に産後の悪露（出産後に性器から排出される分泌物）によく効くことから益母草の名がつけられた.

ヨクイニン（薏苡仁）局

生薬	Coicis Semen （英名：Coix Seed）
基原	ハトムギ *Coix lacryma-jobi* L. var. mayuen Stapf（イネ科）の種皮を除いた種子. 種皮をつけたままのものがハトムギまたは皮つき薏苡仁と称される.
品質	白色で重く肥大し，噛むと歯にネチネチと付くものが良品とされる.
性味	甘・淡，微寒.
効能	祛風湿，清熱，解毒，排膿，健脾. 筋痙攣の抑制，疼痛の緩和，利尿による浮腫の改善を目的に配剤される.
処方	薏苡仁湯，麻杏薏甘湯，腸癰湯.
成分	多糖類，蛋白質，脂肪油（コイキセノライドなど）.
備考	多年草のジュズダマはハトムギ（一年草）に非常によく類似し，冬に地上部が枯れ，春に新しい地上茎が伸び，各地に野生している．花序がたれるハトムギに対し，ジュズダマは上向きに出るので区別ができる．また，ハトムギの種子は軟らかで指で押しつぶせるが，ジュズダマはホウロウ質で硬い. 薏苡仁は化膿症に対して膿の吸収と排出（排膿）を促進する作用があり，肌荒れを治して皮膚を滑らかにする効果があるといわれ，民間では肌荒れ，美容，イボとりに用いられる．薏苡仁による疣贅（イボ）の治療は江戸時代に日本でみいだされた方法である．薏苡仁，藤瘤，訶子，菱実を配剤した WTTC と略称される製剤に抗癌作用があると報告されている.

リュウガンニク（竜眼肉）局

- 生薬　Longanae Arillus （英名：Longan Aril）
- 基原　リュウガン *Euphoria longana* Lamarck（ムクロジ科）の仮種皮．
- 品質　果肉に潤いがあって柔らかい質のものが良品とされる．あまりひからびたものは不可．
- 性味　甘，平．
- 効能　安神，補血，健脾．
  滋養，強壮，補血，鎮静などの作用がある．
- 処方　帰脾湯，加味帰脾湯．
- 成分　蛋白質，脂肪，糖類．

リュウコツ（竜骨）局

- 生薬　Fossilia Ossis Mastodi （英名：Longgu）
- 基原　大型哺乳動物の化石化した骨で，主に炭酸カルシウムからなる鉱物生薬である．
- 品質　白色で，破砕しやすく，舌端に吸着するものが良品とされる．
- 性味　甘・渋，平．
- 効能　安神，平肝，固精．
  精神不安を改善する代表的な安神薬（牡蛎参照）で，牡蛎としばしば併用される．
- 処方　柴胡加竜骨牡蛎湯，桂枝加竜骨牡蛎湯．
- 成分　炭酸カルシウム．
- 注意　抗生物質の併用．

リュウタン（竜胆）局

- 生薬　Gentianae Scabrae Radix （英名：Japanese Gentian）
- 基原　トウリンドウ *Gentiana scabra* Bunge，*G. manshurica* Kitagawa または *G. triflora* Pallas（リンドウ科）の根および根茎．
- 品質　なるべく肥大し，柔軟で苦味の強いものが良品とされる．
- 性味　苦，寒．
- 効能　清熱燥湿，清肝瀉火，止痙，明目．
  苦味健胃薬として有名であるが，漢方ではイライラ，頭痛，熱性痙攣，目の充血，耳鳴り，難聴，口が苦いなどの肝胆の熱症状に用いる．
- 処方　竜胆瀉肝湯，疎経活血湯．
- 成分　苦味配糖体（ゲンチオピクロシドなど）．

リョウキョウ（良姜）（高良姜：コウリョウキョウ）㊏

生薬	Alpiniae Officinari Rhizoma　（英名：Alpinia Officinarum Rhizome）
基原	*Alpinia officinarum* Hance（ショウガ科）の根茎．
品質	肥厚し繊維性の少ない芳香性で辛いものが良品とされる．
性味	辛，熱．
効能	温裏，止痛，止嘔． 胃痛，嘔吐，下痢，消化不良などに用いる．生姜や乾姜と効能は類似するが，止痛の作用に優れている．
処方	安中散．
成分	精油，フラボノール．
注意	熱証には禁忌．

レンギョウ（連翹）㊏

生薬	Forsythiae Fructus　（英名：Forsythia Fruit）
基原	レンギョウ *Forsythia suspensa* Vahl またはシナレンギョウ *F. viridissima* Lindley（モクセイ科）の果実．
品質	新しい大粒の褐色のものが良品とされる．
性味	苦，微寒．
効能	清熱解毒，消腫． 解熱，消炎，利尿，解毒，排膿などの作用があり，化膿性疾患や熱性疾患に用いられる．
処方	荊芥連翹湯，柴胡清肝湯，清上防風湯，防風通聖散，十味敗毒湯．
成分	フラボノイド（ルチン），トリテルペノイド，リグナン．

レンニク（蓮肉）㊏

生薬	Nelumbis Semen　（英名：Lotus Seed）
基原	ハス *Nelumbo nucifera* Gaertner（スイレン科）の通例，内果皮の付いた種子でときに胚を除いたもの． 成熟した果実を蓮実といい，特に完熟した果実が重く水に沈むことから名づけられた石蓮子の硬い果皮をとった種子を蓮肉または蓮子と称する．
品質	内面が黄白色の充実したもので，緑色の芽を取り除いてあるものが良品とされる．
性味	甘・渋，平．
効能	安神，補腎，健脾，止瀉．

滋養，強壮，止瀉，鎮静作用がある．
|処方| 清心蓮子飲，啓脾湯．
|成分| デンプン，蛋白質，脂肪，アルカロイド．
|備考| 中国では菓子や料理の材料として，デンプンは乳幼児の栄養補給食品としてよく利用される．

ロカイ（蘆薈：ロエ）（アロエ）局

|生薬| Aloe （英名：Aloe）
|基原| 主として *Aloe ferox* Miller またはこれと *A. africana* Miller または *A. spicata* Baker との雑種（ユリ科）の葉から得た液汁を乾燥したもの．
日本の市場品は従来からケープアロエのみが取り引きされており，基原植物をケープアロエに限定している．
|性味| 苦，寒．
|効能| 清熱，瀉下．
|処方| 更衣丸，当帰竜薈丸．
|成分| アントラキノン類（バルバロイン，イソバルバロインなど）
|注意| 妊婦，月経期には禁忌．
|備考| ユリ科のアロエ属植物は種類が多く，その原産地により，ケープアロエ，ソコトラアロエ，キュラソアロエ，ナタールアロエなどがあり，局方ではケープアロエの葉から得た液汁を乾燥したものと規定している．日本ではアロエを『医者いらず』と呼び，葉肉を火傷，切り傷，虫刺されなどに，生の葉をすりおろし便秘や胃痛の際に服用する．このアロエはキダチアロエと呼ばれるもので，日本では観賞用や民間薬として古くから栽培されている．アロエベラは，そのゲル部が飲料，化粧品，医薬品原料としてアメリカで注目されており，日本でも健康食品として販売されている．アロエの瀉下活性成分は主にバルバロインとイソバルバロインのアントロン配糖体で，葉の表皮部に含まれ，ゼリー部には微量にしか存在しない．これらの成分は腸内細菌によってアロエ・エモジンアンスロンに変換されて薬効を示すプロドラッグである．

第5章
漢方薬の適正使用

5-1　医療用漢方製剤と一般用漢方製剤

5-1-1　医療用漢方製剤

1. 医療用漢方エキス製剤

　医師もしくは歯科医師が処方箋や指示を出して使用する**医療用漢方製剤**は，原則としてエキス剤あるいはエキス化し製剤としたものに限られ，ほとんどの剤形が顆粒剤や細粒剤で，わずかに錠剤，カプセル剤がある（生薬末から製剤化した八味丸の丸剤もある）．**保険診療**に用いられる医療用漢方製剤として148処方（2000年4月現在）が薬価基準に収載され，その多くは一般用漢方製剤210処方から転用されたものである．そのため効能・効果（適応症）は一般用に記載されている症状名に準じて規定されており，保険診療における適応症の限定や適応症と病名の間の整合性がたびたび問題になっている．さらに出典や薬価基準に収載された時期の申請基準の違いによって，各メーカーの適応症，生薬の種類あるいは配合量などに差異がある．

漢方エキス製剤（小柴胡湯）の添付文書における効能・効果の比較

医療用漢方製剤（A社）	医療用漢方製剤（B社）
1. 体力中等度で上腹部がはって苦しく，舌苔を生じ，口中不快，食欲不振，時により微熱，悪心などのあるものの次の諸症： 諸種の急性熱性病，肺炎，気管支炎，感冒，胸膜炎・肺結核などの結核性諸疾患の補助療法，リンパ腺炎，慢性胃腸障害，産後回復不全 2. 慢性肝炎における肝機能障害の改善	1. はきけ，食欲不振，胃炎，胃腸虚弱，疲労感及び風邪の後期の症状 2. 慢性肝炎における肝機能障害の改善
	一般用漢方製剤
	はきけ，食欲不振，胃炎，胃腸虚弱，疲労感及び風邪の後期の症状

2. その他の医療用漢方製剤

　医療用漢方製剤にはエキス剤以外に煎剤，散剤，丸剤，軟膏剤がある．煎剤は合方や加減方が容易にでき，薬価基準収載の生薬を調剤するかぎり，保険診療において適応症の制約を受けない．

そのため患者の症状にあわせて自由に生薬の組合せや量を処方することができる利点がある．ただし，生薬の薬価が低くいため，品質が十分でなかったり，保険収載されていない生薬の使用が**自由診療**の対象になるなどの問題がある．

5-1-2　一般用漢方製剤

一般用漢方製剤とはセルフメディケーションとして患者が薬局や薬店などで自由に購入できる**一般用医薬品（大衆薬：OTC）**に分類される漢方製剤のことで，エキス剤を主流に，煎剤，散剤，丸剤，錠剤，カプセル剤など210処方ある．一般用漢方製剤の製造販売に関する承認審査内規は，1975年に一般用漢方処方210処方として公表された．俗にいう**210処方**は時代に合わせた見直しがなされ，2010年に236処方へと増えた．それ以外に薬局開設者がその薬局で製造・販売できる薬局製造販売医薬品（**薬局製剤**）としての漢方薬があり，2009年から薬局製剤は一般用医薬品の分類から医療用医薬品とともに**薬局医薬品**に分類されるようになった．

5-1-3　医療用と一般用漢方エキス製剤の違い

医療用漢方エキス製剤は一般用漢方エキス製剤に比べ，通常製造に用いられる原料生薬の量（古典と同じ処方量）が若干多く，抽出されたエキスの全量（一般用漢方エキス製剤は50%以上）を用いることが規定されている．また，一日の服用量においても医療用の方が多く設定されている．さらに標準湯液との同等性を確保するために複数の指標成分を定量し，これらの70%以上が医療用漢方エキス製剤に含有されるように調製されている．したがって，一般用に比べて医療用漢方エキス製剤の成分含量は高い傾向にあるが，それ以外において本質的な違いはないと考えてよい．

5-2　漢方薬の剤形

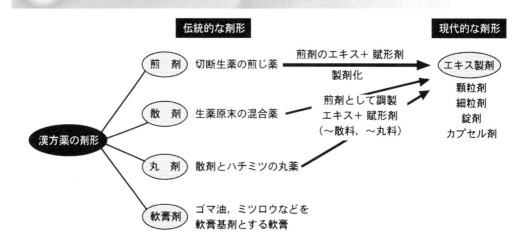

5-2-1 エキス製剤

エキス製剤の製品化を端緒に，エキス製剤が伝統的な剤形に代わって主流になり，漢方薬市場を急成長させた．特に一般の医薬品と違和感がないことで，患者の**コンプライアンス**（服薬遵守）がよく治療成績の向上に寄与していると思われる．しかしながら，保険適用を受けている処方数が少なく，合方や加減方などの漢方特有のさじ加減が使えない欠点もある．

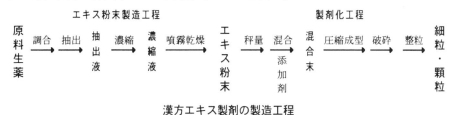

漢方エキス製剤の製造工程

5-2-2 煎剤（湯液）

煎剤（とうえき）は最も多い伝統的な剤形で，エキス剤との薬効の違いや合方・加減方という漢方薬の妙が駆使できる点から，煎剤を処方する医師も少なくない．

温清飲，清心蓮子飲，当帰飲子など**飲**（いん）と呼ばれる処方は，本来，不定期に冷服する煎剤を意味している．

伝統的剤形とエキス製剤の比較

伝統的剤形	エキス製剤
1．剤形の特徴が生かせる	1．一般薬と違和感がない
2．合方や加減方が容易	2．手間がかからず，携帯が可能
3．生薬の吟味・修治が可能	3．品質が一定
4．処方の制約がない	4．保存や管理が容易
5．保険上の制約が少ない	5．科学的な評価を受けやすい

5-2-3 散剤

散剤は生薬の粉末を混和したもので，五苓散，当帰芍薬散，香蘇散，安中散，平胃散などがある．散剤を煎剤として用いる場合は，処方の末尾に**料**（りょう）をつけて，五苓散料や当帰芍薬散料などと呼ぶ．散剤は有効成分の溶解性，揮発成分，化学的変化などの点を考慮した剤形で，香蘇散のような理気剤は散剤の剤形で服薬する方が効果的と考えられている．

5-2-4 丸剤

丸剤は生薬の粉末に賦形剤や結合剤として水，ハチミツなどを加えて均等に混和し，適当な方法で球状に製したもので，八味地黄丸，桂枝茯苓丸，大甘丸，麻子仁丸などがある．散剤と同様に煎剤として用いる場合は，処方の末尾に**料**（りょう）をつけて，八味地黄丸料や桂枝茯苓丸料などと呼ぶ．丸剤は散剤と同様，有効成分の溶解性，揮発成分，化学的変化などの点を考慮した剤形で，煎剤に比べ正確な量を服用することができ，携帯や貯蔵などの管理がし易い．

5-2-5 軟膏剤

漢方薬は基本的に内服であるが，外用剤として紫雲膏や中黄膏などの軟膏剤がある．

5-3 煎剤の調製法

5-3-1 煎剤の品質に関わる因子

1. 生薬に由来する成分含量の変動

天然品である生薬は産地，栽培法，採取時期など多くの環境因子の違いによって成分含量に変動があることが知られている．処方選択が最適であっても生薬の品質の問題で充分な効果が得られない場合も当然予想される．煎剤を用いた治療において生薬の品質鑑定（選品）は最も大切であり，信頼のおけるメーカーを選ぶとともに，選品のための知識を養う必要がある．

2. 調製条件に由来する成分含量の変動

患者15人が煎じた小柴胡湯の比較において，最終煎液量，乾燥エキス量，成分含量にかなりの変動が認められている．ふきこぼれなどの初歩的な要因も考えられるが，同じロットの生薬を用いても煎じる水量や最終煎液量などさまざまな要因によって煎剤の品質に差が生じる．

15名の患者が調製した小柴胡湯煎液の内容

	最小値	平均値 ± 標準偏差	最大値
最終煎液量 （ml／日）	50	234.5 ± 69.1	310
凍結乾燥エキス収量 （g／日）	2.43	5.54 ± 1.21	7.79
柴胡の活性成分含量 （mg／日）（saikosaponin b1+b2）	0.04	2.74 ± 1.03	4.72
甘草の活性成分含量 （mg／日）（glycyrrhizin）	19.5	34.7 ± 5.4	46.3
黄芩の活性成分含量 （mg／日）（baicalin）	102.1	213.7 ± 38.2	290.6

調製法の指示：1日分の小柴胡湯（24g／日）を水4合（約720ml）に入れ，液量が約半量になるまで最初から弱火で煎じた後，温かいうちに茶こしやガーゼなどでろ過．
（岩井孝明ら：日本東洋医学雑誌，**39**：201，1989）

1) 生薬の形状：刻みが小さいほど成分の抽出効率は向上するが，あまり細かくした生薬は品質的によくないと考えられており，一般に丸切り，寸切り，角切りなどの刻み生薬を用いる．
2) 煎出容器：通常，土鍋，アルミ，アルマイト，ステンレス製の容器を用い，鉄製の容器は酸化鉄とタンニンやフェノール性成分が反応して沈殿を起こすことがあるので使用しない．
3) 煎出時間：煎出時間は成分の揮発，分解，抽出効率と密接に関係しており，生薬の用途や材質によって調節することがある．
4) 煎出温度：常温の水から煎じる．煎出効果を高める目的で熱湯から調製すると生薬表面のタ

ンパク質が変性し，成分の抽出効率が低下すると考えられている．一方，**杏仁**や**桃仁**の主成分**アミグダリン**のように低い温度で容易に酵素分解を受けてベンズアルデヒドになるものもあり，約 12 分前後で沸騰するぐらいの火加減が適当である．

$$\text{amygdalin} \xrightarrow[\beta\text{-glucosidase}]{\text{水煎中}} [\text{mandelonitrile} + \text{D-glucose}] \rightarrow \text{benzaldehyde} + \text{HCN}$$

黄芩の主成分**バイカリン**は酵素分解により一部はバイカレインに変化する．このような成分が薬効に関係があると仮定すると，昇温速度も煎剤の品質を決める要因の 1 つとなる．

$$\text{baicalin} \xrightarrow[\beta\text{-glucosidase}]{\text{水煎中}} \text{baicalein}$$

5）ろ過条件：生薬残渣がふやけたり，溶出した成分の沈殿あるいは生薬残渣への再吸着が起こるため，熱時ろ過する．なお，生薬をティーバッグに入れて煎じると抽出効率の低下が予想される．

瀉心湯類に含まれるバイカリンとベルベリンは水に不溶な複合体を形成し，温度の低下にともなって大量に沈殿を生じるが，この沈殿物の服用の要否は検討されていない．

5-3-2 加熱による成分の化学的変化

1．大黄

大黄の主瀉下成分である**センノシド類**は熱分解を受けやすい．そのため大黄の瀉下作用を期待する処方では短時間（15 分以内）の煎出あるいは後煎し，逆に瀉下以外の効果を目標にする処方では常煎することで副作用となる瀉下作用を抑えることができるというのが通説であった．しかしながら，最近の研究で大黄は常煎法で調製した方が，より強い瀉下作用が得られることが証明されている．

2．附子

附子は猛毒の**アコニチン系アルカロイド**を含んでおり，加圧加熱処理などの**修治**をほどこした加工附子を用いるが，煎出時間を長くすることでさらに減毒化できる．

3．釣藤鈎

釣藤鈎は 20 分以上煮沸すると薬効が減少するといわれており，後煎して数回沸騰させる程度

にする．釣藤鈎のイソコリノキセインは15分程度の煎出でイソリンコリンに変化し，血圧降下作用が減弱すると報告されている．釣藤鈎を配剤する釣藤散と抑肝散はいずれも散剤であることから，これら漢方薬の剤形の意図が明らかになっている．

5-3-3　煎出時間

1. 常煎法

1日量の生薬を土鍋，アルミ，アルマイト，ステンレス製の容器に入れ，水約600 mlを加えふたを開けたまま加熱する．30～60分かけて液量が半量になるように煎じ，熱時，茶こしやガーゼでろ過する．

2. 時間が短くてよい生薬（約30分）

精油を多く含む生薬（桂枝，木香，紫蘇葉など）や花，葉など比較的薄い材質の生薬（紅花，辛夷，荊芥，紫蘇葉，細辛，艾葉など）は，30分前後の煎出時間がよいと考えられている．精油の効果を期待する場合は，ふたをしたり，後から加えるなどの方法が必要となる．

3. 時間を長くする必要がある生薬（50～60分）

種子，鉱物など材質が固い生薬（杏仁，桃仁，麻黄，竜骨，牡蛎など），有効成分の溶解性が悪い生薬（柴胡，人参など）あるいは地黄，当帰などを含む補剤は50～60分の煎出時間がよいといわれている．

5-3-4　特殊な調製法（古典に基づいた煎出法）

1. 特定の生薬を先に煎じる

麻黄（麻黄剤，葛根湯の場合は麻黄と葛根），葛根（桂枝加葛根湯），生姜（生姜半夏湯），厚朴・枳実（大承気湯）などは，先に10～15分間煎じた後，一旦，加熱をやめてアクを除き，残りの生薬を加え弱火で約30分間かけて液量が半量になるように煎じる．

2. 先に煎じた煎液に加えて溶かす

膠飴（小建中湯，黄耆建中湯，大建中湯），阿膠（猪苓湯，炙甘草湯），芒硝（調胃承気湯，桃核承気湯，大黄牡丹皮湯）などは，半量まで煮つめ生薬残渣を除いた後に加え，約5分間弱火で溶かして十分に攪拌する．

3. 再煎

小柴胡湯，半夏瀉心湯，生姜瀉心湯，甘草瀉心湯，柴胡桂枝乾姜湯などは，液量が半量まで煮つめ生薬残渣を除いた後，再び半量になるまで弱火で煮つめる．小柴胡湯は再煎することで味がマイルドになり服用し易くなる．

5-3-5 生薬・漢方薬の保管

1. 生薬の保管

生薬は涼しい風通しのよい日陰におく．冷蔵庫で保管する場合はビニール袋に入れ，冷蔵庫から出したときは室温に戻してから開封する．蒼朮は表面にカビ状のものがみえるが，これはオイデスモールとヒネソールの混晶が析出したもので，この状態のものが良質とされる．

2. 煎剤の保管

煎剤は一日量をまとめてつくり，2～3回に分けて再煮沸させて服用する．煎液は春秋冬では涼しい日陰に保管すれば腐敗することはないが，夏は冷蔵庫に入れた方がよい．

3. エキス剤の保管

エキス剤は比較的高温でも変化しないが，湿度の影響を受けやすく，吸湿を防ぐために可能なかぎりアルミヒート分包紙に分包する．缶などに入れて常温で保管するが，冷蔵庫に入れると結露で吸湿し易いので避けた方がよい．エキス剤は変色することがあるが，さほど問題にする必要はない．

5-4 漢方薬の用法・用量

5-4-1 薬用量

漢方薬の薬用量は西洋薬のように厳密なものではなく，むしろ個々の患者に合わせ加減する．一般的に急性疾患には多く，慢性疾患には規定量または減量して用いる．漢方薬の薬用量は成人の1日量で規定されているが，中国で用いられる処方あたりの生薬量は日本に比べて非常に多い．

漢方薬の用量－反応曲線がS字型ではなく，「へ」の字型を示すものが多い．漢方薬にはアゴニストとアンタゴニストが共存しており，ある濃度以上になるとアゴニストの作用がアンタゴニストの作用によって相殺されると考えられている．

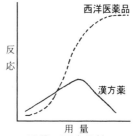

用量－反応曲線
（鹿野美弘：漢方医薬学　改変）

1. 小児の薬用量

特に規定されていないが，一般的に成人量に対して右表に示した割合（Augsberger式から換算）を目安に用いればよく，小児の薬用量は西洋薬のように厳密に区別する必要はないといわれている．

エキス剤については1日の成人量7.5 gのものは0.15 g/kg，9 gのものは0.18 g/kgの量を基準とする方法もある．

小児の薬用量

年齢	成人量比
2才未満	1/4量以下
2～4才	1/3量
4～7才	1/2量
7～15才	2/3量

2. 高齢者の薬用量

西洋薬の成人薬用量は虚弱な高齢者に対しても一律で，老年期の極めて大きな個人差に十分な配慮がなされていない．麻黄，大黄，石膏，柴胡などを含む漢方薬は，高齢者によっては予想以上の反応を示す可能性があり，少ない量から始めてみるのがよい．附子剤は過剰な量を与えないかぎり，新陳代謝の低下している体力のない人や高齢者に急激な反応を起こさない．

5-4-2 服用回数・時間

薬の服薬回数や時間は便宜上食事を基準に用いられており，漢方薬も一般的に1日2～3回，**食前**もしくは**食間**の服用が指示されている．食前や空腹時の服用が難しい場合は食後30分以上あけたり，コンプライアンスや症状によっては服用回数を増減することもある．古典では服用回数を1日2回と指示したものがもっとも多いが，実際に用法が指示された処方は少ない．

エキス剤には賦形剤として乳糖が使用されており，**乳糖不耐性症**のために腹部膨満感や下痢などの胃腸症状を訴える場合がある．このような胃腸障害は，食後の服用あるいは散剤や丸剤があるものは剤形変更することで消失することがある．

5-4-3 服用方法

1. 煎剤

煎出液を温めて服用する**温服**が一般的であるが，のぼせや炎症症状などの熱証あるいは鼻血や吐血など体上部の出血がある場合は**冷服**する．附子剤などの温める作用の強い製剤を服用する場合でも，はきけや出血を抑える目的で冷服を指示することもある．

2. エキス剤

白湯に溶いて温服するのが最も効果的といわれている．これは煎剤に近い状態で服用することで，有効成分の吸収促進や漢方薬特有のにおい，味による効果などが得られる．エキス剤が溶けにくい場合は，数分間置くことでなじんでくる．また，茶筅を用いることでエキス剤を均一に溶くことができる．においや味が気になる人は通常の服用法を用いてもよいが，少量の白湯や水で服用すると胃内での粘性が高まり胃腸虚弱な人の負担になるため，十分な量の水分とともに服用する必要がある．

5-4-4 特殊な服用方法

1. 経管栄養法

経管栄養法は中心静脈栄養法などの非経口的な栄養法に比べ，生理的であり消化管免疫が維持され，感染性も低く，意識障害や嚥下障害など経口的に服用が困難な患者に用いられている．微粉末にしたエキス剤を熱湯にとかし，冷めるまで放置した後に経管的に投与する方法がとられている．

2. 坐薬

漢方薬の独特なにおいや味が服薬の障害になるケースは多く，特に嘔吐のある患者には内服させにくい．このような場合，エキス剤を水に溶いて（1包／30 ml）注腸する方法がとられているが，煩雑な面が多く坐薬の利用も試みられている．幼小児の吐き気や嘔吐などに五苓散が，妊娠悪阻（つわり）に小半夏加茯苓湯がそれぞれ坐薬として用いられ効果をあげている．これらの坐薬は微粉末にしたエキス剤を用いることで，比較的容易に作製が可能である．

五苓散の坐剤

坐剤基剤（ホスコ H-15：3.8 g）を約 50 ℃の水浴上で融解し，粉末化したエキス顆粒（2.5 g：大人 1/3 量）を加え十分に撹拌する．混和後，室温で 38 ℃まで自然冷却し，坐剤用成型容器（2 個）に分注する．完全に放冷後，冷蔵庫で保管する．

---

3. ゼリー剤

小児にエキス剤を飲ませる場合，白湯で練り込み上顎につける方法ならびに飲料や食物に混ぜて服用させる場合がある．また，嚥下補助ゼリーを用いることもあるが，エキス量が多い場合には十分な方法ではない．薬局製剤として考案された小柴胡湯のゼリー剤（加納公子ら：月刊薬事，39：33，1994）を参考に，最も苦い漢方薬の一つである黄連解毒湯エキス顆粒を用いた美味しい漢方ゼリー剤が工夫されている．黄連解毒湯の苦味は一部薬効に関与する可能性もあるが，漢方ゼリー剤は家庭で簡単に作れるため，小児のコンプライアンスを高めることができる．

黄連解毒湯のゼリー剤

エキス顆粒（7.5 g：大人 1 日量）を粉末化し，温めながらお湯（約 40 ml）に懸濁する．それに砂糖（17 g）とココア（6 g）を溶かした水溶液（10 ml）を加え混和し，お湯（4 ml）に溶かしたゼラチン（0.9 g）を加え均一化し，一口カップ（6 個）に分け，ラップで覆い冷蔵庫で 1 時間以上冷却する．

5-4-5 アルカロイドと配糖体の体内動態

1. アルカロイドの吸収

空腹時など胃内の pH が低下するとアルカロイドのような塩基性成分は解離型になり，細胞膜を通過しにくく胃からの吸収率が低下する．逆に高齢者や胃酸分泌の悪い人は胃内 pH が高く，アルカロイドの吸収が促進され易い．したがって，アルカロイドを含む麻黄剤や附子剤などの服用は空腹時の方が緩やかである．葛根湯や麻黄湯をカゼ

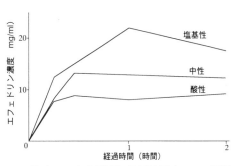

エフェドリンの血中濃度に及ぼす胃内 pH の影響
（友金幹視ら：和漢医薬学雑誌，**8**：402，1991）

の初期症状に使うときは，胃酸の希釈，保温，水分補給などを目的に多めの白湯を用いて頓服することでエフェドリンの吸収促進による即効性が期待できる．また，胃酸分泌を調節する H_2 ブロッカーや制酸剤との併用は，アルカロイドの吸収を亢進する可能性があると考えられている．

2. 配糖体成分の吸収促進

漢方薬には多くの配糖体が含まれており，これらは下部消化管で腸内細菌により代謝変換された後に吸収されるプロドラッグと考えられている．空腹時は胃からの排泄が速く，配糖体が速やかに下部消化管へ移行する．空腹時には配糖体の腸内代謝が速く，代謝物の吸収が促進される．

5-4-6　西洋薬との併用

抗がん剤治療において，副作用対策として漢方薬を用いることが多くなった．

抗がん剤治療の副作用対策に用いられる漢方薬

副作用	漢方薬	副作用	漢方薬
全身倦怠感	補中益気湯，十全大補湯，人参養栄湯	大腸がん術後のイレウスの予防便通異常	大建中湯
食思不振，上腹部膨満感	六君子湯	骨髄抑制	十全大補湯
イリノテカンの遅延性下痢	半夏瀉心湯	オキサリプラチンの神経毒性	牛車腎気丸
口内炎		タキサン系の神経毒性・神経痛	芍薬甘草湯

一方，**小柴胡湯**は間質性肺炎の副作用のためにインターフェロン製剤と併用禁忌である．**麻黄**や**甘草**などを配合する漢方薬については，主要成分である**エフェドリン**や**グリチルリチン**の作用から西洋薬との相互作用を予測することが出来る．そのため，これらを配合する医療用漢方製剤については西洋薬との併用注意が添付文書に明記されている．

抗生物質の一部には，Ca，Al，Mg イオンと難溶性のキレートを形成し消化管吸収が抑制されるものがある．**石膏**は硫酸カルシウム，**竜骨**と**牡蛎**は炭酸カルシウム，**滑石**はケイ酸アルミニウムを主要成分とすることから，これらを配合する漢方薬は抗生物質の吸収に影響を及ぼす可能性がある．また，多くの抗生物質は**大黄甘草湯**やセンノシド類の瀉下作用を抑制することから，大黄を配合した漢方薬は抗生物質との併用に注意が必要である．

5-5　処方設計における注意点

5-5-1　処方量と同名異方

漢方エキス製剤はいくつかの処方集に基づいて各メーカーが申請し承認されたもので，出典の違いによって構成生薬や処方量に若干差異がある．特に朮（白朮と蒼朮）や地黄（生地黄と熟地黄）を配剤する処方に関しては使われる生薬がまちまちで（同名異方），同じ処方でも各社製剤によって効果に差を生じることが予想される．

五苓散料における構成生薬及び処方量の比較

	内容量 (1日量g)	生薬量 (g)						エキス量 (g)
		沢瀉	猪苓	茯苓	白朮	蒼朮	桂皮	
A社	7.5	5.0	3.0	3.0	3.0	−	2.0	1.69
B社	7.5	4.0	3.0	3.0	−	3.0	1.5	2.00
C社	6.0	5.0	3.0	3.0	3.0	−	2.0	2.00
D社	6.0	6.0	4.5	4.5	4.5	−	2.5	3.20

5-5-2 漢方薬の併用（合方）

慢性疾患の患者は合併症をもっていることが多く，愁訴や症状が多岐にわたるため1処方では対応できないことが少なくない．また，急性疾患においても中間的な証や補助的な併用が必要なときに，複数の処方を合わせる**合方**（がっぽう）を行う．その際，それぞれの処方間に生薬の重複があるときは，用量の多い方を採用するのが一般的である．エキス剤は過量投与になることがあるので，後述の生薬に関しては合方を控え，特に麻黄剤の合方はすべきでない．

柴苓湯（小柴胡湯＋五苓散），**柴朴湯**（小柴胡湯＋半夏厚朴湯），**柴胡桂枝湯**（小柴胡湯＋桂枝湯），**桂麻各半湯**（桂枝湯＋麻黄湯），**胃苓湯**（平胃散＋五苓散），**温清飲**（四物湯＋黄連解毒湯）などのように，すでに合方としてつくられた有名な処方があり，当然ながらこれらに含まれる処方の重複投与は避ける．

合方

	柴胡	黄芩	半夏	生姜	人参	大棗	甘草	厚朴	蘇葉	茯苓
小柴胡湯	7	3	5	4	3	3	2			
半夏厚朴湯			6	4				3	2	5
柴朴湯	7	3	6	4	3	3	2	3	2	5

（鹿野美弘：漢方医薬学　改変）

5-5-3 慎重投与を要する生薬

漢方210処方中の主な配合生薬

生薬	頻度	生薬	頻度
①甘草	71%	⑥桂枝	30%
②生姜・乾姜	52%	⑦白朮・蒼朮	29%
③茯苓	35%	⑧当帰	26%
④芍薬	33%	⑨人参	25%
⑤大棗	32%	⑩半夏	23%

留意すべき生薬

症状	生薬
胃腸が弱い	麻黄　地黄　大黄　当帰　石膏
動悸がある	麻黄　附子
浮腫がある	甘草
冷えがある	石膏　大黄　黄連

1. 甘草

甘草は漢方210処方の7割以上に配剤されている．そのため甘草含有の漢方薬あるいはグリチルリチン製剤との併用ならびに長期連用によって**偽アルドステロン症**（高血圧，低カリウム血症，浮腫）や**ミオパチー**などの副作用を起こすことがある．そのため甘草含有の漢方薬を服用している患者に対しては，四肢脱力・筋力低下，血圧上昇，全身倦怠感，浮腫などの症状に注意を払う必要がある．偽アルドステロン症は少量の投与での発症例も多く，使用期間と発症との間に一定の傾向が認められないことから，個人差がかなりあると考えられている．一般用医薬品（経口剤）の製造（輸入）承認において，甘草湯や芍薬甘草湯のように使用期間のごく短いものを除

き，1日の最大配合量が甘草5g（グリチルリチン200mg）と規定されており，この量を超えないように処方鑑査する必要がある．

1) 禁忌（1日量として甘草2.5g以上含有する漢方薬は次の患者に投与しないこと）
　①アルドステロン症の患者　　　　　②ミオパチーのある患者
　③低カリウム血症のある患者

最大配合量が甘草として2.5g以上の医療漢方エキス製剤

甘草（g）	処方	甘草（g）	処方
8.0	甘草湯	3.0	人参湯，小青竜湯，黄連湯，桔梗湯，
6.0	芍薬甘草湯		桂枝人参湯，五淋散，炙甘草湯
5.0	甘麦大棗湯	2.5	半夏瀉心湯

2) 重要な基本的注意
　①血清カリウム値や血圧などに十分留意し，異常が認められた場合には投与を中止
　②他の漢方製剤などを併用する場合は，甘草の過量投与に注意
3) 相互作用（偽アルドステロン症やミオパチーがあらわれやすい）
　①甘草及びグリチルリチン含有製剤　　②ループ利尿薬やチアジド系利尿薬
4) 重大な副作用
　①偽アルドステロン症　　　　　　　②ミオパチー

2. 麻黄

麻黄に含まれる**エフェドリン**（約10 mg／g麻黄）や**エフェドリン系アルカロイド**には交感神経興奮作用や中枢神経興奮作用がある．エフェドリンに対する感受性には個人差があり，特に高齢者においては狭心症，心筋梗塞を誘発することから，循環器系の既往歴のある患者には注意を要する．急性疾患で麻黄が適応する患者は治りが早いといわれており，若年者には比較的大量に使用でき，副作用もあまりみられない．

1) 慎重投与
　①病後の衰弱期，著しく体力が衰えている患者
　②著しく胃腸の虚弱あるいは食欲不振，悪心，嘔吐のある患者
　③発汗傾向の著しい患者
　④狭心症，心筋梗塞などの循環器系の障害のある患者またはその既往歴のある患者
　⑤重症高血圧症や甲状腺機能亢進症の患者
　⑥高度の腎障害や排尿障害のある患者
2) 相互作用
　①麻黄及びエフェドリン類含有製剤　　②MAO阻害剤
　③キサンチン系製剤　　　　　　　　④カテコールアミン製剤

⑤甲状腺製剤
3）副作用
①不眠，発汗過多，頻脈，動悸，全身脱力感，精神興奮など自律神経系症状
②食欲不振，胃部不快感，悪心，嘔吐など消化器系症状
③排尿障害などの泌尿器症状
④血清カリウム値の低下

【代表処方】葛根湯，葛根湯加川芎辛夷，麻黄湯，麻杏甘石湯，麻杏薏甘湯，小青竜湯，麻黄附子細辛湯，薏苡仁湯，五虎湯，神秘湯，五積散，防風通聖散など

3. 大黄

大黄は瀉下作用が強く，主成分である**センノシド類**は大腸刺激性下剤として汎用されるが，長期連用によって**大腸メラノーシス**（腸壁がメラニン様の色素沈着で真っ黒になる）を起こすといわれている．色素沈着が進行すると腸管の神経にも影響を及ぼし，大腸の蠕動運動を弱め便秘を助長して徐々に耐性を生じるため長期連用を避けるべきである．瀉下作用には個人差があり，用法，用量に注意する必要がある．センノシド類は腸内細菌により変換を受けた**レインアンスロン**が瀉下活性を示すプロドラッグで，抗生物質との併用は大黄の瀉下作用が低下すると報告されている．

1）慎重投与
　①下痢，軟便のある患者　　　　　　　②著しく胃腸の虚弱な患者
　③著しく体力の衰えている患者
2）重要な基本的注意
　①他の漢方製剤を併用する場合は，大黄の過量服用に注意
　②大黄の瀉下作用には個人差が認められるので用法・用量に注意
3）相互作用
　①非ステロイド性抗炎症薬（常用により，大黄の瀉下作用が減弱する可能性がある）
　②抗生剤（大黄の瀉下作用が減弱する可能性がある）
4）副作用
　①腹痛，下痢などの消化器系症状　　　　②過量で強い下痢，腹痛
　③骨盤内臓器の充血，子宮収縮
5）高齢者への投与
　一般に高齢者では生理機能が低下しているので減量するなどの注意が必要
　　※高齢者には滋潤作用のある生薬を配剤した処方が適する（潤腸湯，麻子仁丸）
6）妊婦，産婦，授乳婦への投与
　①妊婦または妊娠している可能性のある婦人に投与しないことが望ましい（子宮収縮作用や骨盤内臓器の充血により流早産の危険性がある）
　②授乳中の婦人には慎重に投与する（乳児の下痢を起こすことがある）

【代表処方】大黄甘草湯，調胃承気湯，大承気湯，小承気湯，麻子仁丸，潤腸湯，桃核承気湯，大黄牡丹皮湯，桂枝加芍薬大黄湯，大柴胡湯など

4. 地黄

体を潤す働きがある地黄（滋陰・補血）は，胃腸障害がある湿証には不向きであり，消化されにくいことから，食欲不振，胃部不快感，悪心，嘔吐，下痢など消化器系症状を起こしやすい．そのため，地黄を配合する漢方薬は，著しく胃腸虚弱な患者，食欲不振，悪心，嘔吐のある患者には慎重に投与する．漢方薬の副作用としては地黄による胃腸障害が最も多いが，その中には処方選択（湿証には使えない）を間違っている例も少なくない．

1) 慎重投与
　著しく胃腸の虚弱あるいは食欲不振，悪心，嘔吐のある患者
2) 副作用
　食欲不振，胃部不快感，悪心，嘔吐など消化器系症状

【代表処方】六味丸，八味地黄丸，牛車腎気丸，四物湯，芎帰膠艾湯，七物降下湯，温清飲，荊芥連翹湯，当帰飲子，十全大補湯，大防風湯，疎経活血湯など

5. 附子

附子は漢方薬に配合される生薬の中で最も強い作用をもつことから，少量から始めて症状を診ながら段階的に増量するのが望ましい．強い温性薬であり，使用にあたっては必ず冷えがあることを確認し，熱感がある人には用いない．漢方薬には修治した附子を用いることから重篤な転機に至る場合はほとんどないが，使用を誤ると心悸亢進，のぼせ，舌の痺れ，頭痛などが起こり，さらに症状が進むと，血圧低下，呼吸麻痺，心臓停止をともなって死につながることもあるので注意が必要である．子供には使用しないが，高齢者には適応が多く，副作用もでにくい．

1) 慎重投与
　①体力の充実している患者　　　　②暑がり，のぼせが強く，赤ら顔の患者
2) 重要な基本的注意
　他の漢方製剤を併用する場合は，附子の過量服用に十分注意
3) 副作用
　心悸亢進，のぼせ，舌のしびれ，悪心など
4) 妊婦，産婦，授乳婦などへの投与
　妊婦または妊娠している可能性のある婦人に投与しないことが望ましい
5) 小児への投与
　小児には慎重に投与する

【代表処方】麻黄附子細辛湯，八味地黄丸，牛車腎気丸，真武湯，四逆湯，桂芍知母湯，桂枝加朮附湯，大防風湯など

6. 石膏

石膏は難溶性の硫酸カルシウム・2水和塩を主成分とする．胃腸虚弱者は胃部不快感や食欲不振を起こし易く，虚弱体質や冷えのある患者は体の違和感や冷えを助長する．

1) 慎重投与
   ①著しく胃腸虚弱な患者　　　　　②著しく体力が衰えている患者
2) 相互作用
   テトラサイクリン系・ニューキノロン系抗生物質（カルシウムイオンとキレート形成による消化管吸収抑制）※竜骨・牡蛎（主成分：炭酸カルシウム）も同様
3) 副作用
   食欲不振，胃部不快感，軟便，下痢など消化器系症状

【代表処方】麻杏甘石湯，越婢加朮湯，防風通聖散，辛夷清肺湯，釣藤散，白虎加人参湯など

7. 当帰・川芎

当帰や川芎は著しい胃腸虚弱や食欲不振，悪心，嘔吐のある患者に用いると，食欲不振，胃部不快感，悪心，嘔吐，腹痛，下痢を起こすことがある．

1) 慎重投与
   著しく胃腸の虚弱あるいは食欲不振，悪心，嘔吐のある患者
2) 副作用
   食欲不振，胃部不快感，軟便，下痢など消化器系症状

【代表処方】四物湯，当帰芍薬散，温清飲，当帰飲子，十全大補湯，抑肝散，温経湯など

8. 人参

人参は，体力のある患者に用いると，のぼせ，頭痛，精神興奮，睡眠障害，血圧上昇などを起こすことがある．

【代表処方】人参湯，六君子湯，補中益気湯，十全大補湯，加味帰脾湯など

9. 桂皮（桂枝）

桂枝は発疹や痒みなどの過敏症やにきび，発疹などの皮膚症状が悪化することがある．

【代表処方】葛根湯，小青竜湯，麻黄湯，六君子湯，小建中湯，五苓散など

10. 芒硝

芒硝は硫酸ナトリウムが主要成分であることから，治療上食塩制限が必要な患者に継続投与する場合は注意しなければならない．芒硝には子宮収縮作用による流早産の危険性がある上，大黄と一緒に漢方薬に処方されることから，芒硝を配合する漢方薬は妊婦には投与しない．
【代表処方】調胃承気湯，大承気湯，桃核承気湯，大黄牡丹皮湯，通導散，防風通聖散など

11. 桃仁・牡丹皮

桃仁や牡丹皮は駆瘀血作用のある代表的な生薬で，降性作用のある駆瘀血剤は流早産を起こす危険性があり，妊婦又は妊娠している可能性のある婦人には桃仁や牡丹皮を配合する漢方薬を投与しない．
【代表処方】桂枝茯苓丸，折衝飲，大黄牡丹皮湯，桃核承気湯，加味逍遙散など

12. 山梔子

山梔子を配合した黄連解毒湯，加味逍遙散，辛夷清肺湯，茵蔯蒿湯は 5 年以上の長期間投与により，**腸間膜静脈硬化症**があらわれることがある．腹痛，下痢，便秘，腹部膨満等が繰り返しあらわれた場合，又は便潜血陽性になった場合には投与を中止する．
【代表処方】黄連解毒湯，加味逍遙散，辛夷清肺湯，茵蔯蒿湯，加味帰脾湯など

5-5-4　妊婦への投与

漢方薬は婦人科疾患への適応が多く，産科婦人科での使用頻度が最も高い．妊婦の漢方薬の服用は，妊娠初期（器官形成期：6 ～ 11 週）の催奇形性や妊娠への悪影響について慎重でなければならないが，現時点では問題となる副作用情報はない．

1. 妊婦の疾患への対応

1) 悪阻（つわり）：小半夏加茯苓湯が効果的で，精神不安や神経症傾向が強い場合は半夏厚朴湯を，多量の水様吐物のある場合は五苓散を用いる．
2) 切迫流産・早産：当帰芍薬散は「婦人の聖薬」といわれ，成人女子の諸症状に広く適応する．流産や妊娠中毒などの予防のための安胎薬として，妊娠中に服用を勧めてよい処方である．切迫流産や早産の場合，子宮筋の緊張と下腹部痛の緩和に使う．
3) 妊娠中毒症：当帰芍薬散がファーストチョイスとなる．
4) 貧血：婦人の貧血には当帰芍薬散の方がクエン酸第一鉄ナトリウムよりも有用であると報告されている．
5) 便秘：桂枝加芍薬湯や小建中湯を用い，大黄剤の使用は避ける．
6) カゼ症候群：桂枝湯，香蘇散，麦門冬湯を用い，麻黄剤は発汗し過ぎることがあり注意を要する．

2. 慎重投与・禁忌

古人は「妊娠中の三禁」として，過度の発汗，瀉下，利尿を戒めており，強い発汗作用のある麻黄剤，瀉下作用の強い大黄剤，降性作用のある駆瘀血剤の使用は基本的には避けた方がよい．

1) 麻黄剤：強い発汗作用がある葛根湯，麻黄湯などは慎重に用いる．
2) 大黄剤：子宮収縮作用や骨盤内臓器の充血により流早産の危険性がある
3) 駆瘀血剤：桂枝茯苓丸，桃核承気湯，女神散などは婦人科領域でよく使われるが，降性作用により不正出血，流産や早産を誘発する危険性がある．

妊婦への投薬が禁忌または慎重投与の生薬

禁忌の生薬：
莪朮（がじゅつ）　牽牛子（けんごし）　三稜（さんりょう）　麝香（じゃこう）　商陸（しょうりく）　水蛭大戟（すいてつたいげき）　巴豆（はず）　虻虫（ぼうちゅう）

慎重投与の生薬：
紅花　牛膝　大黄　桃仁　附子　牡丹皮

5-6 漢方薬の副作用

主作用とは治療効果が期待される作用のことで，**副作用**とは一般に医療上好ましくない有害作用を指す．漢方薬は長い臨床経験の歴史のなかで副作用を少なくする工夫がなされており，適正な証の診断のもとでは問題となるような重篤な副作用はほとんど生じない．しかしながら，薬剤アレルギーに関連したものは予測が困難で，漢方薬も副作用が全くないということはあり得ない．

5-6-1 誤治と瞑眩

1. 誤治

誤治（ごち）は学識と臨床経験の不足による誤用のことで，本来，漢方薬を使う側の問題であるが，しばしば副作用として判断されてしまう．小柴胡湯が招いた間質性肺炎は誤治の最も不幸な例である．古典には誤診，誤用による適切な対処法が記載されている．

> **誤診や誤用による発汗過剰（脱汗）**
> 太陽病，発汗，遂漏不止，其人悪風，小便難，四肢微急，難以屈伸者，桂枝加附子湯主之
> 太陽病，汗を発し，遂に漏れて止まず，其の人悪風し，小便し難く，四肢微急し，以て屈伸し難き者は，桂枝加附子湯之を主る．
> （傷寒論）

2. 瞑眩

瞑眩（めんげん）は治療機転の過程で起きる一過性の下痢，嘔吐，鼻血，発疹，子宮出血などのことで，1週間以内に出現することが多く，その後急速に快方に向かう現象と説明されている．

> 麻黄湯服用後の瞑眩「煩悶やめまい感，激しい場合は鼻血を出し，それを契機に治癒する」
> 太陽病，脈浮緊，無汗発熱，身疼痛，八九日不解，表証仍在，比当発其汗，服薬已微除，其人発煩目瞑，劇者必衄，衄乃解，所以然者，陽気重故也，麻黄湯主之
> 太陽病，脈浮緊に，汗無く発熱，身疼痛し，八九日解せず，表証ほ在り，比れ当に其の汗を発すべし．薬を服し已り微しき除き，其の人煩を発し目瞑し，劇しき者は必ず衄す，衄すれば乃ち解す，然る所以の者は，陽気重きが故に，麻黄湯之を主る． (傷寒論)

5-6-2 漢方薬の一般的な副作用

1. 食欲不振・胃部不快感

食欲不振，胃部不快感は最も頻度の高い副作用で，胃腸虚弱な患者は食前の服用で食欲不振や腹部膨満感を訴えるケースがある．この場合，服用時間の変更，服用量の減量，剤形変更，服用時の水分量を増やすなどによって解消できることが多い．

漢方製剤による副作用の主な症状

1. 胃腸症状：胃重，吐き気，胃痛，胸やけ，下痢など
2. 皮膚症状：発疹，痒み，蕁麻疹など
3. 精神神経症状：頭痛，めまい，のぼせ，不眠，動悸など
4. その他：肝機能障害（AST，ALT値の上昇），肺炎など

2. 軟便・下痢

大黄剤を用いた場合，腹痛，軟便，下痢を訴える患者が多い．これは証が合っていないと考え処方変更をすべきである．芍薬を配剤する漢方薬は腸管を弛緩させるために軟便傾向を示すことが多い．また，配糖体成分は腸内細菌叢の変動を起こし易く，軟便や下痢などを一時的に引き起こすことがある．これらは一過性の現象であることが多く，経過観察で対応する．

3. 夜間多尿による不眠

利水剤により夜間多尿を起こし不快感や不眠の訴えがある場合，服用時間の変更により改善できる．

4. 皮膚症状の悪化

にきびやアトピー性皮膚炎の治療に用いる荊芥連翹湯や清上防風湯は発表性が強く，治癒の過程で一過性の皮膚症状の悪化をみることがあり，充分な説明あるいは処方の工夫が必要である．

5-6-3 漢方薬の原料生薬の問題点（アリストロキア酸による腎障害）

1. 局方規格外の市場品の混入

特定メーカーの当帰四逆加呉茱萸生姜湯（医療用漢方エキス製剤）を服用した患者に腎障害が発生した（1992～1995年）．この製剤は中国で製造されたもので，構成生薬の木通の代わりに局方で認められていない**関木通**が使われていた．ウマノスズクサ科のアリストロキア植物には**アリストロキア酸**（アリストロキア酸Ⅰ，Ⅱなどの混合物）が含まれており，これによって起こる腎障害を**アリストロキア腎症**という．

局方品が使用されていれば問題ないが，日本と中国では生薬の呼称が異なる場合があり，原料生薬のほとんどを中国に依存している現状において，原料生薬の吟味は重要な問題となる．

2. アリストロキア属植物による腎障害

ベルギーで中国から輸入された広防已(こうぼうい)を含む製剤の服用により9人に腎障害の発生が報告され（1993年），ヨーロッパではチャイニーズ・ハーブ・ネプロパティ（漢方薬腎症）と呼ばれた．この原因物質は広防已に含まれるアリストロキア酸で，現在ではアリストロキア腎症と改称されている．日本ではアリストロキア酸を含む生薬や漢方薬の製造，輸入は許可されていないが，個人使用によるものと疑われる腎障害が報告されており，海外より無許可で輸入される一部の生薬製剤，健康食品への混入が問題になっている．

アリストロキア酸はウマノスズクサ科で中国産の広防已，漢中防已(かんちゅうぼうい)，青木香(せいもっこう)，関木通などのアリストロキア属植物に含まれるほか，細辛の基原植物の地上部にも含まれ，腎障害以外に発癌性の疑いがもたれている．

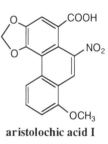

aristolochic acid I

局方生薬類似のアリストロキア酸含有生薬

防已	ツヅラフジ科	広防已　漢中防已	ウマノスズクサ科 Aristrolochia 属
木通	アケビ科	関木通	ウマノスズクサ科 Aristrolochia 属
木香	キク科	青木香　南木香	ウマノスズクサ科 Aristrolochia 属
細辛	ウマノスズクサ科	細辛（地上部に含有）	ウマノスズクサ科 Asiasarum 属

5-6-4　小柴胡湯と間質性肺炎

1. 漢方薬の安全神話が招いた間質性肺炎

1996年3月の「漢方薬で副作用死10人」という新聞報道は，患者や医療関係者をはじめ多くの人々の漢方安全神話を崩すセンセーショナルなものであった．これは**小柴胡湯**が関与したと考えられる間質性肺炎により，1994年1月から1996年1月までの間に，呼吸器不全や多臓器不全などで10名が亡くなったという記事である．小柴胡湯は1992年に二重盲検臨床比較試験で「慢性肝炎における肝機能障害の改善」が報告されて以来，多くの慢性肝炎の患者に用いられてきた．これらの多くは病名漢方的に小柴胡湯が肝炎治療に用いられ，明らかに誤用と指摘される症例も多数みうけられる．さらに1998年3月に同様のマスコミ報道が再び流れた．これら一連の報道によって小柴胡湯の服用に不安感を抱いた患者が，服用中止によって肝機能を悪化させた症例が報告されている．

間質性肺炎は1万人に1人の確率で生じるといわれ，原因の明らかなものと原因不明の特発性間質性肺炎がある．原因の明らかな薬剤性間質性肺炎は免疫抑制剤，抗生物質，消炎鎮痛解熱剤，降圧・利尿剤など広範囲な医薬品が原因となる．間質性肺炎は発熱，乾性咳嗽，呼吸困難の三大初期症状をともない，胸部X線で診断が可能で，服薬中止またはステロイド治療により完全に治癒する．小柴胡湯の間質性肺炎の発生頻度は人口10万人に4人で，インターフェロンαが誘発する182人に比べるとかなり低い値である．

2. 間質性肺炎のハイリスク群

小柴胡湯による間質性肺炎は薬物過敏性が主たる原因といわれているが，重篤な転帰をたどった例には薬剤性間質性肺炎とは考えにくいものも少なくない．特発性間質性肺炎症例でC型肝炎ウイルス抗体の陽性率が高く，C型慢性肝炎の多くはすでに間質性肺炎の病態をおびており，従来の薬剤性間質性肺炎の一部は特発性間質性肺炎が小柴胡湯やインターフェロンで増悪した可能性があると推察されている．したがって，C型慢性肝炎の場合，小柴胡湯の投与前にハイリスク群として肺の間質性肺炎変化の有無を確認することは臨床的必須事項と考えられる．

3. 病名漢方治療の問題点

肝炎は食欲不振，全身倦怠，悪心，嘔吐，疲れやすい，口のねばりなどのカゼ症状に類似の初期症状を示し，その後に黄疸症状が出る．このカゼ症状に似た病態は肝鬱（かんうつ）（肝に熱がこもった病態）と想定できることから，小柴胡湯の適応でもある．小柴胡湯などの柴胡剤は柴胡と黄芩を主要構成生薬とし，この組合わせにより強い清熱（せいねつ）の作用をもつ．そのため小柴胡湯は体力が中等度の人の熱がこもった病態に適応する．一方，慢性肝炎へ移行した患者には肝血虚（かんけっきょ）がみられ，体力も弱っていることが少なくない．この場合はむしろ当帰

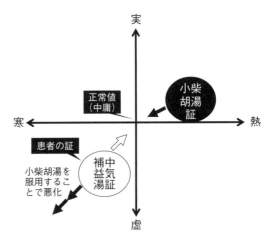

小柴胡湯と補中益気湯の作用ベクトル

と柴胡により肝の血を補いめぐりをよくする補中益気湯が適応する．漢方薬の作用ベクトルを十分理解せずに，単に病名だけで漢方薬を用いると病状を悪化させることがある．特に，虚証の患者に対して実証用の漢方薬は禁忌であり，この漢方治療の原則を疎かにしたことが小柴胡湯による副作用の発生につながったと考えられる．

4. 医薬品等安全性情報

小柴胡湯とインターフェロン α の併用症例で多くの間質性肺炎が確認され，1994年に両薬剤の併用が禁忌となり，次いでインターフェロン β も併用禁忌となった．2000年から肝硬変，肝癌の患者あるいは肝硬変が疑われる患者についても禁忌とするなどの「使用上の注意」の改訂が行われている．

警 告

1. 本剤の投与により，間質性肺炎が起こり，早期に適切な処置を行わない場合，死亡等の重篤な転帰に至ることがあるので，患者の状態を十分観察し，発熱，咳嗽，呼吸困難，肺音の異常（捻髪音），胸部X線異常等があらわれた場合には，ただちに本剤の投与を中止すること．
2. 発熱，咳嗽，呼吸困難等があらわれた場合には，本剤の服用を中止し，ただちに連絡するよう患者に対して注意を行うこと．

禁　忌
1. インターフェロン製剤を投与中の患者
2. 肝硬変，肝癌の患者 　［間質性肺炎が起こり，死亡等の重篤な転帰に至ることがある］
3. 慢性肝炎における肝機能障害で血小板数が 10 万 /mm^3 以下の患者

5. 間質性肺炎を発症する可能性のある漢方薬

間質性肺炎の原因生薬として当初は黄芩が疑われていたが，漢方薬が疑われる間質性肺炎患者（274 人）のうち，86.1％が黄芩，67.5％が柴胡，62.4％が半夏（重複あり）を配合する漢方薬を服用していたと報告されている．現在，小柴胡湯，大柴胡湯，柴苓湯，柴朴湯，補中益気湯，大建中湯，牛車腎気丸，芍薬甘草湯，抑肝散など 30 種類以上の漢方薬の添付文書に，間質性肺炎の副作用が記載されている．

5-6-5　漢方薬による肝機能障害と黄疸

日本漢方生薬製剤協会の自主改訂により，2001 年から医療用漢方製剤添付文書の「重大な副作用」の項に「肝機能障害，黄疸」が記載されるようになった．現在，40 種類以上の漢方薬の添付文書に，AST，ALT，ALP，γ-GTP の上昇やそれらにともなう肝機能障害や黄疸の副作用が記載されている．漢方薬による副作用症例において，肝機能障害患者（183 人）の 81.4％が黄芩を含有する漢方薬を服用していたと報告されている．

5-6-6　漢方薬による腸間膜静脈硬化症

腸間膜静脈硬化症は 1997 年に日本で初めて報告された静脈硬化症をともなう虚血性腸炎で，腸管切除術に至った症例も報告されており，欧米ではほとんど報告例がない．原因は不明であるが，**山梔子**を配合する漢方薬の長期服用（5 年以上）において報告されていることから，2013 年に**黄連解毒湯**，**加味逍遙散**，**辛夷清肺湯**，2014 年に**茵蔯蒿湯**の添付文書が改訂され，腸間膜静脈硬化症の副作用が追記されている．山梔子に含まれるゲニポシドが腸内代謝によりゲニピンとなり，これがアミノ酸と反応して何らかの作用で腸間膜にある静脈を硬化させ，大腸の血行を阻害して大腸の狭窄や石灰化などを起こすといわれている．腹痛，下痢，便秘，腹部膨満等が繰り返しあらわれた場合，又は便潜血陽性になった場合には投与を中止し，CT，大腸内視鏡等の検査を実施するとともに，適切な処置を行う．

これら症例は，漫然と同じ漢方薬が 5 年以上の長期にわたり投与されていることから，本来，漢方薬が適正使用されていれば起こらない副作用である．

第6章
漢方の科学的根拠

6-1 漢方と科学

6-1-1 未科学的な医学

漢方医学は数千年の年月をかけた莫大な臨床実績の上に確立された治療法であるにもかかわらず,実証的な西洋医学と比べ科学的なデータが不足しており,「非科学的な」ものとして誤解されている面がある.漢方医学では病気は生体のアンバランスの表現形と捉え,漢方薬によって生体の調和をとるように治療することから,病名に基づいた西洋医学の薬物治療と治療指針が根本的に異なる.近代の要素還元主義に基づき西洋薬は純物質化を目指し,これとは対照的に漢方薬は複数の生薬の組合せによる有効で副作用のない優れた処方の創製と実用性を追究した.そのため要素還元主義の立場をとる限り,漢方医学を正確に評価あるいは解明することは困難であり,新しい視点から解明を試みる必要がある「未科学的」な医学といえる.

6-1-2 漢方薬の科学的評価

1. EBM と NBM

医療用漢方エキス剤は数千年にも及ぶ臨床の実績を理由に,医薬品認可の過程で義務づけられている動物実験や臨床実験による審査が免除された.そのため漢方薬は科学的な裏付けがないまま使われ続けている.近年,医療の世界では「**EBM**」という言葉が広く浸透してきた.EBMは**エビデンス・ベースド・メディスン**(Evidence Based Medicine)の略で,「**根拠に基づく医療**」と訳されている.EBMは「利用可能な最善の科学的な根拠」,「患者の価値観及び期待」,「臨床的な専門技能」の3要素を統合するものであり,効果的で質の高い患者のQOLに沿った医療の実践を趣旨としている.漢方薬の運用は証に基づいてなされてこそ,質の高い医療を実践することになる.しかしながら,漢方の根幹をなす証という個の医療は一般性に欠ける面が多分にある.この特性が従来の西洋医学的な評価法に馴染まず,エビデンスのない医療と誤解されがちである.EBMにおいて「最も信頼できない根拠」は「批判的吟味を経ない権威者の意見」といわれてい

る．このことは，決して先哲の口訣を根拠とする漢方を否定するものではないが，歴史的な淘汰を受けてきた漢方医学を医療に生かすためにエビデンスを提供する必要がある．

大規模臨床試験による統計学的な医学に依拠する EBM は，医師が診断する患者の客観的な状態への対応には適しているが，個々の患者が感じる主観的な異常には十分ではない．すなわち，プライマリーケアや個別性の医療において，EBM は確率論が抱える問題を内包している．近年，「**NBM**」（Narrative Based Medicine：**物語性に基づく医療**）が注目されている．この考えは患者が語る話（物語）を傾聴し，病気の背景を探り，物語を共有することで，全人的な医療を試みるというものである．本来，医療とは医の技（The Art of Medicine）であり，患者の治癒を目的としている．そのためには「患者との対話」（問診）を通じて根拠のある治療をするとともに，コミュニケーションによる癒しが重要となる．

2. ランダム化比較試験（RCT）

ランダム化比較試験（RCT，Randomized controlled trial）と総称される患者集団をランダムに割り付ける研究デザインは，治療や予防の臨床研究において最も根拠水準の高い研究法の一つとされている．この研究デザインに基づいて，1991 年に再評価指定を受けた漢方製剤 8 処方のうち，小柴胡湯，大黄甘草湯，小青竜湯がプラセボを対照とした**二重盲検試験**（ダブルブラインドテスト）による再評価を終えている．これら以外に，六君子湯，芍薬甘草湯，桂枝加芍薬湯，釣藤散なども同様な臨床試験によって有効性が報告されている．RCT によって代表的な数処方にその有効性が実証されたことは，歴史的な吟味と淘汰を受けて今日まで伝承された漢方薬にとって当然の帰結といえる．しかし，証を無視してこれら画一的な研究手法で評価することには問題がある．

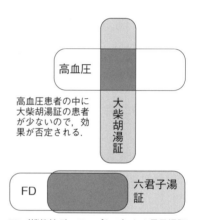

高血圧患者の中に大柴胡湯証の患者が少ないので，効果が否定される．

FD（機能性ディスペプシア）と六君子湯証の患者は臨床的にかなり重なり，西洋医学的研究で効果が立証できる．

西洋医学的病名と漢方の証の概念
（入江祥史：治療，85：11，2003）

3. 漢方薬と二重盲検試験

二重盲検試験は，プラセボ効果やホーソン効果といった精神効果（見せかけの効果）を除外することで，医薬品の効果を科学的評価する方法である．一方，心身一如や気の概念を大切にする漢方では，患者の精神効果を最大限に発揮し，抗病力や自然治癒力を高めるための治療が行われる．医療が科学的であろうとすればするほど，ややもすると患者を癒すという医療の本質を見失う結果を招いており，むしろ見せかけの効果こそ，科学的に検証する必要がある医療の原点と考える．

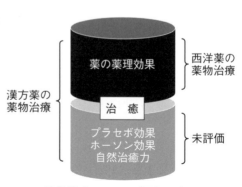

薬物治療における概念の違い

6-2 漢方薬の科学的概念

6-2-1 ホメオスタシス（生体の恒常性）の維持作用

生体は外的および内的な変動要因に常にさらされている．生体はこれらの変化に応じ，機能や形態を一定の定常状態に維持しようとするフィードバック的な生理機能が働いている．キャノン（1932）はこの機能とこれにより維持される生体の定常状態をホメオスタシス（Homeostasis：**生体の恒常性**）と提唱した．この生理機能の一般原理は，**神経系・ホルモン系（内分泌系）・免疫系**のネットワークによって調節されていると理解されている．病気はこれら生体のバランス，すなわちホメオスタシスが維持されなくなることで発症する．

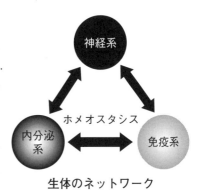

生体のネットワーク

漢方医学では病気を邪気（病的因子）による気血水のバランスの崩れと捉え，自然治癒力を高め気血水のバランスを整えることに主眼をおいている．この考え方は神経系・ホルモン系・免疫系のネットワークの調節と符合する点が多い．

6-2-2 生体応答修飾剤（BRM）としての作用

生体応答修飾剤（BRM，Biological responses modifier） とは免疫系などの生物機能を増強・調節する機能をもつ物質をさし，インターフェロン，腫瘍壊死因子（TNF），インターロイキンなどがBRMに属する．生体の反応は複雑で，炎症を例にとってみても，過剰になれば生体に害を及ぼし，弱いと生体の防御機構が発動しない．さらに炎症を抑え過ぎると免疫機能も抑制されるというように，おのずとバランスが重要である．漢方薬は西洋薬のように一方向に強力な作用を及ぼすのではなく，過剰なら抑え，不足していれば引き上げるというように，生体の調節機能に働きかけていると考えられている．また，漢方薬は病原菌やウイルスあるいは癌細胞などを直接死滅させたり，特定の臓器に強く作用するのではなく，体の抵抗力の強化，免疫力の調節，消化吸収や新陳代謝の亢進などによって，病気を治す自然治癒力を増強する．すなわち，漢方薬は生体の恒常性維持機能を調節するBRMとして作用する面を多分にもっている．

6-2-3 複合成分系薬物としての漢方薬

1. 複合成分系薬物

漢方薬に含まれる成分にはエフェドリン，グリチルリチン，ベルベリン，センノシド類などのように西洋薬としても使用され，それぞれの薬理作用をはじめ物理化学的な性状が明らかなものも少なくない．しかし漢方薬の薬理薬効を単純に既知成分の作用だけでいいあらわすことはできない．人参は中枢神経系に対し抑制的に作用するギンセノシドRb_1と亢進的に働くギンセノシ

ド Rg_1 を主成分として含有する．呉茱萸は交感神経作動薬として合成された l-シネフリンを含有するとともに，逆の作用をもつデヒドロエボジアミンを有している．大黄は瀉下薬として有名なセンノシド類を含んでいるが，同時に止瀉作用のあるタンニンを比較的多量に含んでいる．大黄，黄連，黄芩からなる三黄瀉心湯は，センノシド類とともに強い止瀉作用のあるベルベリンが含まれており，このような相反する活性成分の共存は西洋医学的に理解しにくい面がある．また，三黄瀉心湯は煎剤調製の過程でベルベリンがタンニンと水に不溶の複合体を生じることが知られている．この複合体形成によって，局方記載のタンニン酸ベルベリン（止瀉薬）と同様にベルベリンの強い苦味が消失し，服用し易くなるといわれている．

漢方薬は複数の生薬を組合わせることで薬効の増強や副作用の軽減を追求してきた複合成分系薬物であり，薬理学，薬物動態学さらには製剤学的な相互作用を加味した処方全体の研究が必要となる．

2. 複合成分系薬物のモデル（産卵刺激活性）

アゲハチョウの母蝶は幼虫の好む餌となるウンシュウミカンやサンショウなどのミカン科の若葉に的確に卵を産みつける．母蝶が正確に産卵する植物を探り当てる機序に複合成分系の作用が関わっている．ウンシュウミカンの若葉のメタノール抽出物を浸み込ませたろ紙には母蝶は産卵するが，この抽出物から単離した6種の成分を単独で浸み込ませたろ紙には全く産卵しない．6つの成分を互いに混合すると，産卵刺激の活性が発現・増強し，若葉に含まれていた混合比のものが最も強い産卵刺激活性を示した．アゲハチョウのミカン類に対する特異的な産卵反応は，植物界に広く分布する6つの成分による複合成分系の相乗作用によって成立している．

アゲハチョウの産卵刺激物質

ウンシュウミカンの成分
- 4-methylserotonin (1)
- adenosine (2)
- 6-C-glucosyl-vitexin (3)
- narirutin (4)
- hesperidin (5)
- rutin (6)

配合	活性（%）
1〜6 単独	0
1 + 2	13
3 + 4 + 5 + 6	27
1 + 3 + 4 + 5 + 6	86
2 + 3 + 4 + 5 + 6	63
1 + 2 + 3 + 4 + 5 + 6	100

（西田律夫：化学と薬学の教室：1, 1989）

6-3 漢方薬の臨床研究

6-3-1 漢方薬と医療経済

保険財政が限界を越えている今日，限られた医療費の中でどのような医療を行うのが望ましいかについてさまざまな議論がなされている．医療費や提供される医療に限界がある限り，臨床的な有効性と経済的な効率がこれからの医療の評価基準として求められる．医療の経済的評価は，医療で提供される費用と，そこから得られる利益のバランスを考えることが最も重要な課題となる．とりわけ，保険医療の最も重要な柱である医薬品について，EBMを指標にした医薬品の適正使用が医療経済の視点から求められている．

1. カゼ症候群における薬剤費の比較

カゼ症候群の患者を西洋薬,漢方薬,併用薬の3つの治療群に分類し,カルテおよび処方箋をもとに薬剤疫学的な検討が行われている.それによると漢方薬治療に比べ,西洋薬治療では併用される抗生物質が治療費を高額にする上,治療期間も長く,西洋薬治療の薬剤費は漢方薬の約3倍にのぼる.同様に体温別の調査

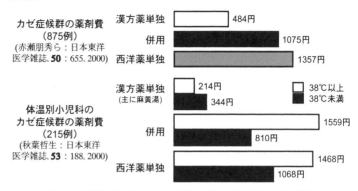

カゼ症候群の治療における漢方薬と西洋薬の薬剤費

でも漢方薬物治療の方が医療経済的に優れているという結果がでている.

近年,インフルエンザ治療に対する関心が高まっている.**麻黄湯**は頭痛,発熱,関節痛,筋肉痛をともなう無汗のカゼの初期に適応すると傷寒論に記載されている.これらの症状はインフルエンザの特徴とよく一致する.日本臨床内科医会インフルエンザ研究班による2006-2007年シーズンの調査で,A型,B型インフルエンザに対し,麻黄湯がオセルタミビルやザナミビルに匹敵する効果があったと報告している.麻黄湯はインフルエンザの確定診断なしに使用できる上,重篤な副作用もなく,乳幼児や青少年などにも使用できる利点がある.さらに麻黄湯をオセルタミビルと同様に5日間服用した場合,薬剤費は約25分の1で済む(麻黄湯の投薬は一般に1~2日分が目安).ただし,麻黄湯を用いる際は,比較的元気な初期の発熱で,発汗がなく,水分補給が十分できていることを確認する必要がある.

2. 貧血における薬剤費の比較

鉄欠乏貧血のために**当帰芍薬散とクエン酸第一鉄ナトリウム**を服用した患者のカルテおよび処方箋をもとに薬剤疫学的な検討が行われている.血液検査値の比較で,当帰芍薬散の4週目とクエン酸第一鉄ナトリウムの8週目が同じ改善率を示した.副作用の発生頻度は当帰芍薬散の味や香りなどから悪心,嘔吐を訴えた1例を除き,特に問題はなかった.クエン酸第一鉄ナトリウムは安価な薬剤であるが,胃炎や便秘を起こすことから消化器用薬の併用が多く,総薬剤費としては当帰芍薬散の方が低い.さらに当帰芍薬散は貧血症状のみならず,冷え症,月経不順,更年期障害,めまい,浮腫などの女性特有の諸症状も合わせて改善することから医療経済的な価値は高い.

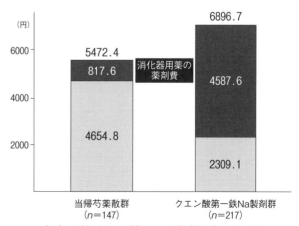

鉄欠乏性貧血に対する当帰芍薬散の薬剤費
(赤瀬朋秀:漢方と最新治療,8:143, 1999 一部改変)

3. 小柴胡湯による肝硬変から肝発がんの予防的効果

慢性肝炎や肝硬変の治療は肝細胞がんの予防を中心に行われている．**小柴胡湯**は繊維化の抑制や免疫賦活などの多彩な作用をもつ．そこで肝硬変患者（260名）を無作為に2群に分け，従来の薬物投与群と小柴胡湯を追加した投与群における肝がんの累積発生率についての調査が行われた．この5年間のプロスペクティブな無作為対照試験の結果，小柴胡湯投与群では肝硬変から肝発がんが予防できる可能性が示唆され，特にC型肝炎において有意差が認められている．この報告に基づいた小柴胡湯の医療経済的な検討の結果，肝硬変患者（156,280人）に対して小柴胡湯を投与すると仮定した場合，5年間で約2兆円近くのコストが削減されると試算されている．しかし現在では間質性肺炎の副作用問題により，肝硬変，肝がんの患者への小柴胡湯の投与は禁忌となっている．

4. 高齢者医療における漢方薬の適応

高齢者は平均4つの疾患をもっているといわれており，それぞれの疾患が各診療科にまたがり，慢性で治療し難いものが多い．西洋医学では病名に対応して薬剤を投与することから，多臓器疾患を有する高齢者では薬剤数がどうしても多くなる傾向にある．投与する薬剤数が増えるとそれに比例して有害作用の発生頻度が高まり，5剤を越えると発生頻度は急激に増加すると報告されている．また，多量の薬剤を服用することによる胃腸障害や食欲不振などは，患者のQOLの低下やコンプライアンスの悪化を招く．さらに慢性疾患をもつ高齢者には長期的な投薬が必要な場合が多く，代謝や排泄能の低下した高齢者には有害作用の出現リスクが高い．一方，漢方薬は1剤で多愁訴に対応できるため投与する薬剤数を削減することが可能で，長期服用でも副作用が比較的少なく，患者のQOLだけでなく医療経済的にも有用である．

5. 療養型病床群における漢方薬の役割

介護を要する高齢者や体力の衰えた患者は易感染傾向にあり，肺炎や褥瘡などを併発し易い．このような患者が補中益気湯や十全大補湯などの**補剤**を服用すると，冬期のカゼの罹患率や抗生物質の使用率の低下，さらにはMRSAの陰性化に効果があると報告されている．これらは補剤による食欲増進，腸内細菌叢の正常化，免疫能の亢進などが関係しているといわれている．特に感染症の合併率を減少させる効果があることから，補剤の適正な使用は医療経済学的に有用である．

療養型病床において当帰芍薬散，人参養栄湯，十全大補湯などの汎用処方を用いた漢方薬治療を導入した結果，1日1人あたり1394円であった薬剤費が，漢方薬併用により741円（漢方薬の占める薬剤費は117円）に激減したと報告されている．これを1年間の薬剤費に換算すると4767万円の削減額になる．

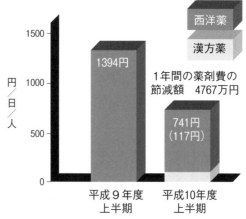

療養型病床群での漢方薬使用前後の薬剤費
（下手公一ら：医療経営情報，113：16，1999 一部改変）

6-3-2 高齢者医療における漢方薬の役割

1. 新しい高齢者医療と漢方薬の適応

従来の高齢者医療は寿命の延長や延命のための医療が中心であったが，これからの高齢者医療の目的は，高齢者のQOLを向上させ，かつこれを維持することにあり，疾患の予防および全人的な包括的医療が重要視される．すなわち，臓器疾患の治療を第一義的に考えた**医療（Cure）**から，患者の**日常生活動作（ADL：Activity of daily living）**，精神機能，社会的状況の3つを総合的に判断した効果的な**医療（Care）**への転換が求められている．高齢者の個人差は極めて大きく，他覚的所見に乏しい不定愁訴を訴えることが多い．病名診断に基づいた画一的な治療を得意とする西洋医学に比べ，オーダーメイド医療を標榜する漢方医学は高齢者の個々の愁訴に対応し易い．

2. 高齢者疾患と補剤

高齢者は生体防御機能が低下し易感染傾向にあり，感染症を併発し易い特徴がある．補中益気湯や十全大補湯などの**補剤**は，消化管の機能や免疫能を正常化し，抗病力や治癒能力の促進を図る薬剤で，免疫能の低下する高齢者の生体防御機能を賦活する意味で，予防や治療に重要な役割を果たすことがわかってきている．**補中益気湯**が難治性の**褥瘡**（床ずれ）の治療に用いられ，その改善効果が注目されている．褥瘡は単に局所的な疾患ではなく，むしろ全身的な疾患と考えるべきで，特に栄養状態の低下が深く関与している．消化器系の機能を補う作用を有する補中益気湯は，患者の栄養状態を改善することで褥瘡の治癒力を高めたと推測されている．さらに胃切除後の骨粗鬆症にも有効であることから，加齢による骨粗鬆症にも効果が期待される．

3. 誤嚥性肺炎に有効な漢方薬

呼吸器は常に外的な侵襲にさらされており，加齢による生理的老化に加えて病的老化を起こしやすい．**誤嚥性肺炎**はADLの低下した高齢者にしばしばみられ，肺炎を繰り返すことでADLがさらに低下する難治性の疾患である．一般に抗生物質が使われるが，耐性菌やMRSAなどの問題があり，予防が重要になる．**半夏厚朴湯**は直接的に嚥下反射を改善する作用があり，誤嚥性肺炎の治療に有効な手段となることが明らかにされている．

4. 認知症にともなうBPSD治療

近年，認知症にともなう，幻覚，妄想，興奮，抑うつ，不眠などの精神症状に加え，暴言，暴力，易怒性，喚声，徘徊などの行動症状が問題になっている．BPSD（認知症の行動と心理症状，Behavioral and Psychological Symptoms of Dementia）は，記憶障害や見当識障害などの中核症状以外のこれらの周辺症状のことで，認知症患者の約80％にみられ，介護者にとっては大きな負担となっている．2008年に米国食品医薬品局（FDA）は，高齢者の認知症関連精神病の治療において，抗精神病薬の使用と死亡リスクの上昇に関係があると警告している．一方，**抑肝散**は副作用なしにBPSD患者のADLを改善したと報告され，国内で盛んに用いられるようになった．もともと抑肝散は小児や乳幼児のひきつけやヒステリーなどに用いられ，神経過敏で興奮しやすく，怒りやすい，イライラするなど神経興奮に適応する．抑肝散は攻撃性や衝動性を緩和すると

ともに，無為・無関心を改善し，妄想，幻覚，興奮，不眠に対し効果がある．さらに抗精神病薬にみられるような薬剤性パーキンソニズムの副作用は全く起こらない

6-3-3 漢方薬物治療の科学的評価

1. 証の科学化

証は漢方薬の運用になくてはならない診断・治療の指針であるが，西洋医学の病名と基本的に異質な概念であり，西洋医学に立脚した現代医療の立場からは理解しにくい．証と西洋医学の病名との関係は，地球儀の緯度と経度の関係にあると考えると理解しやすく，証は各種の疾患を横断的に認識している．さらに証には患者の病態を把握するだけでなく，最適な治療手段となる処方選択の意味も含まれる．しかし証はあくまでも経験則に基づく仮説であり，そのほとんどが未だに科学的な検証のないまま今日に至っている．そのため，証の客観的な診断基準は乏しく，医師の主観によって判定が左右されてしまう．科学技術庁の研究班（1980年度）による「瘀血のスコア化」（寺澤捷年：症例から学ぶ和漢診療学参照）は，まさに証を科学の目で見直した画期的な成果である．

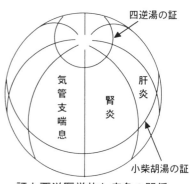

証と西洋医学的な病名の関係
（寺澤捷年：症例から学ぶ和漢診療学）

2. 機能性ディスペプシアに対する六君子湯の効果

機能性ディスペプシア（FD：Functional dyspepsia）は食欲不振，胃部不快感，胃もたれなどの胃運動不全型の上腹部愁訴を主訴とし，それらの症状を4週間以上持続あるいは断続的に訴える患者を対象に，**六君子湯**の二重盲検比較臨床試験が行われた．低用量（2.5%）の六君子湯をプラセボに用いた結果，解析対象235例において六君子湯群は低用量群に対し，運動不全型症状の有意な改善率が認められている．FDの患者では，摂取時に胃底部の弛緩による胃内圧の低下が起こらず，胃の貯留機能が低下し，胃排出も遅延する．六君子湯は胃底部の弛緩の障害を回復させるという従来の消化管運動促進剤にはみられない機序により，胃貯留機能を正常化させるとともに，胃排出遅延も改善する作用がある．

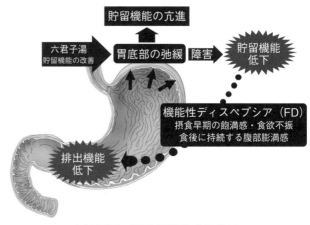

六君子湯の胃貯留機能改善作用

3. 大建中湯による腸閉塞の予防と改善

大建中湯は強い消化管運動亢進作用を有し，近年，開腹手術後の腸閉塞（イレウス）や腹痛，便通異常によく用いられる．特に消化器外科では開腹手術後に起こる腸管癒着や腸閉塞が常に問題になり，術後の消化管運動，特に大腸を早く動かすことで，癒着発生の予防や腸内細菌の上部消化管への逆流を防ぐことができるといわれている．術後癒着性イレウスで保存治療を行った患者（109例）に

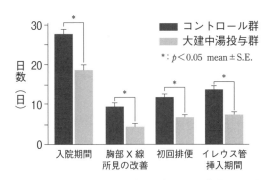

術後癒着性イレウス患者に対する大建中湯の効果
(Y. Furukawa, et al.: Gastroenterology, 116, (2), A881, 1999 一部改変)

ついて，大建中湯エキスを経口，もしくは経鼻胃管またはイレウス管から投与した群（47例）と，大建中湯以外の保存治療を行ったコントロール群（62例）で比較が行われた．その結果，大建中湯投与群において，入院期間，腹部X線所見，初回排便，イレウス管挿入期間のいずれにおいても有意な効果が認められている．これは大建中湯により消化管運動が亢進するためであるが，消化管運動の過剰な亢進に対しては抑制的に働くと報告されている．

4. 半夏瀉心湯による抗がん剤の副作用予防

塩酸イリノテカンは植物アルカロイドであるカンプトテシンの誘導体で，わが国で開発された世界で初めてのトポイソメラーゼI阻害作用による核酸合成阻害作用をもった新規抗がん剤である．わが国では肺がん，子宮頸がん，悪性リンパ腫などに用いられ，広い抗腫瘍スペクトルが特徴である．一方，白血球減少などの骨髄抑制と消化器症状の副作用が強く，特に投与3〜

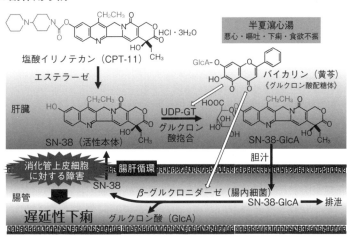

半夏瀉心湯による塩酸イリノテカンの副作用の予防
(鎌滝哲也ら：Prog. Med., **16**：173, 1996 一部改変)

7日後から発症する遅延性下痢の頻発（45.1％）は，しばしば継続投与中止の原因となる．塩酸イリノテカンは肝臓で抗腫瘍活性の本体であるSN-38（塩酸イリノテカンの約1000倍の抗腫瘍活性）に代謝変換され肝臓でグルクロン酸抱合を受け，主に胆汁中に排泄される．SN-38グルクロン酸抱合体（SN-38-G）は腸内細菌によって再びSN-38になり吸収されるが，このSN-38が消化管上皮細胞を強く障害して下痢を誘発する．黄芩に含まれるバイカリンは，腸管や肝臓におけるSN-38の代謝を競合的に阻害することから，下痢への保険適応が認められている黄芩を配合した**半夏瀉心湯**との併用療法が検討された．その結果，半夏瀉心湯との併用療法は塩酸イリ

ノテカンの有用性を損なうことなく，塩酸イリノテカンに起因する下痢を改善することが臨床的にも実証され，多くの医療機関で汎用されている．

5. 薬剤性の末梢神経障害に対する牛車腎気丸の効果

FOLFOX療法はオキサリプラチンを中心とした大腸がんの標準レジメンであるが，オキサリプラチンは手足のしびれや冷感，物がうまく掴めない，転びやすいなどの末梢神経障害が高頻度に発症する．**牛車腎気丸**の投与によってFOLFOX療法の中止に至るような神経毒性が発生しなかったと報告されており，一酸化窒素誘導による血流改善やオピオイド受容体を介した鎮痛作用が作用機序として考えられている．

6. 半夏瀉心湯による口内炎の予防と治療

口内炎は自然に緩解する日常的な疾患であるが，抗がん剤による口内炎の痛みは非常に強く，患者のQOLを著しく低下させる．**半夏瀉心湯**は，黄芩のバイカリンやオウゴニンによるプロスタグランジンE2産生抑制による鎮痛効果ならびに黄連のベルベリンによる口腔内の菌増殖抑制や細菌性細胞障害の抑制などによって，抗がん剤による口内炎の予防や治療に効果があると報告されている．内服でも効果があるが，含嗽や塗布がより効果的といわれている．

6-4 漢方薬の基礎研究

6-4-1 薬理学的研究

1. 葛根湯とインフルエンザウイルス

インフルエンザウイルスに感染すると，インターフェロンの過剰反応によって誘導されるインターロイキン-1αの活性上昇により，プロスタグランジンE2の反応が促進され発熱すると考えられている．**葛根湯**はウイルスに対する増殖抑制などの直接的な作用はないが，インフルエンザの感染によるインターロイキン-1αの産生を正常化することで解熱効果を発現すると報告されている．同時に，インターロイキン-1αの生成が低いことから細胞浸潤も少なく肺炎も軽い．一方，アスピリンはシクロオキシゲナーゼ活性だけを抑制してプロスタグランジンE2の産生を抑えるため，インター

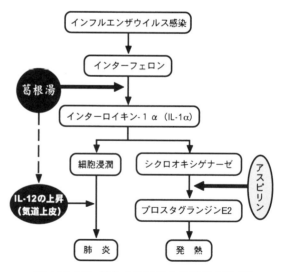

インフルエンザウイルスによる発熱と肺炎に対する葛根湯の作用部位

(白木公康：医学のあゆみ，**202**：414，2002 一部改変)

ロイキン-1αに起因する過剰反応の改善作用が望めない.

葛根湯に直接的な解熱作用があるという考え方に対し，漢方の立場からはやや否定的な意見が聞かれる．漢方では葛根湯のような桂麻剤は，カゼで悪寒や悪風があるときに体表の血管収縮や熱の生産を助け，体温調節中枢によって設定されたセットポイントまで体温をスムーズに上昇させる．セットポイントに到達すると体表の末梢循環の亢進により熱を放散し，発汗により熱を急速に下げると解釈されている．

2. 漢方薬と解熱剤併用療法の問題点

カゼ症候群の治療において非ステロイド性抗炎症薬と葛根湯などの**麻黄剤**が併用されることが多い．このような併用療法が生体に及ぼす影響について，麻黄剤の構成生薬である**麻黄**とロキソプロフェンナトリウム（ロキソニン）を用い，ストレス誘発体温上昇モデルマウスで検討されている．その結果，麻黄やロキソニンの単独療法に比べて，併用療法では強い胃粘膜損傷と体重減少が認められている．これは麻黄による胃粘膜損傷と体重減少の副作用が，ロキソニンの併用により増悪したと考えられことから，非ステロイド性抗炎症薬と麻黄剤の併用療法は副作用を助長する可能性がある．

3. 六君子湯とグレリン

グレリンは主に胃内分泌細胞で産生されるペプチドホルモンで，強力な食欲増進作用があり，成長ホルモン刺激，血圧調整機能，脳腸相関など多様な機能が知られている．近年，**六君子湯**の作用がグレリンと密接に関係することがわかってきた．抗がん剤シスプラチン投与による食欲不振モデルラットの実験で，セロトニン（5-HT）の5-HT2B受容体（末梢）と5-HT2C受容体（中枢）を介した血漿グレリン濃度及び摂取量の低下に対し，六君子湯は5-HT受容体を阻害することで改善効果を示すと考えられている．それには陳皮に含まれるフラボノイドが関係していることがわかっている．

高齢マウスは若年マウスに比べ，摂取量の有意な低下がみられる．老化にともない血漿レプチン（摂食抑制物質）が上昇することでグレリン動態に異常をきたすためで，六君子湯はレプチンによって誘導される視床下部のホスホジエステラーゼ酵素（Phosphodiesterase enzyme：PDE）を阻害し，高齢マウスの食欲不振を改善すると推測されている．

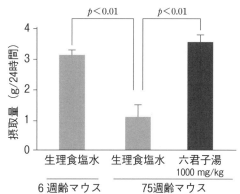

高齢マウスの摂取量に対する六君子湯効果
（武田宏司，武藤修一：漢方医学，33, 401-402, 2009）

4. 芍薬甘草湯の筋弛緩作用

急性の胃痛，筋肉痛，こむらがえりなどに奏効する**芍薬甘草湯**は芍薬と甘草からなる単純な処方である．芍薬，甘草ともに単独では効果を示さない量の併用で，神経筋シナプス遮断作用があらわれ，その作用が**ペオニフロリン**と**グリチルリチン**によることが明らかにされている．また，この両成分の混合比と作用強度の検討から，芍薬甘草湯の生薬配合比（1：1）に相当する混合比

が最も活性が強いとされている．この作用機序はスキサメトニウムに酷似する脱分極性遮断作用で，芍薬のペオニフロリンがCa^{2+}動態を，甘草のグリチルリチンがCa^{2+}を介したK^+動態をそれぞれ抑制することによる複合作用（ブレンド効果）であることが証明されている．

5. 麦門冬湯による慢性炎症性気道疾患の治療

咳は気道内の異物や細菌などを排除するための生体防御反応（気道クリアランス）で，延髄の咳中枢を介した生理的な反射である．中枢性鎮咳薬であるコデインは咳中枢に作用し咳を抑えるため，精神的な要因や気道の炎症が弱い咳には有効であるが，気道に炎症がある場合，炎症部位を増悪することがわかっている．さらに痰がからまるような咳はむやみに抑えると気道クリアランスの低下につながる．**麦門冬湯**は反射的に起こる咳にはあまり効果がないが，気道の炎症によって起こるような咳に奏効する．その働きは気道の炎症や知覚神経の過敏を抑制する鎮咳作用に加え，気道を保護する粘液の分泌を促進することで気道クリアランスを改善する．これらの作用に**オフィオポゴニンB，D**（ステロイドサポニン）などによるステロイド様作用が深く関与しているといわれている．最近の研究では，肺癌術後遷延性咳嗽に対して，麦門冬湯はメジコン，アストミンに比べ，咳の頻度のみでなく，QOLのメンタルヘルス項目でも有意に効果があると報告されている．

6. 癌転移に対する十全大補湯の効果

癌細胞接種前に**十全大補湯**を経口投与したマウス群に，用量依存的な colon 26-L5 結腸癌細胞の肝転移抑制と有意な生存期間延長効果が認められている．高濃度でシスプラチンに匹敵する極めて強い抑制作用を示し，シスプラチン投与群にみられた著しい体重減少や死亡につながるような重篤な副作用は全く認められていない．十全大補湯の経口投与による肝転移の抑制機序として，マクロファージを介してT細胞が転移抑制する経路及びマクロファージそのものがエフェクター細胞として細胞毒性または細胞増殖抑制として作用していると推測されている．十全大補湯は四物湯と四君子湯に桂皮と黄耆を加えた処方である．四物湯は転移抑制効果を有意に抑制するが，四君子湯では全く認められていない．温清飲（四物湯と黄連解毒湯の合方）も転移抑制効果を示すことから，これらの活性発現には補血剤の基本処方である四物湯が重要な因子となっている．さらに十全大補湯の効果は四物湯に比較して明らかに強いことから，四君子湯も転移抑制発現の増強に関与しているといわれている．四物湯からそれぞれ川芎または地黄を除いた構成生薬からなる人参養栄湯及び当帰芍薬散には転移抑制効果が認められず，四物湯の川芎と地黄が活性発現に重要な役割を演じている可能性が高い．一方，補中益気湯は四物湯の処方を含んでいないにもかかわらず，明らかな転移抑制効果を示す．この抑制メカニズムは十全大補湯と異なり，NK細胞を介した経路が関与していると考えられている．

7. 水分代謝異常下痢モデルマウスに対する五苓散の作用

代表的な利水剤である**五苓散**は余分な水分の偏在を解消して水分代謝を正常化すると考えられている．硫酸マグネシウムによる水分代謝異常下痢モデルマウスを用いた五苓散と人参湯の比較において，五苓散のみが有意な止瀉作用を示し，腸管の水分過多による下痢に対する五苓散の

効果が明らかになった．五苓散は沢瀉，猪苓，茯苓，白朮（蒼朮），桂皮からなる．猪苓，茯苓，白朮，桂皮は単味でも有意に下痢を改善するが，いずれも五苓散に比べて弱い．五苓散から1種類ずつ生薬を抜いた一抜き五苓散は止瀉作用が顕著に減弱する．これは五苓散の強い止瀉作用が構成生薬の総合的な作用によって成り立っていることを意味している．五苓散の熱水抽出物は温水抽出物（37℃）に比べ有意な止瀉作用の低下が認められる．このように五苓

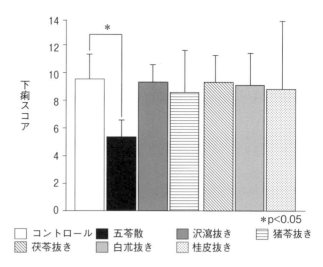

五つの生薬が協力して止瀉作用を示す五苓散

散が散剤として伝承されてきた要因として，加熱によって作用の減弱が推測される．

8. 脳浮腫に対する五苓散のアクアポリン抑制作用

アクアポリン（AQP）は水チャンネルとして発見された膜タンパクで，現在までに哺乳類では13種類が発見されている．**五苓散**に含まれるマンガンはAQP3，4，5，特に脳損傷や脳疾患に伴う脳浮腫形成に関与するAQP4に対して強い阻害作用を示す．AQP4の阻害作用による脳浮腫形成を防ぐ五苓散の作用は，漢方薬の新しい臨床応用につながる可能性を秘めている．

6-4-2 薬物動態学的研究

漢方薬は複合成分系薬物であり，有効成分の吸収，分布，代謝，排泄あるいは溶解性，安定性などに多種多様な成分が影響を及ぼしていると考えられている．

1. 溶解性に影響を及ぼす生薬成分

芍薬に含まれる主タンニンである**ペンタガロイルグルコース**は最も水に難溶のタンニンであるが，芍薬に含まれる**ペオニフロリン**と混和することで水に溶けるようになる．タンニンとペオニフロリンの濃度比は芍薬中における成分比率とほぼ同じ（1:30）が最適で，ペオニフロリンによるタンニンの溶解補助作用の機構はNMRなどの物理化学的な手法によって明らかにされている．純粋なタンニンは水溶液中で

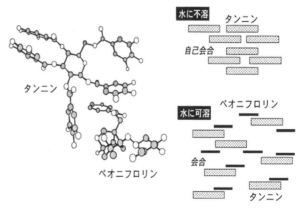

芍薬タンニンとペオニフロリンの水溶液中での会合
（田中隆：日本東洋医学雑誌，**49**：727, 1999）

タンニン同士が自己会合し水に溶けない．そこにタンニンと親和性があり水にも溶けるペオニフロリンのような物質が共存すると，タンニンはそれらと水溶液中で弱く会合することにより安定な状態で水に溶ける．このような機序によって，芍薬中の有用成分であるタンニンの活性発現をペオニフロリンが補助していると推測される．

　タンニンの溶解性を高めるその他の成分として，アミグダリン（杏仁，桃仁），アコニチン（附子），リクイリチンアピオイド，グリチルリチン（甘草）などが確認されている．特にグリチルリチンはタンニンをよく水に溶かすことから，芍薬甘草湯ではタンニンの水溶性は非常に高いといわれている．また，大黄の高分子タンニンと主アントラキノン配糖体であるレイングルコシドとの間でも同様のことが観察されている．

2．葛根成分のバイオアベイラビリティ

　葛根の粗抽出エキスとそれから単離した有効成分**ダイジン**について，経口投与によるダイジンの**バイオアベイラビリティ**（Bioavailability：生物学的利用能）の比較が行われている．それによるとエキスとして投与されたダイジンは純物質よりも低い濃度で活性が認められ，高い血中濃度を示した．このことはエキス中の共存物質によってダイジンの溶解性や吸収が高まり，ダイジンの体内動態に影響を及ぼしたと推測されている．

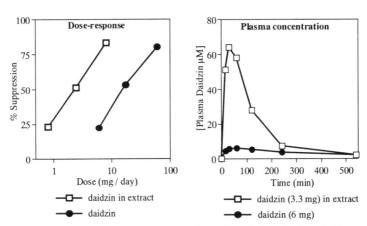

葛根粗抽出エキスと純粋にした有効成分（ダイジン）の比較
(W.-M. Keung et al. : Proc. Natl. Acad. Sci. USA, **93**: 4284, 1996)

3．薬物代謝酵素に影響を及ぼす植物成分

1）グレープフルーツ

　植物にはフラボノイド，クマリン，タンニンなどの酵素の働きを阻害する成分が多数含まれている．最近，ジヒドロピリジン系カルシウム拮抗剤やシクロスポリンなどの医薬品を**グレープフルーツジュース**で服用した結果，その血中濃度が著しく増加し問題になっている．これはグレープフルーツに含まれるフラノクマリン類が，小腸のCYP3A4や腸管上皮細胞の薬物排泄輸送担体（P-糖タンパク質）の働きを抑制することによる．その他にフラノクマリン類を含有し，相互作用を起こす可能性のある柑橘類として，スウィーティー，サボン（ブンタン），ダイダイなどがある．

2）セント・ジョーンズ・ワート含有食品

　セント・ジョーンズ・ワートは，主にヨーロッパから中央アジアにかけて分布しているオトギ

リソウ科の多年生植物で，西洋オトギリソウと呼ばれている．開花期の地上部は軽～中等度のうつ病を緩和する効果があるとされ，既存の抗うつ薬に比べ副作用が低いとして注目されている．これを含有するハーブ製品は欧米で広く流通しているが，長期摂取によりチトクローム P450，特にサブタイプである CYP3A4 及び CYP1A2 を誘導するため，半数以上の市販医薬品に対して臨床効果を減弱させる可能性があると報告されている．

6-4-3　腸内細菌による配糖体成分の代謝

人体にはヒトの細胞の 10 倍以上の微生物が生息しており，特に大腸には 100 兆個，1000 種類，重量にして 1～2kg の細菌が存在し，これらを**腸内細菌叢（腸内フローラ）**と呼ぶ．腸内細菌叢の腸内細菌は，胃や小腸で吸収されなかった食物成分を発酵することで様々な代謝物を産生する．食物繊維の難消化性デンプンは腸内細菌によって短鎖脂肪酸や炭酸ガスなどに代謝され，短鎖脂肪酸が大腸で吸収されてエネルギー源などに利用されている．さらに，腸内細菌叢は腸内有害菌の増殖抑制や外来病原菌を排除する働きがある．近年，**腸内細菌叢の乱れ（dysbiosis）**が，免疫，炎症性腸疾患，喘息，肥満，がん，自閉症などの幅広い疾患の要因になっていると報告されている．漢方薬は，消化器系の機能を整えることを得意としており，dysbiosis の改善効果が期待される．

漢方薬に豊富に含まれている**配糖体**は，β-グルコシド結合のため消化酵素の代謝を受けず消化管下部に到達し，親水性が高く吸収されにくいため腸管内に長く滞留する．配糖体は，炭水化物をエネルギー源とする腸内細菌の産生する酵素によって加水分解を受け，脂溶性の高いアグリコン（非糖部）として吸収される**プロドラッグ**であるといわれている．腸内細菌叢は個人差だけでなく，食事や年齢などに影響を受け変動することが分かっている．証という概念は，漢方薬の効果に個人差があることを意味しており，腸内細菌叢が証と密接な関係にあると考えられる．

プロドラッグとしての生薬成分

プロドラッグ	活性成分	薬理作用	生薬
センノシド類	レインアンスロン	瀉下	大黄・センナ
グリチルリチン	グリチルレチン酸	抗炎症	甘草
バイカリン	バイカレイン	抗アレルギー	黄芩
サイコサポニン類	サイコサポゲニン	抗炎症	柴胡
ペオニフロリン	ペオニメタボリン	鎮痙	芍薬
アルビフロリン	ペオニラクトン	鎮痙	芍薬
ゲニポシド	ゲニピン	利胆	山梔子
バルバロイン	アロエエモジンアンスロン	瀉下	アロエ

1. センノシド類

大黄及びセンナの主要成分である**センノシド類**は，特定のビフィズス菌（*Bifidobacterium sp.* SEN）由来の β-グルコシダーゼによって加水分解を受けセニジンとなり，さらに還元されて**レインアンスロン**に代謝され，大腸の蠕動運動を亢進ならびに腸管からの水分吸収を抑制することで強い下剤作用を示す．そのため，抗生物質で腸内細菌を死滅させた無菌動物あるいは静脈投与ではセンノシド類の瀉下活性は発現しない．

センノシドAの代謝

2. グリチルリチン

甘草の主成分である**グリチルリチン**（グリチルリチン酸）は，特異な腸内細菌（*Eubacterium* sp. GLH）の産生するグリチルリチン β-グルクロニダーゼにより加水分解を受け，**グリチルレチン酸へ変換後吸収される**．グリチルリチンはグリチルレチン酸と同様な活性を示し，一部は加水分解を受けずに吸収されるが，バイオアベイラビリティが低く，代謝物であるグリチルレチン酸が薬効を発現するといわれている．

グリチルレチン酸を経口投与すると，血漿中のグリチルレチン酸濃度は数時間で最大値に達し，その後急速に減少する．一方，グリチルリチンの投与では血漿中のグリチルレチン酸濃度は徐々に増加し，12時間後に最大値に達し18時間後までその濃度を維持した後，緩やかに減少すると報告されている．

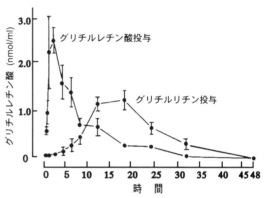

グリチルリチン及びグリチルレチン酸経口投与後の血漿中グリチルレチン酸濃度
（赤尾光昭：Methods in Kampo Pharmacology, **1**: 7, 1997）

グリチルリチンの代謝

3. バイカリン

黄芩の主成分である**バイカリン**は抗アレルギー，抗ウイルス，抗脂血作用などで注目されているフラボノイドのグルクロン酸の配糖体で，他の配糖体と異なった体内動態を示す．バイカリンとそのアグリコンである**バイカレイン**をそれぞれ投与すると血中にバイカリンが検出されるが，無菌ラットにバイカリンを投与した場合，何も検出されないと報告されている．これはバイカリンは腸内細菌によって一旦アグリコンになり腸管粘膜細胞に取り込まれ，細胞内のUDPG-グルクロニルトランスフェラーゼによって，再び配糖体に戻り血液中に運ばれるからである．

バイカリンの吸収機構と小腸におけるグルクロン酸抱合

4. 芍薬甘草湯によるグリチルリチン代謝の亢進

　ラット糞便懸濁液を用いた代謝実験において，**グリチルリチン**の代謝はペオニフロリンやリクイリチンなどの配糖体成分に比べ顕著に遅い．しかしながら，**芍薬甘草湯**を経口的に摂取することでグリチルリチンの代謝能が有意に亢進する．同様の現象がグリチルリチン摂取によっても認められ，芍薬甘草湯やグリチルリチンを摂取することでグリチルリチンを代謝する特異な腸内細菌の増殖が促され，糞便懸濁液のグリチルリチン代謝能が亢進すると考えられる．このグリチルリチン代謝能の変動には個体差があり，明らかに代謝亢進するレスポンダーと代謝亢進を示さないノンレスポンダーが存在する．ノンレスポンダーは半日絶食後にグリチルリチンを摂取させることでレスポンダー化することから，漢方薬の食間・食前の空腹時服用は理にかなった用法といえる．

　レスポンダーの糞便懸濁液をノンレスポンダーに経口的投与するとレスポンダー化が起こることから，漢方薬の反応性の一端に腸内細菌叢が密接に関わっていることがわかる．近年，難治性の再発性クロストリジウム・ディフィシル感染症の有効な治療法として，健康なドナーの糞便懸濁液を患者に注入する**糞便微生物移植**（FMT：Fecal Microbiota Transplantation）が革新的な治療法として注目されている．腸内細菌叢の乱れによって起こる様々な疾患に対し，腸内細菌叢を正常化することで治癒が期待できることから，今後，漢方薬の腸内細菌叢に対する作用の解明が益々重要になる．

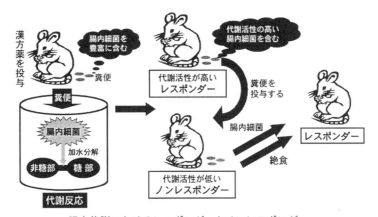

腸内代謝におけるレスポンダーとノンレスポンダー

5. センノシド製剤ならびに大黄剤と抗生物質の薬物相互作用

　センノシド製剤ならびに大黄を配合する大黄剤は便秘の治療薬として繁用される．これらを服用している患者に，別の治療目的で抗生物質が処方されることがある．抗生物質は腸内細菌叢

を変動させるため，下剤を目的にセンノシド類を含む医薬品を服用している場合，抗生物質との併用には問題があると考えられる．大黄甘草湯やセンノシドAの下剤活性に対する抗生物質の影響が，マウスの下剤活性評価法によって調べられている．それによると，アンピシリン，セフカペンピボキシル，カナマイシン，ホスホマイシン，ファロペネムは，大黄甘草湯やセンノシドAの瀉下

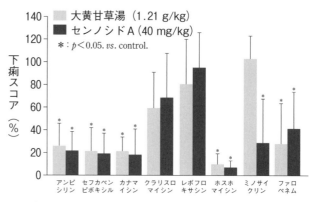

大黄甘草湯やセンノシドAに対する抗生物質の影響

活性を有意に抑制している．これらの抗生物質はいずれも消化管から吸収されにくく，殺菌的に作用することから，消化管下部でのセンノシドA代謝を強く抑制していると考えられる．このような結果から，臨床においてもこれら薬物の相互作用が起こる可能性が高いと予想される．

6. センノシドAの瀉下活性を増強する共存成分

　大黄甘草湯は大黄単独に比べ甘草が加わることで高い瀉下活性を示す．甘草の主要成分であるリクイリチン（LQ）やリクイリチンアピオシドは，ビフィズス菌が産生するβ-グルコシダーゼの活性を高めセンノシドA（SA）の代謝を亢進することで，センノシドAの瀉下活性を濃度依存的に増強する．さらに大黄成分の rhein 8-O-β-D-glucopyranoside（RG）は，ビフィズス菌の機能に影響を及ぼし，β-グルコシダーゼの誘導を促進しレインアンスロン産生を増やすことで瀉下活性を高めている．このように共存成分による薬効の増強は複合成分系薬物の妙といえる．

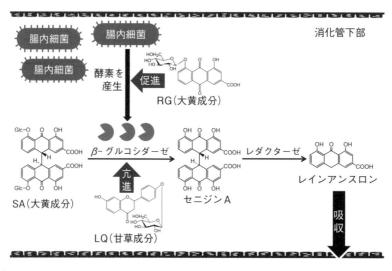

センノシドAの瀉下活性を増強する共存成分

7. 抗生物質によるセンノシドAの瀉下活性抑制に対するRGの効果

センノシドA (SA) はアンピシリン投与中のマウスの糞便懸濁液では代謝が抑制され続けるが、大黄甘草湯中のセンノシドAは投与直後に抑制を受けるものの速やかに代謝能が回復する。そのため、大黄甘草湯はアンピシリン投与中のマウスに対しても瀉下活性を示す。センノシドAは大黄成分の rhein 8-O-β-D-glucopyranoside (RG) を併用すると代謝能が賦活し、瀉下活性も回復する。RGは、アンピシリンによってビフィズス菌が検出されなくなったマウスに対し、他の腸内細菌（バクテロイデス）の機能に影響を及ぼすことでセンノシドAの瀉下活性を発現させる作用がある。

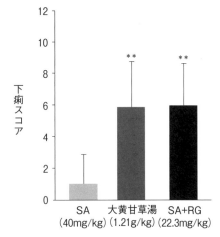

アンピシリンの下剤活性抑制に対するRGの効果

6-4-4 製剤学的研究

漢方薬は単に個々の生薬の作用を相加したものではなく、その配合の妙によって複合系の総合的な効果が経験的に導かれており、そこには当然ながら製剤学的な配合意義も含まれている。

1. 小柴胡湯における再煎の意義

古典において**小柴胡湯**には常煎法にしたがって液量を半量に煮つめ、茶こしまたはガーゼで生薬残渣を除いた後、再び煎液を半量になるまで弱火で煮つめる**再煎**と呼ばれる調製法の指示がある。この再煎の意義の一つとして、味覚的に服用し易くなる点があげられる。一方、小柴胡湯の主構成生薬である柴胡の有効成分**サイコサポニン類**は、煎じることでサイコサポニン a, d がそれぞれサイコサポニン b_1, b_2 に変換される。この変化体はもとのサポニンよりも強い抗炎症作用やステロイド作用を示すことから、再煎という操作によってサイコサポニンの二次的変化を促進し、より活性の高い製剤をつくっていることになる。

saikosaponin a (R: β-OH)
saikosaponin d (R: α-OH)

saikosaponin b_1 (R: β-OH)
saikosaponin b_2 (R: α-OH)

小柴胡湯の再煎の意義

2. 麻杏甘石湯における鎮咳効果とエフェドリン含量に影響する生薬

　麻杏甘石湯は麻黄，杏仁，甘草，石膏からなる処方で，気管支喘息や気管支炎などに用いられる．麻杏甘石湯の鎮咳作用は麻黄に起因することから，麻杏甘石湯，麻黄，4つの生薬を別個に煎じた混合物の煎液について，モルモットに対する鎮咳効果の比較が行われている．それによると麻杏甘石湯の煎液は，麻黄単独あるいは生薬を別個に煎じた混合物の煎液に比べ，持続的で強い鎮咳効果を示す．このことは麻杏甘石湯に重要な製剤学的な意義が隠されていることを示唆している．

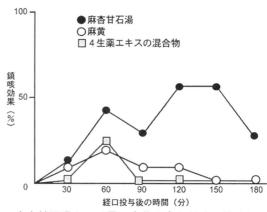

麻杏甘石湯と同じ量の麻黄を含む煎液の鎮咳効果
（細谷英吉：最新の漢方医学：29, 1988　一部改変）

　麻黄剤の煎液について麻黄グラムあたりの**エフェドリン系アルカロイド**の含量を測定すると，麻杏甘石湯は麻黄湯をはじめとする他の麻黄剤に比べて高い含量を示す．麻杏甘石湯から杏仁，甘草，石膏をそれぞれ除いた3生薬の煎液を比較すると，石膏を除いた煎液はエフェドリン系アルカロイドの含量低下が認められる．**石膏**は硫酸カルシウム（85～95％）からなり，石膏ならびに硫酸カルシウムで調製した麻杏甘石湯の煎液間に含量の差はみられない．このことから石膏の硫酸カルシウムが煎液中のエフェドリン系アルカロイドの溶解性を高めることで，鎮咳効果の増強に寄与していると考えられる．

3. 小青竜湯の液性とグリチルリチンの溶解性

　小青竜湯に配剤される**甘草**の処方量は他の麻黄剤に比べて多い．甘草は浮腫を起こす可能性のある生薬で，水滞の改善に用いられる小青竜湯において，甘草の処方量に矛盾があるように思われる．浮腫の原因となる**グリチルリチン**について，各種麻黄剤中の含量を分析した結果，甘草が2～3倍多く処方されているにもかかわらず，小青竜湯のグリチルリチン量は他の麻黄剤に比べて約10～30％以上少ない．これは小青竜湯の五味子に含まれる有機酸によって，煎液が酸性に傾きグリチルリチンの溶解度が低下したことによる．

　五味子は酸味，収斂性による咳嗽や呼吸困難の緩和を目的に小青竜湯に処方されている．麻黄剤における甘草は，処方全体の作用を緩和・調和する目的で配剤されているといわれている．現代医学的には甘草に含まれるグリチルリチンが抗アレルギーや抗炎症作用などをもつことから，小青竜湯において重要な活性成分と考えられる．すなわち，小青竜湯の処方成立の過程で，甘草の処方量を経験的に他の麻黄剤（1.5～2 g）に比べ増やす（3 g）ことで，小青竜湯におけるグリチルリチンの有効量を確保していると

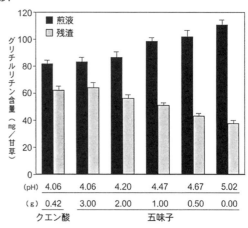

小青竜湯における五味子（クエン酸）の影響

推論される．

4. 大黄の煎じ方

大黄の粉末を長時間加熱（3時間）すると，冷浸したエキスに比べて瀉下活性が著しく低下する．この原因は瀉下成分であるセンノシド類の熱分解によることがよく知られている．そのため大黄の瀉下作用を期待する処方の煎出時間は短い方（15分以内）がよく，大黄は後煎するのが望ましいといわれている．逆に瀉下作用以外の効果を期待する処方では，大黄を最初から煎じることで副作用となる瀉下作用が抑えられるといわれてきた．大黄ならびに大黄甘草湯から抽出される**センノシドA**を経時的に定量したところ，大黄の刻みを用いた場合では常煎法（40分）で煎じた方が，5または10分の煎液の含量に比べて高い．同様に大黄の刻みと粉末について比較したところ，粉末では短時間でセンノシドAが溶出したが，刻みでは40分前後で含量が最大となる．刻みと粉末を用いて，5，40，180分間調製したそれぞれの大黄煎液の瀉下活性を比較すると，粉末では煎出時間の短い（5分）煎液が，刻みでは常煎法（40分）で調製した煎液が最も強い瀉下活性を示す．

古典における大黄を配剤した処方の煎じ方をみても，柴胡加竜骨牡蛎湯のような瀉下効果を必要としない処方に後煎が規定され，むしろ瀉下効果を狙った大黄甘草湯，調胃承気湯，桃核承気湯などでは最初から他の生薬と一緒に煎じるように記載されている．煎液は通常，刻み生薬を用いて調製することから，近年試みられている大黄の煎じ方には明らかに誤解がある．

大黄を配剤したエキス剤の瀉下効果がメーカーの製造過程の加熱条件によって異なるといわれている．しかし現在の製剤技術レベルからすると，この相違は製剤原料に用いられる基原植物のセンノシド含量の違いによるところが大きいと考えられる．また，大黄の選品において瀉下作用の緩和なものが良品といわれており，センノシド含量の少ない品種が市場で多く使われている．このことは漢方薬における大黄の効能が，単に西洋医学的な瀉下薬だけにとどまらないことを意味している．

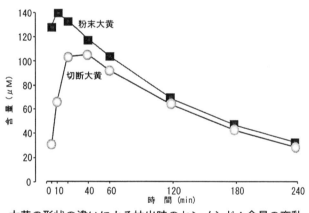

大黄の形状の違いによる抽出時のセンノシドA含量の変動

漢方処方一覧

1. 各生薬名に付記した数字は，煎剤として用いる成人の1日量をグラムである．散剤や丸剤の処方に関しては，煎液として用いる場合の分量を記載した．
2. 分量は漢方エキス製剤の基準とされている厚生省薬務局監修『一般用漢方処方の手引き』（薬業時報社）に，210処方以外（＊印）ならびに朮や地黄に関しては，桑木崇秀『漢方診療ハンドブック』など（創元社）に従った（単に地黄とあるのは乾地黄をさす）．
3. No.は医療用エキス製剤の製品略号（番号のみ）を示す．

No.	処方	頁
	－ あ －	
5	**安中散**（あんちゅうさん）	100
	桂枝3～5　良姜0.5～1　牡蛎3～4　縮砂1～2　茴香1.5～2　延胡索3～4 甘草1～2	
115	**胃苓湯**（いれいとう）	116
	蒼朮2.5～3　白朮2.5～3　桂枝2～2.5　厚朴2.5～3　大棗1.5～3　甘草1～2 陳皮2.5～3　沢瀉2.5～3　茯苓2.5～3　猪苓2.5～3　生姜1.5～2	
135	**茵蔯蒿湯**（いんちんこうとう）	85
	茵陳蒿4～6　山梔子2～3　大黄0.8～2	
117	**茵蔯五苓散**（いんちんごれいさん）	118
	茵陳蒿3～4　沢瀉4.5～6　茯苓3～4.5　猪苓3～4.5　白朮3～4.5　桂枝2～3	
106	**温経湯**（うんけいとう）	151
	当帰2～3　麦門湯3～10　川芎2　芍薬2　半夏3～5　桂枝2　阿膠2 生姜1～2　呉茱萸1～3　甘草2　人参2　牡丹皮2	
57	**温清飲**（うんせいいん）	168
	黄芩1.5～3　黄連1.5～2　黄柏1.5～2　山梔子1.5～2　当帰3～4　川芎3～4 芍薬3～4　地黄3～4	
28	**越婢加朮湯**（えっぴかじゅつとう）＊	178
	麻黄6　石膏8　蒼朮4　生姜1　大棗3　甘草2	
98	**黄耆建中湯**（おうぎけんちゅうとう）	46
	桂枝3～4　芍薬6　生姜3～4　大棗3～4　甘草2～3　膠飴20　黄耆3～4	
	黄芩湯（おうごんとう）	173
	黄芩4　芍薬3　大棗4　甘草3	
15	**黄連解毒湯**（おうれんげどくとう）	166
	黄芩3　黄連1.5～2　黄柏1.5～3　山梔子2～3	
120	**黄連湯**（おうれんとう）	172
	黄連3　乾姜1～3　人参2～3　半夏5～6　大棗3　甘草3　桂枝3	
3	**乙字湯**（おつじとう）	84
	柴胡4～6　黄芩3　升麻1～2　当帰4～6　甘草2～3　大黄0.5～1.5	
	－ か －	
	藿香正気散（かっこうしょうきさん）	109

No.	処方	頁
	藿香1　白朮3　半夏3　茯苓3　大棗1〜2　厚朴2　陳皮2　甘草1 生姜1　白芷1〜1.5　桔梗1.5　紫蘇葉1　大腹皮1	
	葛根加朮附湯（かっこんかじゅつぶとう）＊ 葛根4　麻黄3　桂枝2　芍薬2　大棗3　生姜3　甘草2　蒼朮3 附子1	
1	**葛根湯**（かっこんとう） 葛根4　麻黄3　桂枝2　芍薬2　生姜1　大棗3　甘草2	48
2	**葛根湯加川芎辛夷**（かっこんとうかせんきゅうしんい） 葛根4　麻黄4　桂枝2　芍薬2　大棗3　生姜1　甘草2　川芎2〜3 辛夷2〜3	50
137	**加味帰脾湯**（かみきひとう） 人参2〜3　白朮2〜3　茯苓2〜3　甘草1　柴胡3　生姜1　山梔子2 遠志1〜2　黄耆2〜3　大棗1〜2　当帰2　木香1　竜眼肉2〜3 酸棗仁2〜3	96
24	**加味逍遙散**（かみしょうようさん） 柴胡3　芍薬3　白朮3　茯苓3　当帰3　甘草1.5〜2　牡丹皮2 山梔子2　生姜1　薄荷1	153
401	**甘草湯**（かんぞうとう） 甘草2〜8	
72	**甘麦大棗湯**（かんばくたいそうとう） 甘草5　小麦20　大棗6	102
138	**桔梗湯**（ききょうとう） 桔梗2　甘草1〜3	188
65	**帰脾湯**（きひとう） 人参2〜3　白朮2〜3　茯苓2〜3　甘草1　生姜1〜1.5　竜眼肉2〜3 木香1　遠志1〜2　黄耆2〜3　大棗1〜2　当帰2　酸棗仁2〜3	
77	**芎帰膠艾湯**（きゅうききょうがいとう） 当帰4〜4.5　川芎3　芍薬4〜4.5　熟地黄5〜6　艾葉3　甘草3　阿膠3	139
	芎帰調血飲（きゅうきちょうけついん） 当帰2　川芎2　地黄2　白朮2　茯苓2　牡丹皮2　生姜1〜2　大棗1.5 陳皮2　甘草1　烏薬2　香附子2　益母草1.5	149
	銀翹散（ぎんぎょうさん） 金銀花12　連翹12　荊芥6　薄荷3〜6　牛蒡子9　桔梗6〜9　甘草3〜4.5 竹葉9　淡豆豉9　芦根15	60
	駆風解毒湯（くふうげどくとう） 防風3　連翹5　荊芥1.5　羌活1.5　甘草1.5　牛蒡子3　桔梗3 石膏5〜10	186
311	**九味檳榔湯**（くみびんろうとう）＊ 檳榔子4　厚朴3　桂枝3　蘇葉1.5　陳皮3　大黄1　甘草1　木香1 生姜1〜2　（呉茱萸1・茯苓3を加えることもある）	107
50	**荊芥連翹湯**（けいがいれんぎょうとう） 黄芩1.5　黄連1.5　黄柏1.5　枳殻1.5　当帰1.5　芍薬1.5　柴胡1.5〜2.5 川芎1.5　地黄1.5　薄荷1.5　連翹1.5　荊芥1.5　防風1.5　白芷1.5〜2.5	169

No.	処方	頁
	山梔子 1.5　　桔梗 1.5〜2.5　　甘草 1〜1.5	
	桂枝加黄耆湯（けいしかおうぎとう）	
	桂枝 3〜4　　芍薬 3〜4　　生姜 4　　大棗 3〜4　　甘草 2　　黄耆 3〜4	
	桂枝加葛根湯（けいしかかっこんとう）	
	桂枝 3〜4　　芍薬 3〜4　　生姜 4　　大棗 3〜4　　甘草 2　　葛根 6	
	桂枝加厚朴杏仁湯（けいしかこうぼくきょうにんとう）	
	桂枝 3〜4　　芍薬 3〜4　　生姜 3〜4　　大棗 3〜4　　甘草 2　　厚朴 1〜4	
	杏仁 3〜4	
134	**桂枝加芍薬大黄湯**（けいしかしゃくやくだいおうとう）………	44
	桂枝 4　　芍薬 6　　生姜 3〜4　　大棗 4　　甘草 2　　大黄 1〜2	
60	**桂枝加芍薬湯**（けいしかしゃくやくとう）………	43
	桂枝 4　　芍薬 6　　生姜 4　　大棗 4　　甘草 2	
18	**桂枝加朮附湯**（けいしかじゅつぶとう）………	196
	桂枝 4　　芍薬 4　　生姜 4　　大棗 4　　甘草 2　　蒼朮 4　　加工附子 0.5〜1	
26	**桂枝加竜骨牡蛎湯**（けいしかりゅうこつぼれいとう）………	191
	桂枝 3〜4　　芍薬 3〜4　　生姜 3〜4　　大棗 3〜4　　甘草 2　　竜骨 2　　牡蛎 3	
	桂枝加苓朮附湯（けいしかりょうじゅつぶとう）	
	桂枝 4　　芍薬 4　　生姜 4　　大棗 4　　甘草 2　　蒼朮 4　　茯苓 4	
	加工附子 0.5〜1	
45	**桂枝湯**（けいしとう）………	42
	桂枝 3〜4　　芍薬 3〜4　　生姜 4　　大棗 3〜4　　甘草 2	
82	**桂枝人参湯**（けいしにんじんとう）………	91
	桂枝 4　　人参 3　　白朮 3　　乾姜 2　　甘草 3	
25	**桂枝茯苓丸**（けいしぶくりょうがん）………	158
	桂枝 4　　芍薬 4　　茯苓 4　　桃仁 4　　牡丹皮 4	
125	**桂枝茯苓丸加薏苡仁**（けいしぶくりょうがんかよくいにん）	
	桂枝 4　　芍薬 4　　茯苓 4　　桃仁 4　　牡丹皮 4　　薏苡仁 10〜20	
	桂芍知母湯（けいしゃくちもとう）＊ ………	197
	桂枝 3　　芍薬 3　　蒼朮 4　　生姜 3　　甘草 1.5　　麻黄 3　　防風 3　　知母 3	
	附子 1	
128	**啓脾湯**（けいひとう）	
	人参 3　　白朮 4　　茯苓 4　　生姜 3　　甘草 1　　大棗 1　　陳皮 2　　沢瀉 2	
	山梔子 2　　蓮肉 3　　山薬 3	
	桂麻各半湯（けいまかくはんとう）桂枝麻黄各半湯 ………	52
	桂枝 3〜3.5　　芍薬 2　　杏仁 2〜2.5　　生姜 2　　甘草 2　　麻黄 2　　大棗 2	
70	**香蘇散**（こうそさん）………	105
	香附子 3.5〜6　　蘇葉 1〜2　　陳皮 2〜3　　生姜 1〜2　　甘草 1〜1.5	
95	**五虎湯**（ごことう）………	54
	麻黄 4　　杏仁 4　　石膏 10　　桑白皮 2〜3　　甘草 2	
63	**五積散**（ごしゃくさん）………	57
	桂枝 1〜2　　芍薬 1〜2　　大棗 1〜2　　茯苓 2　　甘草 1〜2　　麻黄 1〜2	
	白芷 1〜2　　川芎 1〜2　　当帰 1.5〜2　　桔梗 1〜2　　陳皮 2　　半夏 2	
	白朮・蒼朮合わせて 3〜4　　枳実 1〜2　　厚朴 1〜2　　生姜・乾姜合わせて 1〜2	

No.	処方	頁
107	牛車腎気丸（ごしゃじんきがん）	204
	熟地黄5〜6　山薬3　山茱萸3　茯苓3　沢瀉3　牡丹皮3　桂枝1	
	牛膝2〜3　車前子2〜3　加工附子0.5〜1	
31	呉茱萸湯（ごしゅゆとう）	97
	呉茱萸3〜4　人参2〜3　生姜4〜6　大棗3〜4	
56	五淋散（ごりんさん）	
	黄芩3　山梔子2　芍薬2　甘草3　茯苓5〜6	
	当帰3　（地黄3・沢瀉3・木通3・滑石3・車前子3を加えることもある）	
17	五苓散（ごれいさん）	112
	沢瀉5〜6　茯苓3〜4.5　猪苓3〜4.5　白朮3〜4.5　桂枝2〜3	

― さ ―

73	柴陥湯（さいかんとう）	
	柴胡5〜7　黄芩3　半夏5　生姜3〜4　大棗3　人参2〜3　甘草1.5〜2	
	黄連1.5　栝楼根3	
12	柴胡加竜骨牡蛎湯（さいこかりゅうこつぼれいとう）	72
	柴胡4〜5　黄芩2.5　半夏4　生姜2〜3　大棗2〜2.5　人参2〜2.5	
	桂枝2〜3　茯苓2〜3　竜骨2〜2.5　牡蛎2〜2.5　（大黄1を加えることもある）	
11	柴胡桂枝乾姜湯（さいこけいしかんきょうとう）	73
	柴胡5〜6　黄芩2　桂枝3　栝楼根3〜4　乾姜2　牡蛎3　甘草2	
10	柴胡桂枝湯（さいこけいしとう）	71
	柴胡5　黄芩2　半夏4　生姜1　大棗2　人参2　甘草1.5〜2	
	桂枝2〜3　芍薬2〜3	
80	柴胡清肝湯（さいこせいかんとう）	170
	柴胡2　黄芩1.5　黄連1.5　黄柏1.5　当帰1.5　芍薬1.5　山梔子1.5	
	川芎1.5　地黄1.5　薄荷1.5　連翹1.5　桔梗1.5　甘草1.5　牛蒡子1.5	
	栝楼根1.5	
96	柴朴湯（さいぼくとう）	70
	柴胡4〜7　黄芩3　半夏5〜6　生姜3〜4　大棗2〜3　人参2〜3	
	甘草2　厚朴3　茯苓5　蘇葉2	
114	柴苓湯（さいれいとう）	69
	柴胡4〜7　黄芩3　半夏4〜5　人参2〜3　茯苓3〜4.5　猪苓3〜4.5	
	沢瀉5〜6　甘草2　大棗2〜3　桂枝2〜3　白朮3〜4.5　生姜4	
113	三黄瀉心湯（さんおうしゃしんとう）	83
	黄芩1〜1.5　黄連1〜1.5　大黄1〜2	
103	酸棗仁湯（さんそうにんとう）	101
	酸棗仁7〜15　知母3　川芎3　茯苓5　甘草1	
121	三物黄芩湯（さんもつおうごんとう）	
	黄芩3　苦参3　地黄6	
93	滋陰降火湯（じいんこうかとう）	131
	当帰2.5　芍薬2.5　地黄2.5　麦門冬2.5　天門冬2.5　知母1.5　白朮3	
	黄柏1.5　陳皮2.5　甘草1.5	
92	滋陰至宝湯（じいんしほうとう）	132
	柴胡1〜3　知母2〜3　地骨皮2〜3　芍薬2〜3　茯苓2〜3　薄荷1	

No.	処　方	頁
	貝母1〜2　　陳皮2〜3　　麦門冬2〜3　　当帰2〜3　　白朮2〜3　　甘草1	
	香附子2〜3	
501	紫雲膏（しうんこう）	155
	紫根100〜120　　当帰60〜100　　胡麻油1000　　密蝋300〜400　　豚脂20〜30	
35	四逆散（しぎゃくさん）	74
	柴胡2〜5　　芍薬2〜4　　枳実2　　甘草1〜2	
	四逆湯（しぎゃくとう）＊	195
	乾姜2　　甘草3　　加工附子0.5〜1	
75	四君子湯（しくんしとう）	92
	人参4　　白朮4　　茯苓4　　甘草1〜2　　生姜3〜4　　大棗1〜2	
314	梔子柏皮湯（ししはくひとう）＊	
	山梔子3　　黄柏2　　甘草1	
46	七物降下湯（しちもつこうかとう）	140
	当帰3〜4　　川芎3〜4　　芍薬3〜4　　熟地黄3〜4　　釣藤鈎3〜4	
	黄耆2〜3　　黄柏2	
71	四物湯（しもつとう）	138
	当帰3〜4　　川芎3〜4　　芍薬3〜4　　熟地黄3〜4	
64	炙甘草湯（しゃかんぞうとう）	135
	甘草（炙）3〜4　　桂枝3　　生姜1〜3　　大棗3〜5　　麦門冬6　　麻子仁3	
	地黄4〜6　　阿膠2　　人参2〜3	
68	芍薬甘草湯（しゃくやくかんぞうとう）	61
	芍薬3〜6　　甘草3〜6	
	芍薬甘草附子湯（しゃくやくかんぞうぶしとう）＊	
	芍薬3　　甘草3　　附子1	
48	十全大補湯（じゅうぜんたいほとう）	142
	当帰3　　川芎3　　芍薬3　　熟地黄3　　人参2.5〜3　　白朮3　　茯苓3	
	甘草1.5　　桂枝3　　黄耆2.5〜3	
6	十味敗毒湯（じゅうみはいどくとう）	75
	荊芥1〜1.5　　独活1.5〜3　　樸樕2〜3　　桔梗2〜3　　川芎2〜3　　柴胡2〜3	
	防風1.5〜3　　甘草1〜1.5　　生姜1〜3　　茯苓2〜4	
51	潤腸湯（じゅんちょうとう）	81
	大黄1〜3　　枳実0.5〜2　　厚朴2　　麻子仁2　　杏仁2　　桃仁2　　当帰3	
	黄芩2　　甘草1〜1.5　　地黄6（内3は熟地黄）	
99	小建中湯（しょうけんちゅうとう）	45
	桂枝3〜4　　芍薬6　　生姜3〜4　　甘草2〜3　　大棗3〜4　　膠飴20	
9	小柴胡湯（しょうさいことう）	66
	柴胡4〜7　　黄芩3　　半夏4〜5　　生姜4　　大棗2〜3　　人参2〜3　　甘草2	
109	小柴胡湯加桔梗石膏（しょうさいことうかききょうせっこう）	
	柴胡4〜7　　黄芩3　　半夏4〜7　　生姜4　　大棗2〜3　　甘草2　　桔梗3	
	石膏10　　人参2〜3	
	小承気湯（しょうじょうきとう）	
	大黄2〜4　　枳実2〜4　　厚朴2〜3	
19	小青竜湯（しょうせいりゅうとう）	58

No.	処方	頁
	麻黄2〜3　桂枝2〜3　甘草2〜3　芍薬2〜3　半夏3〜6　乾姜2〜3	
	細辛2〜3　五味子1.5〜3	
21	小半夏加茯苓湯（しょうはんげかぶくりょうとう） ………	122
	半夏5〜8　生姜5〜8　茯苓3〜5	
22	消風散（しょうふうさん） ………	183
	荊芥1　防風2　蒼朮2〜3　胡麻1.5　苦参1　木通2〜5　甘草1〜1.5	
	当帰3　地黄3　石膏3〜5　知母1.5　蝉退1　牛蒡子2	
101	升麻葛根湯（しょうまかっこんとう）	
	葛根5〜6　升麻1〜3　芍薬3　生姜1〜3　甘草1.5〜3	
	四苓湯（しれいとう）	
	沢瀉4　茯苓4　猪苓4　白朮4	
104	辛夷清肺湯（しんいせいはいとう） ………	184
	辛夷2〜3　枇杷葉1〜3　黄芩3　知母3　百合3　升麻1〜1.5	
	山梔子1.5〜3　石膏5〜6　麦門冬5〜6	
66	参蘇飲（じんそいん） ………	106
	人参1.5　茯苓3　甘草1　半夏3　蘇葉1〜1.5　陳皮2　生姜1.5	
	大棗1.5　葛根2　前胡2　桔梗2　木香1〜1.5　枳実1〜1.5	
85	神秘湯（しんぴとう）	
	麻黄3〜5　杏仁4　甘草2　厚朴3　蘇葉1.5〜3　陳皮2.5〜3　柴胡2〜4	
30	真武湯（しんぶとう） ………	194
	芍薬3　白朮3　茯苓4　生姜1.5　加工附子0.5	
58	清上防風湯（せいじょうぼうふうとう） ………	167
	黄芩2〜3　黄連1〜1.5　枳実1〜1.5　川芎2〜3　連翹2〜3　山梔子1.5〜3	
	防風2〜3　荊芥1〜1.5　甘草1〜1.5　白芷2〜3　桔梗2〜3　薄荷1〜1.5	
136	清暑益気湯（せいしょえっきとう） ………	95
	人参3〜3.5　甘草1〜2　当帰3　陳皮2〜3　麦門冬3〜3.5　五味子1〜2	
	白朮3〜3.5　黄柏1〜2　黄耆3	
111	清心蓮子飲（せいしんれんしいん） ………	99
	人参3　茯苓4　甘草1.5〜2　蓮肉4　黄耆2　麦門冬4　地骨皮2	
	車前子3　黄芩3	
90	清肺湯（せいはいとう） ………	133
	麦門冬3　天門冬2　貝母2　桔梗2　陳皮2　杏仁2　甘草1〜1.5	
	大棗2　山梔子2　桑白皮2　竹筎2　黄芩2　茯苓3　当帰3	
	生姜0.5〜2　五味子0.5〜2	
	折衝飲（せっしょういん）	
	牡丹皮3　川芎3　芍薬3　桂枝3　桃仁4〜5　当帰4〜5　延胡索2〜2.5	
	牛膝2〜2.5　紅花1〜1.5	
124	川芎茶調散（せんきゅうちゃちょうさん）	
	川芎3　荊芥2　防風2　薄荷2　香附子4　白芷2　羌活2　細茶1.5	
	甘草1.5	
53	疎経活血湯（そけいかっけつとう） ………	144
	当帰2　川芎2　地黄2　芍薬2.5　防風1.5　羌活1.5　白芷1〜1.5	
	陳皮1.5　桃仁2　蒼朮2　茯苓2　牛膝1.5　防已1.5　竜胆1.5	

No.	処方	頁
	生姜1～1.5　甘草1　威霊仙1.5	
	－ た －	
84	**大黄甘草湯**（だいおうかんぞうとう） 大黄4　甘草1～2	78
33	**大黄牡丹皮湯**（だいおうぼたんぴとう） 大黄1～2　芒硝4　牡丹皮4　桃仁4　冬瓜子4～6	160
100	**大建中湯**（だいけんちゅうとう） 山椒1～2　乾姜3～5　人参2～3　膠飴20	98
8	**大柴胡湯**（だいさいことう） 柴胡6　黄芩3　半夏3～4　生姜4～5　大棗3　枳実2　芍薬3 大黄1～2	68
319	**大柴胡湯去大黄**（だいさいことうきょだいおう）＊ 柴胡6　黄芩3　半夏3～4　生姜4～5　大棗3　枳実2　芍薬3	
133	**大承気湯**（だいじょうきとう）＊ 大黄2　芒硝3　枳実3　厚朴5	80
	大青竜湯（だいせいりゅうとう） 麻黄6　石膏10　桂枝3　杏仁5　甘草3　生姜3～4　大棗3	59
97	**大防風湯**（だいぼうふうとう）＊ 当帰3　川芎2　芍薬3　附子1　熟地黄3　人参1.5　甘草1.5　生姜1 白朮3　黄耆3　防風3　杜仲3　羌活1.5　牛膝1.5　大棗1.5	145
91	**竹茹温胆湯**（ちくじょうんたんとう） 半夏3～5　生姜3　茯苓3　陳皮2～3　甘草1　竹筎3　枳実1～2 柴胡3～5　麦門冬3～4　桔梗2～3　香附子2　人参1～2　黄連1～2	134
89	**治打撲一方**（ちだぼくいっぽう） 桂枝3　甘草1.5　川芎3　丁子1～1.5　川骨3　樸樕3　大黄1～1.5	162
59	**治頭瘡一方**（ぢづそういっぽう） 荊芥1　防風2　連翹3　蒼朮3　忍冬2　川芎3　紅花1　甘草1 大黄0.5（入れないこともある）	
74	**調胃承気湯**（ちょういじょうきとう） 大黄2～2.5　芒硝1　甘草1	79
47	**釣藤散**（ちょうとうさん） 釣藤鈎3　菊花2　防風2　甘草1　人参2　石膏5～7　生姜1 麦門冬3　茯苓3　陳皮3　半夏3	185
320	**腸癰湯**（ちょうようとう）＊ 薏苡仁9　牡丹皮4　桃仁5　冬瓜子6	
40	**猪苓湯**（ちょれいとう） 沢瀉3　茯苓3　猪苓3　滑石3　阿膠3	113
112	**猪苓湯合四物湯**（ちょれいとうごうしもつとう） 沢瀉3　茯苓3　猪苓3　当帰3～4　川芎3～4　芍薬3～4 熟地黄3～4　阿膠3　滑石3	
105	**通導散**（つうどうさん） 大黄3　芒硝3～4　厚朴2　甘草2　当帰3　紅花2　蘇木2　木通2 枳実2～3　陳皮2	161

No.	処方	頁
61	**桃核承気湯**（とうかくじょうきとう）	159
	大黄1～3　　芒硝1～2　　甘草1.5　　桃仁5　　桂枝4	
86	**当帰飲子**（とうきいんし）	141
	当帰5　　川芎3　　芍薬3　　地黄4　　荊芥1.5　　防風3　　蒺藜子3　　黄耆1.5	
	甘草1　　何首烏2	
123	**当帰建中湯**（とうきけんちゅうとう）	47
	桂枝4　　芍薬5～6　　生姜4　　大棗4　　甘草2　　当帰4	
	（膠飴20を加えることもある）	
38	**当帰四逆加呉茱萸生姜湯**（とうきしぎゃくごしゅゆしょうきょうとう）	152
	桂枝3　　芍薬3　　生姜4　　大棗5　　甘草2　　当帰3　　細辛2　　木通3	
	呉茱萸1～2	
23	**当帰芍薬散**（とうきしゃくやくさん）	148
	当帰3　　川芎3　　芍薬4～6　　白朮4　　茯苓4　　沢瀉4～5	
102	**当帰湯**（とうきとう）	150
	当帰4～5　　黄耆1.5　　桂枝2.5～3　　芍薬3～4　　甘草1　　山椒1.5　　乾姜1.5	
	人参2.5～3　　半夏4～5　　厚朴2.5～3	

― な ―

No.	処方	頁
88	**二朮湯**（にじゅつとう）	126
	白朮1.5～2.5　　蒼朮1.5～3　　茯苓1.5～2.5　　香附子1.5～2.5　　生姜0.6～1	
	羌活1.5～2.5　　甘草1～1.5　　黄芩1.5～2.5　　天南星1.5～2.5　　威霊仙1.5～2.5	
	陳皮1.5～2.5　　半夏2～4	
81	**二陳湯**（にちんとう）	
	半夏5～7　　生姜2～3　　茯苓3.5～5　　陳皮3.5～4　　甘草1～2	
67	**女神散**（にょしんさん）	108
	人参1.5～2　　黄芩2～4　　黄連1～2　　香附子3～4　　白朮3　　甘草1～1.5	
	丁子0.5～1　　桂枝2～3　　木香1～2　　檳榔子2～4　　川芎3　　当帰3～4	
	大黄0.5～1（入れないこともある）	
32	**人参湯**（にんじんとう）	90
	人参3　　白朮3　　乾姜2～3　　甘草3	
108	**人参養栄湯**（にんじんようえいとう）	143
	当帰4　　甘草1～1.5　　白朮4　　熟地黄4　　芍薬2～4　　五味子1～1.5　　人参3	
	陳皮2～2.5　　茯苓4　　桂枝2.5　　遠志1.5～2　　黄耆1.5～2.5	

― は ―

No.	処方	頁
	排膿散（はいのうさん）	189
	桔梗1～3　　枳実3～5　　芍薬3～5　　卵黄1	
122	**排膿散及湯**（はいのうさんきゅうとう）＊	
	桔梗4　　枳実3　　芍薬3　　甘草3　　生姜1　　大棗3	
	排膿湯（はいのうとう）	
	桔梗1.5～5　　甘草1.5～3　　生姜1～3　　大棗2.5～6	
29	**麦門冬湯**（ばくもんどうとう）	130
	麦門冬8～10　　半夏5　　人参2　　大棗3　　粳米5～10　　甘草2	
7	**八味地黄丸**（はちみじおうがん）	203
	熟地黄5～6　　山薬3　　山茱萸3　　茯苓3　　沢瀉3　　牡丹皮3　　桂枝1	

No.	処　方	頁
	加工附子 0.5〜1	
16	**半夏厚朴湯**（はんげこうぼくとう） ········	123
	半夏 6〜8　　厚朴 3　　茯苓 5　　生姜 1〜1.5　　蘇葉 2〜3	
14	**半夏瀉心湯**（はんげしゃしんとう） ········	171
	黄芩 2.5〜3　　黄連 1　　乾姜 2〜2.5　　人参 2.5〜3　　半夏 4〜5　　大棗 2.5〜3	
	甘草 2.5〜3	
37	**半夏白朮天麻湯**（はんげびゃくじゅつてんまとう） ········	124
	半夏 3　　茯苓 3　　人参 1.5　　陳皮 3　　生姜 0.5〜2　　白朮 3〜6　　麦芽 1.5〜2	
	神麹 2　　黄柏 1　　黄耆 1.5　　天麻 2　　乾姜 0.5〜1　　沢瀉 1.5	
	白虎加桂枝湯（びゃっこかけいしとう） ········	182
	知母 5　　粳米 8　　甘草 2　　石膏 15　　桂枝 2〜4	
34	**白虎加人参湯**（びゃっこかにんじんとう） ········	181
	知母 5〜6　　粳米 8〜10　　甘草 2　　石膏 15〜16　　人参 1.5〜3	
69	**茯苓飲**（ぶくりょういん） ········	117
	人参 3　　蒼朮 4　　生姜 1〜3　　茯苓 5　　陳皮 3　　枳実 1〜2	
116	**茯苓飲合半夏厚朴湯**（ぶくりょういんごうはんげこうぼくとう）	
	人参 3　　蒼朮 4　　生姜 3〜4　　茯苓 5　　陳皮 3　　枳実 1〜2　　半夏 5〜6	
	厚朴 3　　蘇葉 2	
79	**平胃散**（へいいさん） ········	115
	厚朴 3　　蒼朮 4　　陳皮 3　　生姜 0.5〜1　　大棗 2　　甘草 1	
20	**防已黄耆湯**（ぼういおうぎとう） ········	119
	防已 4〜5　　黄耆 5　　白朮 3.5　　生姜 3　　大棗 3〜4　　甘草 1.5〜2	
62	**防風通聖散**（ぼうふうつうしょうさん） ········	179
	大黄 1.5　　芒硝 1.5　　甘草 2　　麻黄 1.2　　石膏 2〜3　　生姜 1.2　　白朮 2	
	当帰 1.2　　川芎 1.2　　芍薬 1.2　　薄荷 1.2　　連翹 1.2　　荊芥 1.2　　防風 1.2	
	黄芩 2　　山梔子 1.2　　滑石 3〜5　　桔梗 2	
41	**補中益気湯**（ほちゅうえっきとう） ········	94
	人参 4　　白朮 4　　甘草 1〜1.5　　生姜 0.5　　大棗 2　　黄耆 3〜4　　柴胡 1〜2	
	陳皮 2　　当帰 3　　升麻 0.5〜1	
	－ ま －	
27	**麻黄湯**（まおうとう） ········	51
	麻黄 4〜5　　杏仁 4〜5　　桂枝 3〜4　　甘草 1.5〜2	
127	**麻黄附子細辛湯**（まおうぶしさいしんとう）＊ ········	198
	麻黄 4　　附子 1　　細辛 3	
55	**麻杏甘石湯**（まきょうかんせきとう） ········	53
	麻黄 4　　杏仁 4　　石膏 10　　甘草 2	
78	**麻杏薏甘湯**（まきょうよくかんとう） ········	55
	麻黄 4　　杏仁 3　　薏苡仁 10　　甘草 2	
126	**麻子仁丸**（ましにんがん） ········ 82	
	麻子仁 4〜5　　大黄 3.5〜4　　枳実 2　　厚朴 2　　杏仁 2〜2.5　　芍薬 2	
36	**木防已湯**（もくぼういとう）＊ ········	180
	防已 4　　石膏 10　　桂枝 3　　人参 3	

No.	処　方	頁
	－ や －	
52	薏苡仁湯（よくいにんとう）	56
	麻黄4　桂枝3　甘草2　当帰4　芍薬3　蒼朮4　薏苡仁8〜10	
54	抑肝散（よくかんさん）	154
	柴胡2　甘草1.5　白朮4　茯苓4　当帰3　川芎3　釣藤鈎3	
83	抑肝散加陳皮半夏（よくかんさんかちんぴはんげ）	
	柴胡2　甘草1.5　白朮4　茯苓4　当帰3　川芎3　釣藤鈎3　陳皮3	
	半夏5	
	－ ら －	
43	六君子湯（りっくんしとう）	93
	人参2〜4　白朮3〜4　茯苓3〜4　甘草1〜1.5　半夏3〜4　大棗2	
	生姜1〜2　陳皮2〜4	
110	立効散（りっこうさん）	
	細辛1.5〜2　升麻1.5〜2　防風2〜3　竜胆1〜1.5　甘草1.5〜2	
76	竜胆瀉肝湯（りゅうたんしゃかんとう）	174
	竜胆1〜1.5　黄芩3　山梔子1〜1.5　車前子3　沢瀉3　木通3　当帰5	
	甘草1〜1.5　地黄5	
119	苓甘姜味辛夏仁湯（りょうかんきょうみしんげにんとう）＊	125
	茯苓4　甘草2　乾姜2　五味子3　細辛2　半夏4　杏仁4	
118	苓姜朮甘湯（りょうきょうじゅつかんとう）	87
	茯苓6　乾姜3　白朮3　甘草2	
39	苓桂朮甘湯（りょうけいじゅつかんとう）	114
	茯苓6　桂枝4　白朮3　甘草2	
87	六味丸（ろくみがん）	202
	熟地黄5〜6　山薬3　山茱萸3　茯苓3　沢瀉3　牡丹皮3	

漢方エキス製剤略号一覧

No.	処方		No.	処方	
1	葛根湯	かっこんとう	40	猪苓湯	ちょれいとう
2	葛根湯加川芎辛夷	かっこんとうかせんきゅうしんい	41	補中益気湯	ほちゅうえっきとう
3	乙字湯	おつじとう	43	六君子湯	りっくんしとう
5	安中散	あんちゅうさん	45	桂枝湯	けいしとう
6	十味敗毒湯	じゅうみはいどくとう	46	七物降下湯	しちもつこうかとう
7	八味地黄丸	はちみじおうがん	47	釣藤散	ちょうとうさん
8	大柴胡湯	だいさいことう	48	十全大補湯	じゅうぜんたいほとう
9	小柴胡湯	しょうさいことう	50	荊芥連翹湯	けいがいれんぎょうとう
10	柴胡桂枝湯	さいこけいしとう	51	潤腸湯	じゅんちょうとう
11	柴胡桂枝乾姜湯	さいこけいしかんきょうとう	52	薏苡仁湯	よくいにんとう
12	柴胡加竜骨牡蛎湯	さいこかりゅうこつぼれいとう	53	疎経活血湯	そけいかっけつとう
14	半夏瀉心湯	はんげしゃしんとう	54	抑肝散	よくかんさん
15	黄連解毒湯	おうれんげどくとう	55	麻杏甘石湯	まきょうかんせきとう
16	半夏厚朴湯	はんげこうぼくとう	56	五淋散	ごりんさん
17	五苓散	ごれいさん	57	温清飲	うんせいいん
18	桂枝加朮附湯	けいしかじゅつぶとう	58	清上防風湯	せいじょうぼうふうとう
	桂枝加苓朮附湯	けいしかりょうじゅつぶとう	59	治頭瘡一方	ぢづそういっぽう
19	小青竜湯	しょうせいりゅうとう	60	桂枝加芍薬湯	けいしかしゃくやくとう
20	防已黄耆湯	ぼういおうぎとう	61	桃核承気湯	とうかくじょうきとう
21	小半夏加茯苓湯	しょうはんげかぶくりょうとう	62	防風通聖散	ぼうふうつうしょうさん
22	消風散	しょうふうさん	63	五積散	ごしゃくさん
23	当帰芍薬散	とうきしゃくやくさん	64	炙甘草湯	しゃかんぞうとう
24	加味逍遙散	かみしょうようさん	65	帰脾湯	きひとう
25	桂枝茯苓丸	けいしぶくりょうがん	66	参蘇飲	じんそいん
26	桂枝加竜骨牡蛎湯	けいしかりゅうこつぼれいとう	67	女神散	にょしんさん
27	麻黄湯	まおうとう	68	芍薬甘草湯	しゃくやくかんぞうとう
28	越婢加朮湯	えっぴかじゅつとう	69	茯苓飲	ぶくりょういん
29	麦門冬湯	ばくもんどうとう	70	香蘇散	こうそさん
30	真武湯	しんぶとう	71	四物湯	しもつとう
31	呉茱萸湯	ごしゅゆとう	72	甘麦大棗湯	かんばくたいそうとう
32	人参湯	にんじんとう	73	柴陥湯	さいかんとう
33	大黄牡丹皮湯	だいおうぼたんぴとう	74	調胃承気湯	ちょういじょうきとう
34	白虎加人参湯	びゃっこかにんじんとう	75	四君子湯	しくんしとう
35	四逆散	しぎゃくさん	76	竜胆瀉肝湯	りゅうたんしゃかんとう
36	木防已湯	もくぼういとう	77	芎帰膠艾湯	きゅうききょうがいとう
37	半夏白朮天麻湯	はんげびゃくじゅつてんまとう	78	麻杏薏甘湯	まきょうよくかんとう
38	当帰四逆加呉茱萸生姜湯	とうきしぎゃくかごしゅゆしょうきょうとう	79	平胃散	へいいさん
			80	柴胡清肝湯	さいこせいかんとう
39	苓桂朮甘湯	りょうけいじゅつかんとう	81	二陳湯	にちんとう

No.	処方		No.	処方	
82	桂枝人参湯	けいしにんじんとう	124	川芎茶調散	せんきゅうちゃちょうさん
83	抑肝散加陳皮半夏	よくかんさんかちんぴはんげ	125	桂枝茯苓丸加薏苡仁	けいしぶくりょうがんかよくいにん
84	大黄甘草湯	だいおうかんぞうとう	126	麻子仁丸	ましにんがん
85	神秘湯	しんぴとう	127	麻黄附子細辛湯	まおうぶしさいしんとう
86	当帰飲子	とうきいんし	128	啓脾湯	けいひとう
87	六味丸	ろくみがん	133	大承気湯	だいじょうきとう
88	二朮湯	にじゅつとう	134	桂枝加芍薬大黄湯	けいしかしゃくやくだいおうとう
89	治打撲一方	ぢだぼくいっぽう			
90	清肺湯	せいはいとう	135・402	茵蔯蒿湯	いんちんこうとう
91	竹茹温胆湯	ちくじょうんたんとう	136	清暑益気湯	せいしょえっきとう
92	滋陰至宝湯	じいんしほうとう	137・49	加味帰脾湯	かみきひとう
93	滋陰降火湯	じいんこうかとう	138	桔梗湯	ききょうとう
95	五虎湯	ごことう	311	九味檳榔湯	くみびんろうとう
96	柴朴湯	さいぼくとう	314	梔子柏皮湯	ししはくひとう
97	大防風湯	だいぼうふうとう	319	大柴胡湯去大黄	だいさいことうきょだいおう
98	黄耆建中湯	おうぎけんちゅうとう	320	腸癰湯	ちょうようとう
99	小建中湯	しょうけんちゅうとう	401	甘草湯	かんぞうとう
100	大建中湯	だいけんちゅうとう	501	紫雲膏	しうんこう
101	升麻葛根湯	しょうまかっこんとう		黄芩湯	おうごんとう
102	当帰湯	とうきとう		葛根加朮附湯	かっこんかじゅつぶとう
103	酸棗仁湯	さんそうにんとう		芎帰調血飲	きゅうきちょうけついん
104	辛夷清肺湯	しんいせいはいとう		銀翹散	ぎんぎょうさん
105	通導散	つうどうさん		桂枝加黄耆湯	けいしかおうぎとう
106	温経湯	うんけいとう		桂枝加葛根湯	けいしかかっこんとう
107	牛車腎気丸	ごしゃじんきがん		桂枝加厚朴杏仁湯	けいしかこうぼくきょうにんとう
108	人参養栄湯	にんじんようえいとう		桂芍知母湯	けいしゃくちもとう
109	小柴胡湯加桔梗石膏	しょうさいことうかききょうせっこう		桂麻各半湯	けいまかくはんとう
110	立効散	りっこうさん		大青竜湯	だいせいりゅうとう
111	清心蓮子飲	せいしんれんしいん			
112	猪苓湯合四物湯	ちょれいとうごうしもつとう			
113・13	三黄瀉心湯	さんおうしゃしんとう			
114	柴苓湯	さいれいとう			
115	胃苓湯	いれいとう			
116	茯苓飲合半夏厚朴湯	ぶくりょういんごうはんげこうぼくとう			
117	茵蔯五苓散	いんちんごれいさん			
118	苓姜朮甘湯	りょうきょうじゅつかんとう			
119	苓甘姜味辛夏仁湯	りょうかんきょうみしんげにんとう			
120	黄連湯	おうれんとう			
121	三物黄芩湯	さんもつおうごんとう			
122	排膿散及湯	はいのうさんきゅうとう			
123	当帰建中湯	とうきけんちゅうとう			

症候・疾患別適応漢方薬索引

	[ア]				
				加味帰脾湯	96
				平胃散	115
赤ら顔	黄連解毒湯	166		半夏白朮天麻湯	124
	清上防風湯	167		真武湯	194
アトピー性皮膚炎	黄耆建中湯	46		四逆湯	195
	補中益気湯	94	胃内停水	六君子湯	93
	黄連解毒湯	166		五苓散	112
	温清飲	168		胃苓湯	116
	荊芥連翹湯	169		小半夏加茯苓湯	122
	柴胡清肝湯	170	咽喉頭異常感	柴朴湯	70
	防風通聖散	179		半夏厚朴湯	123
	白虎加人参湯	181	咽喉頭炎	銀翹散	60
	白虎加桂枝湯	182		駆風解毒湯	186
アレルギー性鼻炎	黄耆建中湯	46		桔梗石膏	187
	小青竜湯	58		桔梗湯	188
	苓甘姜味辛夏仁湯	125		麻黄附子細辛湯	198
	荊芥連翹湯	169	インフルエンザ	麻黄湯	51
	柴胡清肝湯	170		大青竜湯	59
	越婢加朮湯	178		竹茹温胆湯	134
	駆風解毒湯	186	陰萎（インポテンツ）	柴胡加竜骨牡蛎湯	72
	麻黄附子細辛湯	198		補中益気湯	94
胃腸炎	桂枝加芍薬湯	43		桂枝加竜骨牡蛎湯	191
	小建中湯	45		六味丸	202
	小柴胡湯	66		八味地黄丸	203
	柴苓湯	69		牛車腎気丸	204
	柴胡桂枝湯	71	黄疸	茵蔯蒿湯	85
	柴胡桂枝乾姜湯	73		茵蔯五苓散	118
	四君子湯	92	嘔吐	柴苓湯	69
	六君子湯	93		柴胡桂枝湯	71
	安中散	100		人参湯	90
	五苓散	112		四君子湯	92
	平胃散	115		六君子湯	93
	胃苓湯	116		五苓散	112
	茯苓飲	117		胃苓湯	116
	茵蔯五苓散	118		茵蔯五苓散	118
	小半夏加茯苓湯	122		小半夏加茯苓湯	122
	半夏瀉心湯	171		半夏瀉心湯	171
	黄連湯	172		黄芩湯	173
	黄芩湯	173		四逆湯	195
	真武湯	194	悪心	小柴胡湯	66
	四逆湯	195		六君子湯	93
胃腸虚弱	桂枝加芍薬湯	43		五苓散	112
	人参湯	90		茯苓飲	117
	四君子湯	92		小半夏加茯苓湯	122
	六君子湯	93		半夏瀉心湯	171
	補中益気湯	94			

症候・疾患別適応漢方薬索引

[カ]

症候・疾患	漢方薬	頁
咳嗽	麻黄湯	51
	麻杏甘石湯	53
	五虎湯	54
	小青竜湯	58
	柴朴湯	70
	参蘇飲	106
	半夏厚朴湯	123
	苓甘姜味辛夏仁湯	125
	麦門冬湯	130
	滋陰降火湯	131
	滋陰至宝湯	132
	清肺湯	133
	竹茹温胆湯	134
	人参養栄湯	143
	桔梗石膏	187
過呼吸症候群	半夏厚朴湯	123
カゼ症候群	桂枝湯	42
	葛根湯	48
	葛根湯加川芎辛夷	50
	麻黄湯	51
	桂麻各半湯	52
	麻杏甘石湯	53
	五積散	57
	小青竜湯	58
	大青竜湯	59
	銀翹散	60
	小柴胡湯	66
	柴朴湯	70
	柴胡桂枝湯	71
	桂枝人参湯	91
	補中益気湯	94
	香蘇散	105
	参蘇飲	106
	藿香正気散	109
	五苓散	112
	竹茹温胆湯	134
	麻黄附子細辛湯	198
肩こり	葛根湯	48
	五積散	57
	大柴胡湯	68
	柴胡桂枝乾姜湯	73
	桂枝人参湯	91
	二朮湯	126
	加味逍遙散	153
	桂枝茯苓丸	158
	釣藤散	185
化膿性皮膚疾患	黄耆建中湯	46
	十味敗毒湯	75
	消風散	183
過敏性腸症候群	桂枝加芍薬湯	43
	柴胡桂枝湯	71
	柴胡桂枝乾姜湯	73
	大建中湯	98
かゆみ	桂麻各半湯	52
	茵蔯蒿湯	85
	当帰飲子	141
	黄連解毒湯	166
	清上防風湯	167
	温清飲	168
	白虎加人参湯	181
	消風散	183
	六味丸	202
	八味地黄丸	203
	牛車腎気丸	204
肝機能障害	小柴胡湯	66
	大柴胡湯	68
	柴胡桂枝湯	71
	柴胡加竜骨牡蛎湯	72
	茵蔯蒿湯	85
	補中益気湯	94
	茵蔯五苓散	118
肝硬変	茵蔯蒿湯	85
	補中益気湯	94
関節痛	麻杏薏甘湯	55
	薏苡仁湯	56
	五積散	57
	芍薬甘草湯	61
	苓姜朮甘湯	87
	防已黄耆湯	119
	疎経活血湯	144
	大防風湯	145
	桂枝茯苓丸	158
	真武湯	194
	桂枝加朮附湯	196
	桂芍知母湯	197
	八味地黄丸	203
	牛車腎気丸	204
関節リウマチ	麻杏薏甘湯	55
	薏苡仁湯	56
	防已黄耆湯	119
	疎経活血湯	144
	大防風湯	145
	越婢加朮湯	178
	桂枝加朮附湯	196
	桂芍知母湯	197
気管支炎	麻杏甘石湯	53
	五虎湯	54
	小青竜湯	58
	小柴胡湯	66
	柴朴湯	70

症候・疾患別適応漢方薬索引

	参蘇飲	106		温経湯	151
	苓甘姜味辛夏仁湯	125		加味逍遙散	153
	麦門冬湯	130		桂枝茯苓丸	158
	滋陰降火湯	131		桃核承気湯	159
	清肺湯	133		大黄牡丹皮湯	160
	炙甘草湯	135		通導散	161
	桔梗石膏	187		温清飲	168
	麻黄附子細辛湯	198	血尿	猪苓湯	113
気管支喘息	麻杏甘石湯	53		芎帰膠艾湯	139
	五虎湯	54	げっぷ	半夏瀉心湯	171
	小青竜湯	58	結膜炎	葛根湯	48
	柴朴湯	70		小青竜湯	58
	参蘇飲	106		白虎加桂枝湯	182
	苓甘姜味辛夏仁湯	125	下痢	桂枝加芍薬湯	43
	麦門冬湯	130		小建中湯	45
	滋陰降火湯	131		柴苓湯	69
	清肺湯	133		人参湯	90
	炙甘草湯	135		四君子湯	92
	越婢加朮湯	178		六君子湯	93
虚弱体質	小建中湯	45		補中益気湯	94
	黄耆建中湯	46		清暑益気湯	95
	補中益気湯	94		香蘇散	105
起立性調節傷害	半夏白朮天麻湯	124		藿香正気散	109
筋肉痛	薏苡仁湯	56		五苓散	112
	五積散	57		平胃散	115
	芍薬甘草湯	61		胃苓湯	116
	疎経活血湯	144		茵蔯五苓散	118
月経過多	芎帰膠艾湯	139		温経湯	151
	温経湯	151		半夏瀉心湯	171
月経困難症	当帰建中湯	47		黄連湯	172
	五積散	57		黄芩湯	173
	芍薬甘草湯	61		真武湯	194
	小柴胡湯	66		四逆湯	195
	呉茱萸湯	97	口渇	五苓散	112
	安中散	100		胃苓湯	116
	当帰芍薬散	148		茵蔯五苓散	118
	当帰湯	150		白虎加人参湯	181
	温経湯	151		白虎加桂枝湯	182
	当帰四逆加呉茱萸生姜湯	152		六味丸	202
	加味逍遙散	153		八味地黄丸	203
	桂枝茯苓丸	158		牛車腎気丸	204
	桃核承気湯	159	高血圧	大柴胡湯	68
	大黄牡丹皮湯	160		柴胡加竜骨牡蛎湯	72
	通導散	161		三黄瀉心湯	83
	温清飲	168		九味檳榔湯	107
月経不順	五積散	57		七物降下湯	140
	女神散	108		桃核承気湯	159
	四物湯	138		通導散	161
	十全大補湯	142		黄連解毒湯	166
	当帰芍薬散	148		防風通聖散	179
	芎帰調血飲	149		釣藤散	185

	真武湯	194		六味丸	202
	八味地黄丸	203		八味地黄丸	203
	牛車腎気丸	204		牛車腎気丸	204
高脂血症	防風通聖散	179	子宮下垂	補中益気湯	94
口内炎	三黄瀉心湯	83	子宮筋腫	桂枝茯苓丸	158
	茵蔯蒿湯	85		通導散	161
	茵蔯五苓散	118	子宮内膜症	芎帰膠艾湯	139
	黄連解毒湯	166		当帰芍薬散	148
	温清飲	168		桂枝茯苓丸	158
	半夏瀉心湯	171		竜胆瀉肝湯	174
	黄連湯	172	痔疾	当帰建中湯	47
更年期障害	五積散	57		乙字湯	84
	柴胡加竜骨牡蛎湯	72		補中益気湯	94
	柴胡桂枝乾姜湯	73		桂枝茯苓丸	158
	三黄瀉心湯	83		桃核承気湯	159
	甘麦大棗湯	102		大黄牡丹皮湯	160
	香蘇散	105	痔出血	三黄瀉心湯	83
	女神散	108		芎帰膠艾湯	139
	半夏厚朴湯	123		温清飲	168
	四物湯	138	しぶり腹	桂枝加芍薬湯	43
	当帰芍薬散	148		桂枝加芍薬大黄湯	44
	芎帰調血飲	149		黄芩湯	173
	温経湯	151	しもやけ	四物湯	138
	加味逍遙散	153		当帰芍薬散	148
	抑肝散	154		当帰四逆加呉茱萸生姜湯	152
	桂枝茯苓丸	158		桂枝茯苓丸	158
	桃核承気湯	159	しゃっくり	柿蒂湯	
	通導散	161		芍薬甘草湯	61
	桂枝加竜骨牡蛎湯	191		呉茱萸湯	97
五十肩	葛根湯	48		半夏瀉心湯	171
	二朮湯	126	十二指腸潰瘍	柴胡桂枝湯	71
こむら返り	芍薬甘草湯	61	消化不良	六君子湯	93
				平胃散	115
	[サ]			胃苓湯	116
				茯苓飲	117
坐骨神経痛	当帰建中湯	47		半夏瀉心湯	171
	芍薬甘草湯	61		黄芩湯	173
	苓桂朮甘湯	114		真武湯	194
	疎経活血湯	144		四逆湯	195
	当帰四逆加呉茱萸生姜湯	152	暑気あたり	柴苓湯	69
	八味地黄丸	203		清暑益気湯	95
	牛車腎気丸	204		五苓散	112
産前産後の神経症	女神散	108		平胃散	115
	芎帰調血飲	149		胃苓湯	116
	桃核承気湯	159		茯苓飲	117
産後の回復	当帰芍薬散	148		藿香正気散	109
産後の出血	芎帰膠艾湯	139	褥瘡	補中益気湯	94
産後の尿失禁	八味地黄丸	203	食欲不振	小柴胡湯	66
残尿感	清心蓮子飲	99		大柴胡湯	68
	猪苓湯	113		柴苓湯	69
	竜胆瀉肝湯	174		人参湯	90

症候・疾患別適応漢方薬索引

	四君子湯	92		茵蔯五苓散	118
	六君子湯	93		当帰飲子	141
	補中益気湯	94		黄連解毒湯	166
	清暑益気湯	95		越婢加朮湯	178
	藿香正気散	109		防風通聖散	179
	平胃散	115		白虎加人参湯	181
	胃苓湯	116		白虎加桂枝湯	182
	十全大補湯	142		消風散	183
	人参養栄湯	143	頭重	大柴胡湯	68
	加味逍遙散	153		女神散	108
	半夏瀉心湯	171		五苓散	112
	黄連湯	172		桂枝茯苓丸	158
自律神経失調症	三黄瀉心湯	83	頭痛	桂枝湯	42
	酸棗仁湯	101		葛根湯	48
	甘麦大棗湯	102		麻黄湯	51
	香蘇散	105		五積散	57
腎炎	柴苓湯	69		小柴胡湯	66
	越婢加朮湯	178		大柴胡湯	68
	木防已湯	180		柴胡桂枝湯	71
	白虎加人参湯	181		桂枝人参湯	91
	真武湯	194		呉茱萸湯	97
	六味丸	202		女神散	108
	八味地黄丸	203		五苓散	112
	牛車腎気丸	204		苓桂朮甘湯	114
神経症	大柴胡湯	68		半夏白朮天麻湯	124
	柴胡加竜骨牡蛎湯	72		当帰芍薬散	148
	加味帰脾湯	96		加味逍遙散	153
	酸棗仁湯	101		桂枝茯苓丸	158
	甘麦大棗湯	102		桃核承気湯	159
	香蘇散	105		釣藤散	185
	胃苓湯	116		麻黄附子細辛湯	198
	抑肝散	154	前立腺肥大	清心蓮子飲	99
	半夏瀉心湯	171		六味丸	202
神経性胃炎	四逆散	74		八味地黄丸	203
	安中散	100		牛車腎気丸	204
	香蘇散	105			
	胃苓湯	116		[タ]	
	茯苓飲	117			
	半夏厚朴湯	123	多汗	黄耆建中湯	46
	半夏瀉心湯	171		補中益気湯	94
神経性食道狭窄	半夏厚朴湯	123		清暑益気湯	95
神経痛	五積散	57		防已黄耆湯	119
	疎経活血湯	144	脱肛	乙字湯	84
	桂枝加朮附湯	196		補中益気湯	94
	桂芍知母湯	197	打撲・はれ・鬱血	桂枝茯苓丸	158
心臓性喘息	木防已湯	180		桃核承気湯	159
蕁麻疹	葛根湯	48		通導散	161
	桂麻各半湯	52		治打撲一方	162
	十味敗毒湯	75	痰	柴朴湯	70
	茵蔯蒿湯	85		半夏厚朴湯	123
	香蘇散	105		麦門冬湯	130

		滋陰至宝湯	132	[ナ]	
		清肺湯	133		
		竹茹温胆湯	134	にきび	十味敗毒湯 75
胆石症・胆嚢炎		大柴胡湯	68		桂枝茯苓丸 158
		四逆散	74		黄連解毒湯 166
		茵蔯五苓散	118		清上防風湯 167
		白虎加人参湯	181		荊芥連翹湯 169
血の道症		柴胡加竜骨牡蛎湯	72		柴胡清肝湯 170
		柴胡桂枝乾姜湯	73	尿量減少	五苓散 112
		女神散	108		猪苓湯 113
		四物湯	138		六味丸 202
		芎帰調血飲	149		八味地黄丸 203
		加味逍遙散	153		牛車腎気丸 204
		桂枝茯苓丸	158	尿路結石	大建中湯 98
		桃核承気湯	159		清心蓮子飲 99
		温清飲	168		猪苓湯 113
中耳炎		黄耆建中湯	46	寝汗	黄耆建中湯 46
		葛根湯	48		補中益気湯 94
		荊芥連翹湯	169		防已黄耆湯 119
		柴胡清肝湯	170		十全大補湯 142
痛風		疎経活血湯	144		人参養栄湯 143
		大防風湯	145	ネフローゼ症候群	柴苓湯 69
つわり		人参湯	90		茵蔯蒿湯 85
		小半夏加茯苓湯	122		清心蓮子飲 99
		半夏厚朴湯	123		五苓散 112
てんかん		柴胡桂枝湯	71		茵蔯五苓散 118
		柴胡加竜骨牡蛎湯	72		防已黄耆湯 119
		甘麦大棗湯	102		越婢加朮湯 178
動悸（心悸亢進）		柴胡加竜骨牡蛎湯	72		真武湯 194
		柴胡桂枝乾姜湯	73	のぼせ	温経湯 151
		四逆散	74		加味逍遙散 153
		香蘇散	105		黄連解毒湯 166
		九味檳榔湯	107	乗り物酔い	五苓散 112
		女神散	108		小半夏加茯苓湯 122
		苓桂朮甘湯	114		半夏瀉心湯 171
		半夏厚朴湯	123		
		炙甘草湯	135	[ハ]	
		黄連解毒湯	166	肺炎	麻杏甘石湯 53
		木防已湯	180		五虎湯 54
		桂枝加竜骨牡蛎湯	191		小柴胡湯 66
		真武湯	194		柴朴湯 70
糖尿病		清心蓮子飲	99		柴胡桂枝湯 71
		防風通聖散	179		参蘇飲 106
		白虎加人参湯	181		滋陰降火湯 131
		白虎加桂枝湯	182		滋陰至宝湯 132
		八味地黄丸	203		清肺湯 133
		牛車腎気丸	204		竹茹温胆湯 134
動脈硬化症		柴胡加竜骨牡蛎湯	72	排尿困難	清心蓮子飲 99
		九味檳榔湯	107		猪苓湯 113
					竜胆瀉肝湯 174

症候・疾患別適応漢方薬索引　　339

	六味丸	202		白虎加人参湯	181
	八味地黄丸	203		白虎加桂枝湯	182
	牛車腎気丸	204		消風散	183
排尿痛	清心蓮子飲	99		桔梗石膏	187
	猪苓湯	113		排膿散	189
	竜胆瀉肝湯	174	疲労・倦怠	小建中湯	45
白内障	牛車腎気丸	204		黄耆建中湯	46
鼻血	桃核承気湯	159		小柴胡湯	66
	黄連解毒湯	166		補中益気湯	94
鼻づまり	葛根湯加川芎辛夷	50		清暑益気湯	95
	辛夷清肺湯	184		藿香正気散	109
鼻水	小青竜湯	58		十全大補湯	142
	苓甘姜味辛夏仁湯	125		人参養栄湯	143
	麻黄附子細辛湯	198		加味逍遙散	153
冷え症	五積散	57		真武湯	194
	四物湯	138		四逆湯	195
	芎帰膠艾湯	139	貧血	加味帰脾湯	96
	七物降下湯	140		十全大補湯	142
	当帰飲子	141		人参養栄湯	143
	十全大補湯	142		当帰芍薬散	148
	人参養栄湯	143		芎帰調血飲	149
	当帰芍薬散	148	頻尿	苓姜朮甘湯	87
	芎帰調血飲	149		清心蓮子飲	99
	当帰湯	150		竜胆瀉肝湯	174
	温経湯	151		六味丸	202
	当帰四逆加呉茱萸生姜湯	152		八味地黄丸	203
	加味逍遙散	153		牛車腎気丸	204
	桂枝茯苓丸	158	不安神経症	柴朴湯	70
冷えのぼせ	五積散	57		加味帰脾湯	96
	加味逍遙散	153		半夏厚朴湯	123
	桂枝茯苓丸	158		加味逍遙散	153
	桂枝加竜骨牡蛎湯	191	腹痛	桂枝加芍薬湯	43
ひきつけ	甘麦大棗湯	102		小建中湯	45
	抑肝散	154		黄耆建中湯	46
ヒステリー	柴胡加竜骨牡蛎湯	72		芍薬甘草湯	61
	四逆散	74		柴胡桂枝湯	71
	甘麦大棗湯	102		四逆散	74
	半夏厚朴湯	123		人参湯	90
	加味逍遙散	153		六君子湯	93
	抑肝散	154		呉茱萸湯	97
	桃核承気湯	159		大建中湯	98
皮膚炎・湿疹	黄耆建中湯	46		安中散	100
	桂麻各半湯	52		胃苓湯	116
	十味敗毒湯	75		当帰芍薬散	148
	当帰飲子	141		当帰湯	150
	清上防風湯	167		温経湯	151
	温清飲	168		黄芩湯	173
	荊芥連翹湯	169	腹部膨満感	四逆散	74
	柴胡清肝湯	170		大承気湯	80
	越婢加朮湯	178		大建中湯	98
	防風通聖散	179		当帰湯	150

症候	漢方薬	頁	症候	漢方薬	頁
浮腫	柴苓湯	69		茵蔯蒿湯	85
	九味檳榔湯	107		人参湯	90
	五苓散	112		四君子湯	92
	茵蔯五苓散	118		六君子湯	93
	防已黄耆湯	119		大建中湯	98
	当帰芍薬散	148		加味逍遥散	153
	越婢加朮湯	178		桂枝茯苓丸	158
	防風通聖散	179		桃核承気湯	159
	木防已湯	180		大黄牡丹皮湯	160
	六味丸	202		通導散	161
	八味地黄丸	203		防風通聖散	179
	牛車腎気丸	204		六味丸	202
不正性器出血	芎帰膠艾湯	139		八味地黄丸	203
	温経湯	151	片頭痛	呉茱萸湯	97
二日酔い	五苓散	112		当帰四逆加呉茱萸生姜湯	152
	茵蔯五苓散	118		桂枝茯苓丸	158
	黄連解毒湯	166	扁桃炎	銀翹散	60
	半夏瀉心湯	171		荊芥連翹湯	169
	黄連湯	172		柴胡清肝湯	170
不妊	四物湯	138		駆風解毒湯	186
	当帰芍薬散	148		桔梗石膏	187
	温経湯	151		桔梗湯	188
	桂枝茯苓丸	158	膀胱炎・尿道炎	清心蓮子飲	99
	通導散	161		猪苓湯	113
不眠	大柴胡湯	68		六味丸	202
	柴胡加竜骨牡蛎湯	72		八味地黄丸	203
	柴胡桂枝乾姜湯	73		牛車腎気丸	204
	四逆散	74			
	加味帰脾湯	96		[マ]	
	酸棗仁湯	101			
	甘麦大棗湯	102	慢性肝炎	小柴胡湯	66
	女神散	108		補中益気湯	94
	半夏厚朴湯	123		茵蔯五苓散	118
	人参養栄湯	143	慢性鼻炎	葛根湯加川芎辛夷	50
	温経湯	151		清上防風湯	167
	加味逍遥散	153		荊芥連翹湯	169
	抑肝散	154		柴胡清肝湯	170
	桃核承気湯	159		辛夷清肺湯	184
	黄連解毒湯	166	慢性副鼻腔炎	葛根湯加川芎辛夷	50
	半夏瀉心湯	171		清上防風湯	167
	桂枝加竜骨牡蛎湯	191		荊芥連翹湯	169
便秘	桂枝加芍薬湯	43		柴胡清肝湯	170
	桂枝加芍薬大黄湯	44		防風通聖散	179
	小建中湯	45		辛夷清肺湯	184
	大柴胡湯	68		麻黄附子細辛湯	198
	大黄甘草湯	78	メニエール病	五苓散	112
	調胃承気湯	79		苓桂朮甘湯	114
	大承気湯	80		半夏白朮天麻湯	124
	潤腸湯	81	めまい	五苓散	112
	麻子仁丸	82		苓桂朮甘湯	114
	三黄瀉心湯	83		半夏白朮天麻湯	124

	当帰芍薬散	148
	加味逍遙散	153
	桂枝茯苓丸	158
	桃核承気湯	159
	黄連解毒湯	166
	釣藤散	185
	真武湯	194
	麻黄附子細辛湯	198

[ヤ]

夜間尿	六味丸	202
	八味地黄丸	203
	牛車腎気丸	204
夜尿症	小建中湯	45
	黄耆建中湯	46
	苓姜朮甘湯	87
	白虎加人参湯	181
	桂枝加竜骨牡蛎湯	191
腰痛	当帰建中湯	47
	五積散	57
	芍薬甘草湯	61
	疎経活血湯	144
	当帰芍薬散	148
	当帰四逆加呉茱萸生姜湯	152
	通導散	161
	八味地黄丸	203
	牛車腎気丸	204
夜泣き	小建中湯	45
	柴胡加竜骨牡蛎湯	72
	甘麦大棗湯	102
	抑肝散	154
	桂枝加竜骨牡蛎湯	191

漢方薬索引

[ア]

安中散 あんちゅうさん 100
胃苓湯 いれいとう 116
茵蔯蒿湯 いんちんこうとう 85
茵蔯五苓散 いんちんごれいさん 118
温経湯 うんけいとう 151
温清飲 うんせいいん 168
越婢加朮湯 えっぴかじゅつとう 178
黄耆建中湯 おうぎけんちゅうとう 46
黄芩湯 おうごんとう 173
黄連解毒湯 おうれんげどくとう 166
黄連湯 おうれんとう 172
乙字湯 おつじとう 84

[カ]

藿香正気散 かっこうしょうきさん 109
葛根湯 かっこんとう 48
葛根湯加川芎辛夷 かっこんとうかせんきゅうしんい 50
加味帰脾湯 かみきひとう 96
加味逍遙散 かみしょうようさん 153
甘麦大棗湯 かんばくたいそうとう 102
桔梗石膏 ききょうせっこう 187
桔梗湯 ききょうとう 188
芎帰膠艾湯 きゅうききょうがいとう 139
芎帰調血飲 きゅうきちょうけついん 149
銀翹散 ぎんぎょうさん 60
駆風解毒湯 くふうげどくとう 186
九味檳榔湯 くみびんろうとう 107
荊芥連翹湯 けいがいれんぎょうとう 169
桂枝加芍薬大黄湯 けいしかしゃくやくだいおうとう 44
桂枝加芍薬湯 けいしかしゃくやくとう 43
桂枝加朮附湯 けいしかじゅつぶとう 196
桂枝加竜骨牡蛎湯 けいしかりゅうこつぼれいとう 191
桂枝湯 けいしとう 42
桂枝人参湯 けいしにんじんとう 91
桂枝茯苓丸 けいしぶくりょうがん 158
桂枝麻黄各半湯 けいしまおうかくはんとう 52
桂芍知母湯 けいしゃくちもとう 197
桂麻各半湯 けいまかくはんとう 52
香蘇散 こうそさん 105
五虎湯 ごことう 54
五積散 ごしゃくさん 57
牛車腎気丸 ごしゃじんきがん 204
呉茱萸湯 ごしゅゆとう 97

五苓散 ごれいさん 112

[サ]

柴胡加竜骨牡蛎湯 さいこかりゅうこつぼれいとう 72
柴胡桂枝乾姜湯 さいこけいしかんきょうとう 73
柴胡桂枝湯 さいこけいしとう 71
柴胡清肝湯 さいこせいかんとう 170
柴朴湯 さいぼくとう 70
柴苓湯 さいれいとう 69
三黄瀉心湯 さんおうしゃしんとう 83
酸棗仁湯 さんそうにんとう 101
滋陰降火湯 じいんこうかとう 131
滋陰至宝湯 じいんしほうとう 132
紫雲膏 しうんこう 155
四逆散 しぎゃくさん 74
四逆湯 しぎゃくとう 195
四君子湯 しくんしとう 92
七物降下湯 しちもつこうかとう 140
四物湯 しもつとう 138
炙甘草湯 しゃかんぞうとう 135
芍薬甘草湯 しゃくやくかんぞうとう 61
十全大補湯 じゅうぜんたいほとう 142
十味敗毒湯 じゅうみはいどくとう 75
潤腸湯 じゅんちょうとう 81
小建中湯 しょうけんちゅうとう 45
小柴胡湯 しょうさいことう 66
小青竜湯 しょうせいりゅうとう 58
小半夏加茯苓湯 しょうはんげかぶくりょうとう 122
消風散 しょうふうさん 183
辛夷清肺湯 しんいせいはいとう 184
参蘇飲 じんそいん 106
真武湯 しんぶとう 194
清上防風湯 せいじょうぼうふうとう 167
清暑益気湯 せいしょえっきとう 95
清心蓮子飲 せいしんれんしいん 99
清肺湯 せいはいとう 133
疎経活血湯 そけいかっけつとう 144

[タ]

大黄甘草湯 だいおうかんぞうとう 78
大黄牡丹皮湯 だいおうぼたんぴとう 160
大建中湯 だいけんちゅうとう 98
大柴胡湯 だいさいことう 68
大承気湯 だいじょうきとう 80

大青竜湯　だいせいりゅうとう　59
大防風湯　だいぼうふうとう　145
竹筎温胆湯　ちくじょうんたんとう　134
治打撲一方　ぢだぼくいっぽう　162
調胃承気湯　ちょういじょうきとう　79
釣藤散　ちょうとうさん　185
猪苓湯　ちょれいとう　113
通導散　つうどうさん　161
桃核承気湯　とうかくじょうきとう　159
当帰飲子　とうきいんし　141
当帰建中湯　とうきけんちゅうとう　47
当帰四逆加呉茱萸生姜湯　152
とうきしぎゃくかごしゅゆしょうきょうとう
当帰芍薬散　とうきしゃくやくさん　148
当帰湯　とうきとう　150

[ナ]

二朮湯　にじゅつとう　126
女神散　にょしんさん　108
人参湯　にんじんとう　90
人参養栄湯　にんじんようえいとう　143

[ハ]

排膿散　はいのうさん　189
麦門冬湯　ばくもんどうとう　130
八味地黄丸　はちみじおうがん　203
半夏厚朴湯　はんげこうぼくとう　123
半夏瀉心湯　はんげしゃしんとう　171
半夏白朮天麻湯　はんげびゃくじゅつてんまとう　124
白虎加桂枝湯　びゃっこかけいしとう　182
白虎加人参湯　びゃっこかにんじんとう　181
茯苓飲　ぶくりょういん　117
平胃散　へいいさん　115
防已黄耆湯　ぼういおうぎとう　119
防風通聖散　ぼうふうつうしょうさん　179
補中益気湯　ほちゅうえっきとう　94

[マ]

麻黄湯　まおうとう　51
麻黄附子細辛湯　まおうぶしさいしんとう　198
麻杏甘石湯　まきょうかんせきとう　53
麻杏薏甘湯　まきょうよくかんとう　55
麻子仁丸　ましにんがん　82
木防已湯　もくぼういとう　180

[ヤ]

薏苡仁湯　よくいにんとう　56

抑肝散　よくかんさん　154

[ラ]

六君子湯　りっくんしとう　93
竜胆瀉肝湯　りゅうたんしゃかんとう　174
苓甘姜味辛夏仁湯　りょうかんきょうみしんげにんとう　125
苓姜朮甘湯　りょうきょうじゅつかんとう　87
苓桂朮甘湯　りょうけいじゅつかんとう　114
六味丸　ろくみがん　202

総索引

あ

アキョウ（阿膠）	208
アクアポリン	311
アコニチン	265
アセチルシコニン	234
アドレナリン	3
アヘン（阿片）	3
アミグダリン	222, 281
アリストロキア酸	266, 295
アリストロキア腎症	266, 294
アリストロキア属植物	266, 294
アロエ	275
安神	190
安神薬	190
安中散	100
アンレキサノクス	212
RG-タンニン	247
RCT	300

い

医食同源	35
一般用医薬品	2, 278
一般用漢方製剤	2, 278
異病同治	13
胃内停水	17
胃部振水音	17
医療	305
医療経済	302
医療用漢方製剤	2, 277
イレイセン（威霊仙）	208
胃苓湯	116
イレウス	306
陰液	25
陰虚	27, 128
陰証	19
咽喉頭異常感症	123
咽中炙臠	123
インチンコウ（茵蔯蒿）	209
茵蔯蒿湯	85, 297
茵蔯五苓散	118
陰病期	22
インフルエンザウイルス	308
陰陽論	18
EBM	299

う

ウイキョウ（茴香）	209
ウコン（鬱金）	209
ウズ（烏頭）	192, 210, 264
ウヤク（烏薬）	210
温経湯	151
温清飲	168
温病	33

え

エキス製剤	279
越婢加朮湯	178
エフェドリン	3, 270, 286, 288, 318
エンゴサク（延胡索）	210
塩酸イリノテカン	306
塩附子	265
塩類下剤	79
ADL	305
AQP	311
FD	306
FMT	315

お

嘔吐	110
オウギ（黄耆）	211
黄耆建中湯	46
オウゴニン	212
オウゴノシド	212
オウゴン（黄芩）	211, 281, 314
黄芩湯	173
黄疸	297
オウバク（黄柏）	212
往来寒熱	23
オウレン（黄連）	213
黄連解毒湯	166, 297
黄連湯	172
瘀血	27, 156
オタネニンジン（御種人参）	256
乙字湯	84
オフィオポゴニン	310
オンジ（遠志）	214
温性剤	12
温性薬	12, 32
温法	12, 34
OTC	2, 278

か

外（内外）	19
外因	18
ガイハク（薤白）	214
ガイヨウ（艾葉）	214
雅黄	246
学名	205
加工附子	265
カシュウ（何首烏）	215
カゼ症候群	62, 303
葛花	216
カッコウ（藿香）	215
藿香正気散	109
カッコン（葛根）	215, 312
葛根湯	48, 308
葛根湯加川芎辛夷	50
カッセキ（滑石）	216, 286
合方	287
滑脈	18
家伝薬	2
加味帰脾湯	96
加味逍遙散	153, 297
かゆみ	175
カロコン（栝楼根）	217
カロニン（栝楼仁）	217
肝（五臓）	29
肝機能障害	297
カンキョウ（乾姜）	218, 238
乾姜剤	86
丸剤	279
乾地黄	233
間質性肺炎	295, 296
寒証	20
乾生姜	218, 238
寒性薬	32

カンゾウ（甘草） 218, 286, 287, 314, 318	
漢中防已	266, 295
広東人参	258
寒熱	20
甘麦大棗湯	102
漢防已	265
漢方製剤	2
汗法	33
漢方薬腎症	266, 295
緩脈	18
漢名	206
関木通	266, 294, 295

き

気（気血水）	25
偽アルドステロン症	287
気鬱	26, 104
気逆	26
気虚	25
キキョウ（桔梗）	219
桔梗石膏	187
桔梗湯	188
キクカ（菊花）	219
気血水	25
気血弁証	24
基原植物	206
キコク（枳殻）	220
キジツ（枳実）	220
気滞	26, 104
気道クリアランス	310
機能性ディスペプシア	306
気の上衝	26
生干人参	256
芎帰膠艾湯	139
芎帰調血飲	149
球症状	26, 123
キョウカツ（羌活）	221
胸脇苦満	17, 23
キョウニン（杏仁）	221, 280
キョウニン水	220
虚実	20
虚証	21
虚熱	27, 136
銀翹散	60
金匱要略	6
キンギンカ（金銀花）	222

[6]-ギンゲロール	239
金元医学	6
ギンセノシド類	257
緊脈	18
QOL	9

く

駆瘀血剤	27, 156
駆瘀血薬	27, 156
クコシ（枸杞子）	223
クコヨウ（枸杞葉）	223
クジン（苦参）	223
クズ	216
駆風解毒湯	186
九味檳榔湯	107
グリチルリチン（グリチルリチン酸） 219, 286, 287, 309, 314, 315, 318	
グリチルレチン酸	219, 314
グレープフルーツジュース	312
グレリン	309
君薬	31

け

ケイガイ（荊芥）	223
荊芥連翹湯	169
経管栄養法	284
ケイシ（桂枝）	13, 224, 292
桂枝加芍薬大黄湯	44
桂枝加芍薬湯	43
桂枝加朮附湯	196
桂枝加竜骨牡蠣湯	191
桂枝湯	42
桂枝人参湯	91
桂枝茯苓丸	158
桂枝麻黄剤	40
桂枝麻黄各半湯	52
桂芍知母湯	197
ケイヒ（桂皮）	13, 224, 291
ケイヒアルデヒド	224
桂麻各半湯	52
桂麻剤	13, 23, 40
下焦	20
血	25
血虚	27, 136
厥陰病	24
ゲニステイン	216

下法	33
下品	5
下薬	5
ゲンノショウコ	1
弦脈	18
Care	305
Cure	305

こ

コウイ（膠飴）	225
コウカ（紅花）	225
コウジン（紅参）	226
降性薬	32
香蘇散	105
黄帝内経	5
後天の気	25
広防已	266, 295
コウブシ（香附子）	226
コウベイ（粳米）	226
コウボク（厚朴）	226
洪脈	18
高齢者医療	304, 305
誤嚥性肺炎	305
五気	31
五行説	28
五虎湯	54
ゴシツ（牛膝）	227
五積散	57
牛車腎気丸	204, 308
ゴシュユ（呉茱萸）	227
呉茱萸湯	97
後世派	6
後世方医学	6
五臓	28
誤治	293
コプチシン	213
古方派	6
ゴボウシ（牛蒡子）	228
ゴマ（胡麻）	228
五味	32
ゴミシ（五味子）	229, 318
五苓散	112, 311
芩連剤	164

さ

サイコ（柴胡）	229
柴胡加竜骨牡蛎湯	72

柴胡桂枝乾姜湯	73	
柴胡桂枝湯	71	
柴胡剤	13, 23, 64	
サイコサポニン	230, 315, 317	
柴胡清肝湯	170	
臍上悸	17	
サイシン（細辛）	230	
再煎	282, 317	
臍傍部圧痛	17	
催吐法	33	
柴朴湯	70	
柴苓湯	69	
細脈	18	
数脈	18	
雑病	6	
佐薬	31	
坐薬	285	
三陰三陽	22	
三陰病	22	
三黄瀉心湯	83	
散剤	279	
サンザシ（山査子）	230	
サンシシ（山梔子）	231, 292, 297	
サンシチニンジン（三七人参）	257	
サンシュユ（山茱萸）	231	
サンショウ（山椒）	232	
三焦	19	
サンソウニン（酸棗仁）	232	
酸棗仁湯	101	
サンヤク（山薬）	232	
三陽病	22	

し

滋陰降火湯	131
滋陰剤	27, 128
滋陰至宝湯	132
滋陰薬	27, 128
紫雲膏	155
ジオウ（地黄）	233, 290
地黄丸類	200
四逆散	74
四逆湯	195
四君子湯	92
ジコッピ（地骨皮）	234
シコニン	234

シコン（紫根）	234
シシ（梔子）	235
四診	15
シソ（紫蘇）	235
シソヨウ（紫蘇葉）	235
七情	18
七物降下湯	140
実証	21
実熱	27, 164
シツリシ（蒺藜子）	235
シテイ（柿蒂）	235
シナモン	225
シネフリン	220
四物湯	138
炙甘草湯	135
邪気	18
使薬	31
弱脈	18
シャクヤク（芍薬）	235, 311
芍薬甘草湯	61, 310, 315
瀉下法	33
シャジン（沙参）	236
瀉心湯類	164
瀉性薬	32
シャゼンシ（車前子）	237
車前草	237
十全大補湯	142, 310
修治	264
重鎮安神薬	190
十味敗毒湯	75
ジュウヤク（十薬）	1, 237
渋脈	18
熟地黄	233, 238
シュクシャ（縮砂）	238
種名	205
潤性薬	32, 128
潤腸湯	81
証	14, 306, 313
少陰病	24
[6]-ショウガオール	239
傷寒	6, 33, 40
傷寒雑病論	6
傷寒論	6
ショウキョウ（生姜）	238
小建中湯	45
小柴胡湯 66, 286, 295, 296, 304, 317	

生地黄	233
上焦	20
升性薬	32
小青竜湯	58, 318
常煎法	282
上熱下寒	24
ショウバク（小麦）	239
小半夏加茯苓湯	122
消風散	183
小腹急結	17
小腹不仁	17
消法	34
上品	5
ショウマ（升麻）	240
上薬	5
生薬	1
生薬製剤	2
少陽病	23
ショクショウ（蜀椒）	232, 240
褥瘡	305
食養生	35
白河附子	265
心（五臓）	30
腎（五臓）	31
シンイ（辛夷）	240
腎陰虚	200
辛夷清肺湯	184, 297
辛温解表剤	33
津液	128
心下痞鞕（硬）	17, 23
シンキク（神麴）	241
参耆剤	88
腎虚	200
α-ジンギベレン	239
信州大黄	246
参蘇飲	106
神農本草経	5
真武湯	194
臣薬	31
腎陽虚	200
辛涼解表剤	33

す

水（気血水）	25
随証治療	7, 14
水滞	28, 110
水毒	28, 110

せ

正気	21
清上防風湯	167
清暑益気湯	95
清心蓮子飲	99
生体応答修飾剤（BRM）	301
生体の恒常性	301
清熱	76, 164, 176
清熱法	34
清肺湯	133
清法	33
セイヨウニンジン（西洋人参）	258
赤芍	236
セッコウ（石膏）	13, 241, 286, 291, 318
石膏剤	23, 176
切診	16
舌診	16
先陰後陽	34
センキュウ（川芎）	241, 291
鮮姜	238
先急後緩	34
先虚後実	34
ゼンコ（前胡）	242
センコツ（川骨）	242
煎剤	279
鮮地黄	233
先新旧後	34
センタイ（蝉退）	243
先天の気	25
セント・ジョーンズ・ワート	312
センナ	313
センノシド類	246, 281, 286, 289, 313, 316, 317, 319
先表後裏	34
センブリ	1
先補後瀉	34

そ

相剋	29
ソウジュツ（蒼朮）	243
燥証	128
相生	28
燥性薬	32
ソウハクヒ（桑白皮）	244
臓腑弁証	28
疏肝	64
属名	205
疎経活血湯	144
ソボク（蘇木）	244
素問	5
ソヨウ（蘇葉）	244

た

太陰病	24
ダイオウ（大黄）	245, 281, 289, 313, 319
大黄甘草湯	78, 286, 319
大黄剤	23, 76, 315
大黄牡丹皮湯	160
大甘丸	78
大建中湯	98, 307
大柴胡湯	68
大衆薬	2, 278
大承気湯	80
ダイジン	216, 312
大青竜湯	59
ダイゼイン	216
タイソウ（大棗）	247
大腸メラノーシス	289
大防風湯	145
ダイフクヒ（大腹皮）	247
太陽病	22
タクシャ（沢瀉）	248
脱汗	49
ダブルブラインドテスト	300
タンジン（丹参）	248

ち

チクジョ（竹筎）	248
竹筎温胆湯	134
チクセツニンジン（竹節人参）	249
治打撲一方	162
チモ（知母）	249
遅脈	18
チャイニーズ・ハーブ・ネプロパティ	266, 295
中医学	8
中焦	20
中風	40
中品	5
中薬	5
中葯	8
調胃承気湯	79
チョウコウ（丁香）	250
チョウジ（丁子）	250
チョウトウコウ（釣藤鈎）	250, 281
釣藤散	185
腸内細菌（叢）	313
腸内フローラ	313
腸閉塞	307
腸間膜静脈硬化症	292, 297
チョレイ（猪苓）	250
猪苓湯	113
チンピ（陳皮）	251
沈脈	18

つ

通導散	161

て

田七人参	257
テンナンショウ（天南星）	252
テンマ（天麻）	252
テンモンドウ（天門冬）	252

と

湯液	279
桃核承気湯	159
トウガシ（冬瓜子）	253
トウガニン（冬瓜仁）	253
トウキ（当帰）	253, 291
当帰飲子	141
当帰建中湯	47
当帰四逆加呉茱萸生姜湯	152, 294
当帰芍薬散	148, 303
当帰湯	150
トウジン（党参）	258
糖尿病性神経障害	308
トウニン（桃仁）	254, 280, 292
同病異治	13
同名異方	286
東洋医学	11
ドクカツ（独活）	254

トチュウ（杜仲）	255	八綱弁証	18	プソイドエフェドリン	269
ドッカツ（独活）	254	八法	33	不内外因	18
吐法	33	ハッカ（薄荷）	260	浮脈	17
腸内細菌叢	313	発汗法	33	プロドラッグ	313, 314, 317
トリカブト	192, 264	八新	220	聞診	15
		発表	33	糞便微生物移植	315

な

内（内外）	19
内因	18
ナリンギン	221
軟膏剤	280

に

二朮湯	126
二重盲検試験	300
日常生活動作	305
ニッケイ（肉桂）	224
二名法（二命名法）	205
乳糖不耐症	284
女神散	108
ニンジン（人参）	255, 291
人参剤	24, 88
人参湯	90
人参養栄湯	143
ニンドウ（忍冬）	258

ね

ネオヘスペリジン	221
熱証	20

の

ノルエフェドリン	269
ノンレスポンダー	14

は

肺（五臓）	29
梅核気	123
バイカリン	212, 281, 314
バイカレイン	212, 314
配糖体	313
排膿散	189
バイモ（貝母）	258
バクガ（麦芽）	259
白参	256
バクモンドウ（麦門冬）	259
麦門冬湯	130, 310
八味地黄丸	203

パルマチン	213
ハンゲ（半夏）	260
半夏厚朴湯	123, 305
半夏剤	120
半夏瀉心湯	171, 307, 308
半夏白朮天麻湯	124
半表半裏	19, 24
半表半裏証	20

ひ

脾（五臓）	29
脾胃気虚	88
ヒゲナミン	265
ヒステリー球	26, 123
ビャクゴウ（百合）	261
ビャクシ（白芷）	262
白芍	236
ビャクジュツ（白朮）	262
白虎加桂枝湯	182
白虎加人参湯	181
表（表裏）	19, 22
表証	20
標治	34
表裏	19
ビワヨウ（枇杷葉）	262
貧血	303
ビンロウジ（檳榔子）	263
BPSD	305
BRM	301

ふ

プエラリン	216
複合成分系薬物	12, 301
副作用	293
腹診	17
腹直筋の攣急	17
腹皮拘急	17
ブクリョウ（茯苓）	263
茯苓飲	117
ブシ（附子）	192, 264, 281, 290
附子剤	24, 192

へ

平胃散	115
ペオニフロリン	236, 309, 311
ベルベリン	213, 281
弁証	8, 18
弁証論治	8, 18
ペンタガロイルグルコース	311

ほ

補陰剤	27
補陰薬	27
ボウイ（防已）	265
防已黄耆湯	119
方向転換	13
ボウショウ（芒硝）	266, 292
方証一致	18
方証相対	7, 18
望診	15
ボウフウ（防風）	267
防風通聖散	179
炮附子	265
補気剤	25, 88
補気薬	25, 88
ボクソク（樸樕）	267
補血剤	27, 136, 146
補血薬	27, 136
補剤	11, 13, 304, 305, 308
補性薬	11, 32
ボタンピ（牡丹皮）	268, 292
補中益気湯	94, 305
補法	11, 34
ホメオスタシス	11, 301
ホモゲンチジン酸	261
補薬	11, 32
補陽剤	26
補陽散寒	192
補陽薬	26
ボレイ（牡蛎）	268, 286
本草	1
本草綱目	6

本治	34

ま

マオウ（麻黄）	3, 13, 269, 286, 288, 309, 318
麻黄根	270
麻黄剤	40, 309
麻黄湯	13, 51, 303
麻黄附子細辛湯	198
麻杏甘石湯	13, 53, 318
麻杏薏甘湯	55
マシニン（麻子仁）	270
麻子仁丸	82
マンデロニトリル	222
慢性炎症性気道疾患	310

み

ミオパチー	287
ミシマサイコ	229
未病	35
脈診	17
民間薬	1

め

命名者名	205
メサコニチン	265
メチルエフェドリン	270
瞑眩	293

も

モクツウ（木通）	271
木防已湯	180
モッコウ（木香）	271
モルヒネ	3
問診	16

や

薬食同源	35
薬性	31
薬膳	35
薬味	32
ヤクモソウ（益母草）	272
薬用大黄	246
薬用部位	206
薬用量	283
薬局漢方製剤	278
ヤテオリン	213

ゆ

湯通し人参	256

よ

陽気	25
陽虚	26
陽証	19
養心安神薬	190
陽病期	22
陽明病	23
ヨクイニン（薏苡仁）	272
薏苡仁湯	56
抑肝散	154, 305

ら

ラテン名	205
ラポンチシン	246
ランダム化比較試験	300

り

裏（表裏）	19
理気剤	12, 26, 104
理気薬	12, 26, 104
裏証	20
利水剤	12, 28, 110
利水薬	12, 28, 110
六君子湯	93, 306, 309
リモネン	220
リュウガンニク（竜眼肉）	273
リュウコツ（竜骨）	273, 286
竜骨牡蛎剤	190
リュウタン（竜胆）	273
竜胆瀉肝湯	174
苓甘姜味辛夏仁湯	125
リョウキョウ（良姜）	274
苓姜朮甘湯	87
苓桂朮甘湯	114
苓朮剤	110
涼性薬	32

れ

霊枢	5
レインアンスロン	246, 289, 313
レスポンダー	14
レンギョウ（連翹）	274
蓮子	274
蓮実	274
レンニク（蓮肉）	274

ろ

六淫	18
ロカイ（蘆薈）	275
六経弁証	22
六陳	220, 251
六病位	22
六味丸	202
論治	18

わ

和解法	33
和剤局方	6
和法	33, 64
和名	205

岡村　信幸（おかむら　のぶゆき）

1954年1月23日生
1981年　九州大学大学院薬学研究科博士課程修了（薬学博士）
　　　　　（生薬学　西岡五夫教授：大棗に関する研究）
1981年　米国ジョンズ・ホプキンス大学医学部　博士研究員
　　　　　（脳神経生化学　ミエリン形成に関する研究）
1984年　福山大学薬学部　生薬学研究室　助手（八木晟教授）
1988年　同　講師
1994年　同　助教授
2000年　同　教授
2003年　漢方薬物解析学研究室に改称
専門：漢方薬物，生薬学，薬学入門，コミュニケーション教育
趣味：家庭サービス，ガーデニング，ゴルフ

病態からみた　漢方薬物ガイドライン〔第3版〕
― 処方構成・適正使用・科学的根拠の解説まで ―

定価（本体4,000円＋税）

2009年3月18日　初版発行©
2012年1月31日　第2版発行
2016年2月2日　第3版発行
2021年9月10日　5刷発行

著　者　岡村信幸

発行者　廣川重男

印刷・製本　日本ハイコム
表紙デザイン　㈲羽鳥事務所

発行所　京都廣川書店
　　　東京事務所　東京都千代田区神田小川町2-6-12 東観小川町ビル
　　　　　　　　TEL 03-5283-2045　FAX 03-5283-2046
　　　京都事務所　京都市山科区御陵中内町　京都薬科大学内
　　　　　　　　TEL 075-595-0045　FAX 075-595-0046
　　　　　　URL https://www.kyoto-hirokawa.co.jp/